Hagena • Gebauer

Therapie-Tools
Angststörungen

Online-Material auf psychotherapie.tools

Mit dem untenstehenden Freischalt-Code erhalten Sie die digitalen Arbeitsmaterialien aus diesem Buch. Hierfür ist eine Registrierung auf psychotherapie.tools notwendig:

1. psychotherapie.tools/online-material öffnen.
2. Freischalt-Code eingeben.
3. Auf »Freischalt-Code einlösen« klicken. Der Code ist einmal gültig.
4. Im Warenkorb auf »Credits einlösen« klicken und Vorgang nach Login abschließen.
5. Arbeitsmaterialien nutzen.

Die Arbeitsmaterialien stehen Ihnen in Ihrem Kundenkonto unter »Mein Material« dauerhaft zur Verfügung. Sie sind für Ihren persönlichen Gebrauch bestimmt.
Als Institution mit mehreren Nutzer:innen wenden Sie sich bitte an vertrieb-psychotherapie.tools@beltz.de

9XNNMTFTSJ

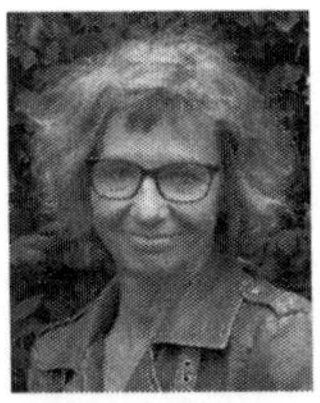

Silka Hagena, Dipl. Psych., ist niedergelassene Psychotherapeutin, Dozentin, Supervisorin, Selbsterfahrungsleiterin in Hamburg. Therapeutische Verfahren Biografisch systemische VT, Schematherapie und ACT. Therapeutische Schwerpunke in den Bereichen Angst- und Angstspektrumsstörung, Persönlichkeitsstörungen, Essstörungen, Affektive Störungen Junger Erwachsener (»Failure to launch«).

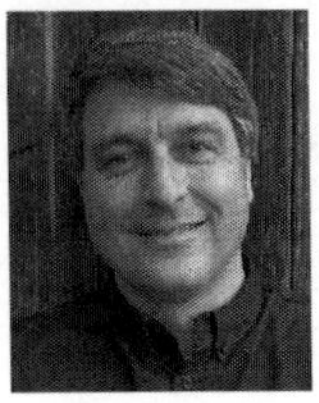

Malte Gebauer, Dipl-Psych., arbeitet als Psychologischer Psychotherapeut (VT) in eigener Praxis und in der Asklepios Klink Nord – Ochsenzoll auf der Spezialstation für Angst- und Zwangsstörungen. Er ist auch als Dozent in der Ausbildung angehender Psychologischer Psychotherapeut:innen und Fachärzt:innen tätig. Seine Schwerpunkte in der therapeutischen Arbeit sind Angst- und Zwangsstörungen, sowie Depressionen.

Silka Hagena • Malte Gebauer

Therapie-Tools Angststörungen

Mit Online-Material

3., neu ausgestattete Auflage

BELTZ

Silka Hagena
Heilwigstraße 88
20249 Hamburg
praxis@stabile-psyche.de

Dipl.-Psych. Malte Gebauer
Alsenstraße 25
22763 Hamburg
E-Mail: gebauer-psychotherapie@posteo.de
www.gebauer-psychotherapie.de

MIX
Papier | Fördert gute Waldnutzung
FSC® C089473

Dieses Buch ist erhältlich als:
ISBN 978-3-621-29295-5 Print
ISBN 978-3-621-29296-2 E-Book (PDF)

3., neu ausgestattete Auflage 2025

Verlagsgruppe Beltz
Werderstraße 10, 69469 Weinheim
Service@Beltz.de

Lektorat: Anja Pilsl
Umschlagbild: Lina Marie Oberdorfer

Herstellung: Uta Euler
Satz: Markus Schmitz, Altenberge
Gesamtherstellung: Beltz Grafische Betriebe, Bad Langensalza
Beltz Grafische Betriebe ist ein Unternehmen mit finanziellem Klimabeitrag (ID 15985-2104-1001)
Printed in Germany

Weitere Informationen zu unseren Autor:innen und Titeln finden Sie unter: www.beltz.de

Inhalt

Verzeichnis der Arbeits- und Informationsblätter 6
Vorwort 9

Einführung 11

1 Diagnostische Interventionen und Instrumentarien 15

2 Zielklärung und Veränderungsmotivation 46

3 Psychoedukation und Selbstbeobachtung 73

4 Kontrollerleben und Angstbewältigung 113

5 Kognitive Strategien in der Angstbewältigung 147

6 Exposition zur Angstbewältigung 209

7 Emotionale Strategien in der Angstbewältigung 242

8 Aufrechterhaltung und Rückfallprophylaxe 268

Literatur 284

Verzeichnis der Arbeits- und Informationsblätter

1 Diagnostische Interventionen und Instrumentarien 15

AB 1 Praxisscreening und Diagnostisches Interview Angststörungen – nach ICD-10 19
INFO 1 Systematische Kurzdarstellung der Symptomkriterien (ICD-10) 33
INFO 2 Schaubild zur Differentialdiagnostik 36
INFO 3 Geeignete Fragen zur differentialdiagnostischen Klärung 37
INFO 4 Informationen zur Panikstörung (episodisch-paroxysmale Angst) 39
INFO 5 Informationen zur Agoraphobie mit/ohne Panikstörung 40
INFO 6 Informationen zur Sozialen Phobie 41
INFO 7 Informationen zu spezifischen Phobien 43
INFO 8 Informationen zur Generalisierten Angststörung 44
INFO 9 Informationen zu Hypochondrie und Krankheitsangst 45

2 Zielklärung und Veränderungsmotivation 46

INFO 10 Stufenmodell der Veränderung 51
AB 2 Meine Werte, Ziele und Interessen 52
INFO 11 Das »Monster Angst« und der vertraute Weg der Vermeidung 53
AB 3 Der alte Weg und seine Konsequenzen 54
INFO 12 Motivationsförderung zur Bewältigung der Angst 55
AB 4 Werte- und Zielesonne 57
AB 5 Mein Leben ohne die Angst 61
INFO 13 Anleitung Problem- und Zieldefinition 64
AB 6 Problemdefinition 66
AB 7 Zwei Radiosender – Besitzstandswahrung/Veränderung 68
INFO 14 Das »Monster Angst«, der neue Weg und seine Herausforderungen 71
AB 8 Zieldefinition 72

3 Psychoedukation und Selbstbeobachtung 73

INFO 15 Die drei Ebenen der Angst 78
INFO 16 Wie funktioniert der Teufelskreis der Angst? 81
AB 9 Teufelskreis der Angst 83
AB 10 Zitronenübung 91
AB 11 Hyperventilationsübung 92
AB 12 Selbstbeobachtungsprotokolle 94
AB 13 Vulnerabilitäts-Stress-Modell 101
AB 14 Kognitiv-behaviorale Gesamtmodelle 104
INFO 17 Instruktion individuelles Erklärungsmodell 110
AB 15 Individuelles Erklärungsmodell 111

4 Kontrollerleben und Angstbewältigung 113

INFO 18 Interventionsleitfaden Angstbewältigungsstrategien 117
AB 16 Merkmale meiner Anspannung 120
INFO 19 Prinzipien der Achtsamkeit 121
INFO 20 Regeln der Achtsamkeit 124

AB 17	Achtsamkeitsübungen	125
INFO 21	Angstbewältigungsstrategien	133
AB 18	Atemübungen	134
AB 19	Wahrnehmungslenkung	138
AB 20	Gedankenstopp	141
INFO 22	Emotionsakzeptanz und -regulation	145
AB 21	Meine Angstbewältigungsstrategien	146

5 Kognitive Strategien in der Angstbewältigung 147

AB 22	Fragebogen zu agoraphobischen Kognitionen	155
AB 23	Fragebogen zu soziophobischen Kognitionen	157
AB 24	Fragebogen zu Sorgeninhalten bei Generalisierter Angststörung	159
AB 25	Fragebogen zu Sorgeninhalten bei Hypochondrie	160
AB 26	Imagination Angstkognitionen	161
AB 27	Katastrophengedanken	162
AB 28	Kognitive Strategien im Umgang mit Katastrophengedanken	164
AB 29	Stressmildernde Gedanken	165
AB 30	Disputationstechniken	166
AB 31	Gedanken im Gegensatz zu Tatsachen	169
AB 32	Gedankenanalyse und Reflexion	170
AB 33	Hinterfragen angstauslösender/-verstärkender Gedanken	172
AB 34	Gedankentagebuch Soziophobie	176
AB 35	Kognitives Erklärungsmodell	178
INFO 23	Beispiele für soziophobische Kognitionen und Grundüberzeugungen	180
AB 36	Leitsätze reflektieren	181
AB 37	Sorgentagebuch Generalisierte Angststörung	185
AB 38	Sorgenstuhl und Sorgenreflexion	187
AB 39	Umgang mit Krankheitssorgen	189
AB 40	Metakognitions-Fragebogen	194
INFO 24	ACT-Strategien: Allgemeine Einführung in den Umgang mit Defusionsübungen	195
AB 41	Metakognitive Techniken – Wie sitzen Sie vor Ihrem Gedankencomputer?	196
AB 42	Metakognitive Techniken – Entgegengesetztes Handeln	198
AB 43	Metakognitive Techniken – Angstgedanken labeln	200
AB 44	Metakognitive Techniken – Assoziationsspaltung	202
AB 45	Metakognitive Techniken – Imaginationsübungen Gedanken ziehen lassen	205
AB 46	Erfahrungen mit meinem Werkzeugkasten	207

6 Exposition zur Angstbewältigung 209

INFO 25	Das Konfrontationsrational	213
INFO 26	Medizinische Abklärung vor der Expositionsbehandlung	215
INFO 27	Somatische Differentialdiagnosen psychischer Symptome	217
INFO 28	Informationen für Ärzt:innen zur Expositionsbehandlung	223
AB 47	Einverständniserklärung zur Expositionsbehandlung	224
INFO 29	Expositionen und Konfrontationsübungen	225
AB 48	Hierarchie von Übungssituationen	234
INFO 30	Merkzettel für Expositionen	235
INFO 31	Regeln zur Angstbewältigung	236
INFO 32	Prinzipien von Expositionsübungen	237

AB 49	Wochenplan für Expositionsübungen	238
AB 50	Vorbereitung/Nachbereitung einer Angst-Exposition	239

7 Emotionale Strategien in der Angstbewältigung 242

INFO 33	Gefühlsstern	246
AB 51	Erfahrungen mit Gefühlen	247
INFO 34	Einführung Bedürfnisse	249
AB 52	Gefühle und Bedürfnisse erkennen	251
AB 53	Selbstbeobachtungsprotokoll problematischer Emotionen	252
AB 54	Emotions- und Bedürfnisanalyse angstauslösender Situationen	253
AB 55	Emotions- und Bedürfnisanalyse nach Vermeidungsverhalten	255
AB 56	Emotions- und Bedürfnisanalyse mit Lösungsweg	257
INFO 35	Einführung Emotionsaktivierung	260
INFO 36	Anleitung Emotionsaktivierung	261
AB 57	Imagination und Reflexion Angsterleben	262
INFO 37	Einführung Emotionsmodell	263
INFO 38	Emotionsmodell »Affektbrücke«	264
AB 58	Emotionsanalyse	265
AB 59	Abschwächen von Emotionen	267

8 Aufrechterhaltung und Rückfallprophylaxe 268

INFO 39	Stufenmodell der Veränderung	272
AB 60	Therapiebilanz	273
AB 61	Therapiezielbilanz	276
AB 62	Kritische Situationen und Lösungswege	278
AB 63	Meine persönliche Werkzeugbox	279
INFO 40	Was hilft mir nach Beendigung der Therapie?	280
AB 64	Notfallbox im Pocket-Format	282
INFO 41	Literaturtipps	283

Vorwort

»Nicht weil es schwer ist, wagen wir es nicht,
sondern weil wir es nicht wagen, ist es schwer.«
Lucius Annaeus Seneca

Furcht und Angst begleiten jeden Menschen sein ganzes Leben lang. Während sich die Furcht qua Begriffsdefinition in der Regel auf Konkretes richtet und nicht selten rational begründbar erscheint, grenzt sich davon die Angst als vager, undefinierter Gemütszustand der Unsicherheit oder als Reaktion unserer Psyche auf ganz unterschiedliche Situationen ab. Und sehr häufig finden wir Gefühlszustände, in denen je nach Grad der Konkretheit unserer angstauslösenden Vorstellungsbilder der Übergang zwischen Furcht und Angst fließend ist. Darum hat sich »Angst« als Oberbegriff für alle Gefühlsregungen, die mit Verunsicherung und dem Gefühl der Bedrohung – ob real und konkret oder diffus und ungerichtet – einhergehen, durchgesetzt.

Angst hat dem Menschen in der Evolutionsgeschichte als Schutzmechanismus gedient. Sie führt in gefährlichen Situationen dazu, dass sich unsere Sinne schärfen, der Herzschlag sich erhöht und unser Körper seine Energiereserven auf die überlebensfördernde Funktionsebene fokussiert.

Die negative Konnotation des Wortes Angst rührt daher, dass sie heute oft den Bereich des Rationalen verlässt und sich gegen harmlose Objekte bzw. Alltagssituationen richtet. Die Grenze zwischen Gefahr und Normalität verschwimmt. Wie eine Immunzelle bei einer Autoimmunerkrankung, wie ein bösartiger Computervirus richtet sich der eigentlich freundlich gesinnte Schutzmechanismus plötzlich gegen den eigenen Körper und die Seele.

Wenn wir zunehmend versuchen, unserer Angst aus dem Weg zu gehen und uns immer weniger für unsere Werte und Ziele engagieren, wird Angst zu einem Problem. Angstvermeidung beginnt mit kleinen Einschränkungen im Alltag und kann nahezu in Lebensunfähigkeit eines Menschen münden. Nicht die Angst stellt das Problem dar, vielmehr der Versuch, ihr aus dem Weg zu gehen, sie zu bekämpfen. Dann sprechen wir von Angststörungen.

Herr Gebauer und ich teilen in der Arbeit mit Patient:innen, die unter Angststörungen leiden, den Wunsch, sie darin zu unterstützen, ihre Furcht zu überwinden sowie unsere Erfahrung, dass diese Hilfe sehr oft Wirkung zeigt. Wir sahen im Rahmen unserer stationären Arbeit viele Menschen, die die Station am Ende ihrer Behandlung verlassen, die selbstbestimmter und freier ihre Lebensziele wieder zu verfolgen gelernt hatten. Wir sehen heute auch in der ambulanten Therapie Patient:innen mit großen angstbedingten Einschränkungen, die im Laufe ihrer Therapie wagen, sich ihren Ängsten zu stellen und erleben, dass es sich hierbei wie bei dem Scheinriesen Herrn Tur Tur aus dem Kinderbuch Jim Knopf verhält: Je näher ich die Angst an mich heranlasse, umso mehr schrumpft sie. Diese Erfahrung spiegelt sich in unserer beider Zuversicht und Hoffnung auf Besserung der Symptome wider. Wir können sie daher glaubhaft auch unseren Patient:innen vermitteln und damit die Mobilisierung von Hoffnung und Selbstwirksamkeitserwartung als zentralen Wirkfaktor in der Psychotherapie nutzbar machen.

Nachdem 2014 unser gesamtes Praxiswissen in Diagnostik und Behandlung von Angststörungen in die erste Auflage der Therapie-Tools Angststörungen einfloss, haben wir in den letzten 9 Jahren so viel positives Feedback zu dieser Arbeit erhalten, dass es uns eine Freude ist, eine zweite Auflage zu realisieren. Diese zeigt sich in einem neuen Aufbau und weiteren Arbeits- und Informationsblättern. Der zunehmende Einfluss der Akzeptanz- und Commitment-Therapie auf unser therapeutisches Handeln und unsere Haltung ist dabei unverkennbar.

Wir danken weiterhin all unseren Kolleg:innen, mit denen wir über viele Jahre gemeinsam mit viel Freude und Motivation die meisten dieser Tools angewendet und erprobt haben. Wir danken unseren Aus- und Weiterbildungskandidat:innen, die ihre Erfahrungen mit diesen Materialien mit uns teilten.

Die Zusammenarbeit mit Frau Andrea Glomb und Frau Anja Pilsl vom Beltz Verlag war wie immer sehr unterstützend, effektiv und von großer Wertschätzung geprägt, auch dafür möchten wir Danke sagen.

Hamburg, im Frühling 2023

Silka Hagena
Malte Gebauer

Einführung

Dieses Arbeitsbuch ist für Psychotherapeut:innen geschrieben, die mit Angstpatient:innen arbeiten und sich einen roten Faden in ihrer Behandlung von Angststörungen wünschen. Wir möchten Kolleg:innen ansprechen, die sich einen Überblick über evidenzbasierte therapeutische Interventionen erhoffen und gleichzeitig nach klinischer Expertise und Praxiserfahrung hinsichtlich ihrer Umsetzung suchen.

Es entstand auf dem Boden 20-jähriger Praxiserfahrung, in der wir sowohl im ambulanten Setting auch im stationären Rahmen einer Vielzahl von Patient:innen mit Angststörungen und ihren unterschiedlichen Ausprägungen begegneten. Die eigene Erfahrung, aber auch die unserer Aus- und Weiterbildungskandidat:innen, lehrte uns, dass jede Psychotherapie unterschiedliche Phasen durchläuft. Diese erfordern häufig Interventionen, die sich in störungsspezifischen Konzepten und Therapiemanualen nicht unterbringen lassen.

Trotz bereits zahlreich bestehender sehr fundierter Fachbücher und Therapieprogramme zum Thema Angststörungen begründet sich das vorliegende Buch aus verschiedenen Gesichtspunkten:

(1) Erstens beschränkt sich diese Materialiensammlung nicht auf *einen Subtypus* der Angst, sondern bezieht sich auf eine Vielzahl von Angststörungen, in der wir sowohl Interventionen beschreiben, die für alle hier einbezogenen Subtypen nutzbar sind als auch störungsspezifische Techniken und Arbeitsmaterialien ausweisen. Folgende Krankheitsbilder aus dem Angstspektrum werden in diesem Buch explizit beschrieben und hinsichtlich ihrer individuellen Interventionen berücksichtigt:
   - Panikstörung
   - Agoraphobie
   - Soziophobie
   - Spezifische Phobien
   - Generalisierte Angststörung
   - Krankheitsangst (Hypochondrie)

(2) Zweitens enthält das Arbeitsbuch eine eigene Systematik im Aufbau der Kapitel. Diese entsprechen sowohl unserer Phaseneinteilung einer Angsttherapie als auch den unterschiedlichen interventiven Zugängen zu einer Angstbehandlung.

Systematik und Phaseneinteilung dieser Tools-Sammlung

Wir legen z. B. einen besonderen Schwerpunkt auf die motivationale Klärung und Zielfindung für die Therapie, da sich dieser Aspekt in der Behandlung von Angststörungen als bedeutsam erwiesen hat. Wie in fast keinem anderen Störungsspektrum weisen Angstpatient:innen eine erhöhte Anfälligkeit für motivationale Krisen auf. Diese Einschätzung berücksichtigen wir durch einen motivationalen Zugang, mit einer Sammlung von Arbeitsmaterialien, die eine intensive Auseinandersetzung mit positiven und negativen Konsequenzen einer Angsttherapie ermöglicht.

Weitere Phasen teilen wir entsprechend den unterschiedlichen therapeutischen Anforderungen im Verlauf einer Angstbehandlung ein. So stehen in der Zeit vor Beginn eines Expositionstrainings vermehrt die Vermittlung von Angstbewältigungsstrategien und damit der psychotherapeutische Zugriff über Kontrollerleben und Selbstwirksamkeit im Zentrum. Der Bearbeitung angstverstärkender Kognitionen sowie aufrechterhaltender Grundüberzeugungen und Leitsätze wird ein weiteres großes Kapitel gewidmet, stellen diese Interventionen doch in einigen Formen von Angststörungen das Kernstück der Behandlung dar. Emotionsfokussierte Interventionen kommen wiederum besonders während und nach einem Konfrontationstraining zum Tragen. Sie sind deshalb in unserer Phaseneinteilung dem Expositionstraining nachgeordnet.

Einbezug von Interventionen der dritten Welle in die Kognitiven Verhaltenstherapie. Nicht zuletzt haben wir mit diesem Arbeitsbuch den Versuch gewagt, der stetigen Weiterentwicklung der modernen Verhaltenstherapie gerecht zu werden. Wir haben uns dabei sowohl der Interventionen traditioneller Verhaltenstherapie als auch den Techniken der »zweiten« (Kognitive VT) und »dritten Welle« (Achtsamkeit, ACT, MKT etc.) bedient und hoffen, damit eine Sammlung erprobter, bewährter, aber auch neuer und kreativer Techniken zur Therapie von Angststörungen bereitstellen zu können.

Instruktionen und Impact-Methoden für Therapeut:innen. Besonderes Augenmerk haben wir auf die Instruktionen und Impact-Methoden gelegt, welche die Anwendung spezifischer Interventionen veranschaulichen und konkretisieren sollen. Insbesondere für Psychotherapeut:innen, die am Anfang ihrer Behandlungslaufbahn stehen, aber auch für erfahrene Kolleg:innen und solche, die andere Verfahren als die Verhaltenstherapie vertreten, sollen diese dazu dienen, abstrakte Modelle für Patient:innen konkret und auf die eigene Problematik übertragbar zu machen. Sie mögen Ihnen als Therapeut:innen helfen, bei den Patient:innen Interesse für Veränderung zu wecken und nicht zuletzt Emotionen auszulösen, die das Einspeichern neuer Lerninhalte erleichtern.

Fallstricke in der Angstbehandlung. Unsere klinische Erfahrung hat uns gelehrt, wie individuell sich eine Erkrankung trotz nosologischer Kategorisierung auswirken und präsentieren kann und wie unterschiedlich Therapieverläufe sind. Daher haben wir in den Anleitungen der Tools einen weiteren Fokus auf mögliche Hindernisse und Fallen in der Behandlung gesetzt, für die Sie kleine Hilfestellungen finden.

Insbesondere in Supervisionen von Psychologischen und Ärztlichen Psychotherapeut:innen in Ausbildung zeigt sich wiederkehrend, dass zwar ein großes Interventionswissen besteht, jedoch die praktische Einführung und Umsetzung von Strategien häufig unklar bleibt. Praxisnahe und konkrete Handlungsanweisungen können hier Abhilfe schaffen und eine Interventionskompetenz fördern.

Aufbau des Buchs

Unser Arbeitsbuch weist insgesamt acht Therapiephasen und damit auch acht Kapitel aus, ungeachtet der Tatsache, dass man während einer Behandlung zeitweise auch zwischen diesen Phasen springen wird.

So können Sie z. B. in der Expositionsphase feststellen, dass Sie mit einer Motivationskrise Ihres Gegenübers konfrontiert sind, in welcher Sie entsprechend intervenieren sollten. Dann werden Sie erneut auf Techniken der motivationalen Klärungsphase zurückgreifen müssen.

(1) Das erste Kapitel wendet sich der diagnostischen Abklärung einschließlich differentialdiagnostischer Fragestellungen zu.
(2) Im zweiten Kapitel wird die Phase der motivationalen Klärung und Zieldefinition beschrieben, welche einen großen Stellenwert für eine erfolgsversprechende Behandlung darstellt.
(3) Im dritten Kapitel werden Techniken zur Vermittlung von Störungswissen und zur Selbstbeobachtung beschrieben. Da hier u. a. theoretische Erklärungsmodelle eingesetzt werden, zielen Beschreibungen und Anleitungen sehr darauf ab, abstrakte Konzepte verstehbar zu machen und auf die individuelle Problematik zu übertragen.
(4) Im vierten Kapitel werden Tools zur Angstbewältigung veranschaulicht und konkretisiert. Sie sind sinnvollerweise einem Expositionstraining vorangestellt.
(5) Im fünften Kapitel werden kognitive Interventionen zur Vorbereitung auf und zur Begleitung der Expositionen dargestellt. Ebenso finden sich hier kognitive Techniken und Arbeitsmaterialien, die auf tieferliegende Grundannahmen und Prägungen abzielen und sich damit den aufrechterhaltenden Bedingungen zuwenden. Aber auch den metakognitiven Interventionen haben wir einen großen Stellenwert eingeräumt, setzen sie sich doch immer stärker bei sorgengesteuerten Angsterkrankungen durch.
(6) Im sechsten Kapitel finden Sie Strategien zur direkten Vorbereitung und Durchführung von Expositionen, abgestimmt auf die unterschiedlichen Subtypen der Angststörungen.

(7) Das siebte Kapitel greift alle emotiven Techniken auf, die besonders während der Konfrontation, aber auch im Anschluss daran zur Anwendung kommen. Unter Expositionsbedingungen treten häufig bis dahin verdrängte und unterdrückte Emotionen und Erlebnisse zu Tage. Für diese sollten Behandler neben einer therapeutischen Grundhaltung auch konkrete Interventionen zur Emotionsregulation oder zur Bearbeitung hochgespülter Gefühle parat haben.
(8) Im achten und letzten Kapitel werden die Phase des Ausschleichens der therapeutischen Unterstützung und die Rückfallprophylaxe beschrieben. Die Vermittlung des Zeitfensters und der Gestaltung, die diese Abschlussphase benötigt, ist ein häufiges Supervisionsanliegen und weist auf einen Bedarf der Konkretisierung hin.

Jedes Kapitel beginnt mit einer Einführung, die sich mit bestehenden Theorien und Lerninhalten zum jeweiligen Schwerpunktthema auseinandersetzt. Dieses Buch basiert zwar auf anerkannten wissenschaftlichen Modellen, erhebt jedoch nicht den Anspruch auf vollständige Abbildung aller dazugehöriger Theoriegebäude. Vielmehr greifen wir darin Diskurse und Lehrmeinungen auf, die unser therapeutisches Handeln und Vorgehen bestimmen.

Es folgen Arbeitsmaterialien, die entweder für Therapeut:innen oder für Patient:innen und in einigen Fällen für beide entwickelt wurden. Hilfsmittel, die ausschließlich für Therapeut:innen bestimmt sind, enthalten Anleitungen und Instruktionen für Übungen, die sie mit Patient:innen durchführen können. In einigen Materialien werden Techniken sehr ausführlich und konkret beschrieben, in anderen werden Impact-Methoden vermittelt oder Vorstellungs- oder Achtsamkeitsübungen in wörtlicher Rede formuliert. Arbeitsblätter, die für Patient:innen ausgewiesen sind, enthalten Hausaufgaben zur Selbstbeobachtung, Reflexion oder Lerntexte zur Vertiefung.

Hinweise zum Umgang mit Arbeits- und Informationsmaterialien für Patient:innen

Arbeitsmaterialien sind für Patient:innen nur dann sinnvoll und nutzbringend, wenn sie während einer Psychotherapiesitzung durch die Therapeut:innen eingeführt und im »geleiteten Entdecken« auf die individuelle Situation und Problematik übertragen werden. Auch sollten Arbeitsbücher nicht in der Form missverstanden werden, dass Therapeut:innen sich akribisch an das beschriebene Vorgehen zu halten haben. Vielmehr ist eine flexible und individuelle Handhabung wünschenswert und aus unserer Sicht der sinnvollste Umgang mit diesem Buch.

Zu guter Letzt möchten wir Kolleg:innen mit langjähriger Berufserfahrung daran erinnern, dass wir Verhaltenstherapeut:innen uns in zurückliegender Zeit sehr dagegen zur Wehr setzten, Therapiekonzepte und Arbeitsmaterialien als »Kochbücher« für Verhaltenstherapie missverstanden zu wissen. An dieser Stelle sei betont, dass – nach unserer eigenen Erfahrung – die Kompetenz der psychotherapeutisch Handelnden keinesfalls dadurch geschmälert wird, dass er/sie sich der »Interventionsrezepte« aus Praxisbüchern bedient. Eine »exzellente Köchin« oder ein »erfolgreicher Koch« zeichnet sich gerade dadurch aus, dass er/sie verschiedene Rezepte kennt und nutzt und sie durch die Abwandlung oder Ergänzung weiterer Zutaten zu einer wahren Gaumenfreude (;-)) entwickelt. In diesem Sinne viel Spaß beim Stöbern, Ausprobieren und Variieren.

Icons zur Orientierung

Um sich im Buch schnell und effektiv zurechtzufinden, sind auf allen Arbeits- und Informationsblättern Icons abgebildet. Anhand dieser Icons können Sie direkt sehen, für wen das vorliegende Informations- oder Arbeitsblatt gedacht ist und wie es eingesetzt werden kann. Die folgenden Icons werden Ihnen auf den verschiedenen Arbeitsblättern begegnen:

T **Therapeut:in:** Dieses Icon kennzeichnet Informations- oder Arbeitsblätter, die für die Therapeutin bzw. den Therapeuten selbst gedacht sind.

P **Patient:in**: Informations- oder Arbeitsblätter mit diesem Icon werden dem Patienten bzw. der Patientin zur Bearbeitung ausgehändigt.

Ran an den Stift: Dieses Icon fordert dazu auf, einen Stift zur Hand zu nehmen und Antworten und Überlegungen direkt auf dem Arbeitsblatt oder auch separat zu notieren.

Input für's Köpfchen: Auf diese Weise markierte Abschnitte beinhalten Hintergrundinformationen für eine vertiefte Auseinandersetzung mit den Inhalten der Therapie.

Hier passiert etwas: An dieser Stelle werden Handlungsanweisungen für Therapeut:innen oder Patient:innen gegeben.

Wie sag ich's? Dieses Icon kennzeichnet Beispiele in wörtlicher Rede als Beispielformulierungen für Therapeut:innen.

Zum Ausschneiden: Dieses Icon zeigt, dass hier etwas ausgeschnitten werden kann.

AB **Arbeitsblätter** stellen in der Regel Grundlagen für Übungen dar.

INFO **Informationsblätter** fassen Informationen zu einem bestimmten Therapiethema zusammen.

1 Diagnostische Interventionen und Instrumentarien

Es gibt verschiedene Formen von Angststörungen, deren gemeinsamer emotionaler Nenner die Angst und ihre psychovegetativen Symptome sind. Auch ihre Behandlung weist große Überschneidungen auf. Dennoch hat jeder Subtypus seine spezifischen Merkmale, für die wiederum entsprechende Interventionen und Behandlungsstrategien entwickelt wurden.

Viele Übereinstimmungen in den verschiedenen Untergruppen führen allerdings auch zu diagnostischen Unklarheiten. Nicht selten finden sich bei Patient:innen verschiedene Diagnosen aus dem Angstspektrum, nebeneinander gestellt, wieder, die nach den diagnostischen Leitlinien unserer Klassifikationssysteme (ICD-10, Dilling et al., 2006) und DSM IV (Saß et al., 2003) unter einer Hauptdiagnose subsumiert werden sollten. Andererseits können auch klinische Vollbilder verschiedener Angststörungen nebeneinander existieren. Um dies zu entscheiden, bedarf es Kenntnisse über diagnostische Abgrenzungsmöglichkeiten und -notwendigkeiten in Anlehnung an die – oben genannten und in der klinischen und Forschungspraxis anerkannten – diagnostischen Klassifikationssysteme.

Auch wenn eine revidierte Fassung des ICD-10 in Form des ICD-11 im Mai 2018 von der WHO verabschiedet und zum ersten Januar 2022 international eingeführt wurde, ist derzeit noch nicht absehbar, wann die praktische Anwendung im Bereich der Vertragspsychotherapeut:innen in Deutschland beginnen kann. Aktuell ist noch keine vollständige deutschsprachige Version der ICD-11 verfügbar und es wird noch davon ausgegangen, dass es eine längerfristige Übergangsphase geben wird, in der ICD-10 und ICD-11 parallel genutzt werden. Daher bleibt dieses diagnostische Kapitel auch in der zweiten Auflage noch am ICD-10 orientiert. Sie finden hier einen Überblick über die verschiedenen Angststörungen. Wir möchten Sie mit Fragestellungen und Möglichkeiten differentialdiagnostischer Abklärung vertraut machen oder verstaubtes Wissen auffrischen.

Wichtig

Wobei wir an dieser Stelle den transdiagnostischen Grundsatz aus der Akzeptanz- und Commitment-Therapie erwähnen möchten: Für die Behandlung von Menschen ist es letztendlich egal, wie die Diagnose lautet. Sie kommen nicht wegen einer Diagnose zu uns in die Behandlung, sondern wegen der Tatsache, sich nicht vital zu fühlen und ihre Lebensziele nicht mehr flexibel verfolgen zu können.

Gemeinsamkeiten mit angstverwandten Störungen

Um diesen Überblick zu vervollständigen, seien auch die Angstspektrumsstörungen genannt, die wir in diesen Therapie-Tools-Band aussparen. Unter dem Begriff der Angstspektrumsstörungen beziehen wir Zwangsstörungen, Somatoforme Störungen und Akute und Posttraumatische Belastungsstörungen mit ein. Sie werden dem Angstspektrum zugeordnet, da ihr gemeinsames emotionales Merkmal ebenfalls die Angst ist:

- So zielen Zwangshandlungen ebenfalls darauf ab, Befürchtungen und Ängste (z. B. vor Kontamination, antizipiertem Unglück oder der Sorge, sich oder anderen Schaden zuzufügen) durch Neutralisation zu vermeiden. Zwangsgedanken, die in der Regel sexuellen, blasphemischen oder aggressiven Inhalts sind, lösen wiederum per se starke Angst (z. B. vor Kontrollverlust) aus.
- Die Somatisierungsstörungen, also somatoforme autonome Funktions- oder Schmerzstörungen, sind ebenfalls mit Ängsten verbunden. Betroffene befürchten, keine Diagnose zu erhalten, niemals mehr ohne Schmerzen zu leben oder dass etwas medizinisch übersehen wird.

- Die Belastungsreaktionen (akut oder posttraumatisch) sind unmittelbar mit Ängsten verbunden, die durch Intrusionen, Erinnerungen, Trigger etc. ausgelöst werden und sich bis zu Panikattacken steigern können.

Beschränkung auf folgende Angststörungen

Wir werden uns in dieser Materialsammlung zentral auf die klassischen Angststörungen unter Einschluss der Krankheitsangst (Hypochondrie) beziehen. Die Begründung für unsere Einbeziehung der Hypochondrie, die in aktuellen Klassifikationssystemen noch den somatoformen Störungen zugeordnet wird, und für den Ausschluss der o. g. anderen Angstspektrumsstörungen (Zwang, somatoforme Störungen, Belastungsreaktionen), ergibt sich aus folgenden Gesichtspunkten: Während die Hypochondrie (Krankheitsangst) hinsichtlich ihrer kognitiven und Verhaltensmerkmale große Übereinstimmungen mit den phobischen Angsterkrankungen aufweist, finden sich bei Zwangsstörungen, somatoformen Störungen und Belastungsreaktionen Spezifika hinsichtlich ihrer Ätiologiemodelle sowie ihrer kognitiven und behavioralen Symptome. Sie unterscheiden sich damit deutlich von den in diesem Therapie-Tools-Band beschriebenen Angststörungen und deren Therapiekonzepten.

Die hier vorliegenden Arbeits- und Informationsmaterialien und Anregungen beziehen sich daher auf folgende Angststörungen:

- Panikstörung (episodisch-paroxysmal)
- Agoraphobie mit/ohne Panikstörung
- Soziale Phobie
- Spezifische (isolierte) Phobie
- Generalisierte Angststörung
- Krankheitsangst

Panikattacken als Exazerbation einer auslöserbedingten Angststörung

Nicht selten wird in psychiatrischen oder psychotherapeutischen Ambulanzen neben einer Angststörung mit eng umschriebenem Auslöser (wie z. B. einer Agora-, Sozio-, spezifischen Phobie, generalisierten oder Krankheitsangst) komorbid eine episodisch-paroxysmale Panikstörung (F 41.0) als weitere Diagnose vergeben. Dies ist bei eingehender differentialdiagnostischer Abklärung aber unter folgenden Gesichtspunkten in vielen Fällen eine ungenaue diagnostische Einschätzung: Bei allen Angstsyndromen, die Angstspektrumsstörungen eingeschlossen, können psychovegetative Angstsymptome (Palpitation, Herzrasen, Schweißausbrüche, Tremor, Pulsrasen, intermittierender Hypertonus, Schwindel, Doppelbilder) auftreten. Auch wenn diese die Leitsymptome einer paroxysmal-episodischen Panikstörung darstellen, treten sie in diesen Fällen situationsgebunden (d. h. mit klar benennbarem Auslöser für die Angst) als Übersteigerung einer Angststörung auf und sollten damit nicht als episodischparoxysmale Panikstörung parallel diagnostiziert werden.

Die episodisch-paroxysmale Panikstörung als eigenständiges Krankheitsbild und Subgruppe der Angststörungen sollte nur dann als Diagnose vergeben werden, wenn die psychovegetative Angstsymptomatik verbunden ist mit der Angst, zu sterben, die Kontrolle zu verlieren oder verrückt zu werden, und sich nicht auf bestimmte Situationen oder interne Auslöser (z. B. Sorgen, Gedanken an die nächste U-Bahn-Fahrt, an eine bevorstehende Mittelpunktsituation etc.) beschränkt, sondern ohne äußeren Anlass aus heiterem Himmel auftritt.

Weitere differentialdiagnostische Unterscheidungen

Auch finden sich durchaus emotionale, kognitive und psychovegetative Angstmerkmale, die bei diagnostisch fachgerechter Abklärung eher einem Syndrom aus dem Bereich des affektiven oder schizophrenen Formenkreises als einer Angsterkrankung zugeordnet werden müssen. Dies ist für psychologische und ärztliche Kolleg:innen, die noch am Anfang ihrer beruflichen Laufbahn stehen oder sich entsprechend ihres methodischen Hintergrunds (z. B. Tiefenpsycholog:innen/Psychoanalytiker:innen) über Ätiologie- und Konfliktmodelle einer Erkrankung nähern, nicht immer leicht zu unterscheiden.

Dieser allgemeinen Schwierigkeit möchten wir in diesem Kapitel entgegenwirken. Mithilfe praxisorientierter Instrumente und einem systematischen Überblick über die erforderlichen Symptomkriterien sowie geeigneter Explorationstechniken wird die diagnostische Abklärung unterschiedlicher Angsterkrankungen und möglicher Differentialdiagnosen erleichtert. Wir werden uns dabei am Klassifikationssystem ICD-10 (Dilling et al., 2006) orientieren, da dieses überwiegend in der klinischen Praxis im deutschsprachigen Raum verwandt wird.

Arbeits- und Informationsmaterial

AB 1 Praxisscreening und Diagnostisches Interview Angststörungen – nach ICD-10
Das Arbeitsblatt wurde von uns in Anlehnung an die ICD-10 (Dilling et al., 2006) praxisnah an die in diesem Buch aufgeführten Angststörungen angepasst. In der Systematik der ICD-10 werden hier alle Symptomkriterien der einzelnen Angststörungen abgefragt. Das vorliegende Instrument sollte als Interviewleitfaden eingesetzt werden. Das Praxisscreening erfasst zunächst den Verdacht auf eine der vorliegenden Angststörungen. Im daran anschließenden Interviewleitfaden kann eine Diagnose (mithilfe von Sprungbefehlen) anhand der einzelnen Symptom- und Ausschlusskriterien gesichert werden.

INFO 1 Systematische Kurzdarstellung der Symptomkriterien (ICD-10)
Dieses Informationsblatt bietet eine Auflistung der in der ICD-10 geforderten Kriterien, komplettiert durch eine praxisrelevante und klinische Symptomdarstellung. Es kann als vereinfachte Übersicht zur Arbeitserleichterung dienen, nachdem Sie anhand des Interviewleitfadens (**AB 1** »Praxisscreening und Diagnostisches Interview Angststörungen – nach ICD 10«) eine erste diagnostische Einschätzung getroffen haben.

INFO 2 Schaubild zur Differentialdiagnostik
Dieses Informationsblatt ist eine graphische Übersicht, durch die im Sinne eines Entscheidungsbaums differentialdiagnostische Aspekte vertieft werden sollen. Gemeinsamkeiten und Unterschiede auf psychovegetativer, emotionaler, kognitiver und Verhaltensebene werden herausgestellt. In diesem Schaubild werden differentialdiagnostische Faktoren auch zu anderen Störungsgebieten einbezogen, da sie für die Diagnosestellung häufig eine große Rolle spielen (z. B. Depression, Zwangsstörung, Schizophrenie). Damit soll ein weiterer Beitrag zur nicht immer einfachen differentialdiagnostischen Abklärung geliefert werden.

INFO 3 Geeignete Fragen zur differentialdiagnostischen Klärung
Das Informationsblatt ist als Impactmethode zu verstehen, die bei Unsicherheiten in der diagnostischen Differenzierung von Angststörungen als hilfreich erlebt wird.

INFO 4 Informationen zur Panikstörung (episodisch-paroxysmale Angst)
Dieses Informationsblatt richtet sich an Patient:innen mit episodisch-paroxysmaler Angst und soll helfen, sich in der Beschreibung wiederzuerkennen und damit die diagnostische Einschätzung der Therapeut:innen zu verifizieren. Weiterhin bieten die Informationstexte den Patient:innen in dieser Phase einen ersten Überblick im Sinne der Psychoedukation und tragen damit zur motivationalen Stärkung für die Behandlung bei.

INFO 5 Informationen zur Agoraphobie mit/ohne Panikstörung
Dieses Informationsblatt richtet sich an Patient:innen mit Agoraphobie und soll helfen, sich in der Beschreibung wiederzuerkennen und damit die diagnostische Einschätzung der Therapeut:innen zu verifizieren. Weiterhin bieten die Informationstexte den Patient:innen in dieser Phase einen ersten Überblick im Sinne der Psychoedukation und tragen damit zur motivationalen Stärkung für die Behandlung bei.

INFO 6 Informationen zur Sozialen Phobie
Dieses Informationsblatt richtet sich an Patient:innen mit sozialer Angststörung und soll helfen, sich in der Beschreibung wiederzuerkennen und damit die diagnostische Einschätzung der Therapeut:innen zu verifizieren. Weiterhin bieten die Informationstexte den Patient:innen in dieser Phase einen ersten Überblick im Sinne der Psychoedukation und tragen damit zur motivationalen Stärkung für die Behandlung bei.

INFO 7 Informationen zu spezifischen Phobien
Dieses Informationsblatt richtet sich an Patient:innen mit spezifischen Phobien. Auch wenn es unzählige spezifische Ängste gibt, sind dennoch die Grundkriterien identisch, ungeachtet dessen, was den phobischen Stimulus darstellt.

INFO 8 Informationen zur Generalisierten Angststörung
Dieses Informationsblatt richtet sich an Patient:innen mit generalisierten Ängsten und soll helfen, sich in der Beschreibung wiederzuerkennen und damit die diagnostische Einschätzung der Therapeut:innen zu verifizieren. Weiterhin bieten die Informationstexte den Patient:innen in dieser Phase einen ersten Überblick im Sinne der Psychoedukation und tragen damit zur motivationalen Stärkung für die Behandlung bei.

INFO 9 Informationen zu Hypochondrie und Krankheitsangst
Dieses Informationsblatt richtet sich an Patient:innen mit krankheits- und körperbezogenen Ängsten und soll helfen, sich in der Beschreibung wiederzuerkennen und damit die diagnostische Einschätzung der Therapeut:innen zu verifizieren. Weiterhin bieten die Informationstexte den Patient:innen in dieser Phase einen ersten Überblick im Sinne der Psychoedukation und tragen damit zur motivationalen Stärkung für die Behandlung bei.

Praxisscreening und Diagnostisches Interview Angststörungen – nach ICD-10

Patient/Patienin: ....

Mithilfe dieses Angstscreenings gewinnen Sie einen ersten Überblick über mögliche Angststörungen. Wir empfehlen, dieses Instrument als kurzen Interviewleitfaden zu benutzen.

Übersichtsfragen

	Vertiefende Diagnostik erforderlich
Panikstörung (episodisch paroxysmale Angst) → Gehe zu 1	
Passiert es Ihnen häufiger, dass Sie plötzlich und spontan (»Wie aus heiterem Himmel«) starke Angst verspüren, ohne dass Sie eine echte Bedrohung ausmachen können oder dass es einen erkennbaren Auslöser gibt?	☐ ja ☐ nein
Agoraphobie → Gehe zu 2 (Beachte: mit/ohne Panikstörung)	
Vermeiden Sie es, alleine bestimme Orte oder Situationen wie z. B. Menschenmengen, Kaufhäuser, offene Plätze, Reisen aufzusuchen oder sich weiter von zuhause zu entfernen? Oder haben Sie davor große Angst und suchen solche Situationen nur in Begleitung auf?	☐ ja ☐ nein
Soziale Phobie → Gehe zu 3	
Machen Ihnen Situationen, in denen Sie im Mittelpunkt stehen und von anderen Menschen beobachtet oder bewertet werden könnten, wie z. B. öffentliches Sprechen, Treffen mit anderen, Gespräche auf Partys oder essen in der Öffentlichkeit, Angst?	☐ ja ☐ nein
Spezifische Phobie → Gehe zu 4	
Gibt es bestimmte Objekte oder Situationen, die Ihnen Angst machen, wie z. B. Tiere, Insekten, Zahnarztbesuche, Höhe, Flugreisen, enge Räume oder der Anblick von Blut und Spritzen?	☐ ja ☐ nein
Generalisierte Angststörung → Gehe zu 5	
Machen Sie sich häufig starke (unangemessene) Sorgen über die eigene Sicherheit, die Unversehrtheit Ihrer Familie, Ihren Beruf, Ihre Finanzen oder ähnliches?	☐ ja ☐ nein
Hypochondrische Störung → Gehe zu 6	
Waren Sie schon einmal der festen Überzeugung, an einer bedrohlichen Krankheit zu leiden, ohne dass ärztliche Untersuchungen dies bestätigen konnten?	☐ ja ☐ nein

Praxisscreening und Diagnostisches Interview Angststörungen – nach ICD-10

> **Wichtig**
>
> Sollten eine oder mehrere Fragen mit »Ja« beantwortet worden sein, ist eine genauere diagnostische Abklärung erforderlich! Dazu dienen die folgenden Seiten.

Diagnostisches Interview Angststörungen – nach ICD-10

»Ich möchte Ihnen nun noch einmal detailliertere Fragen zu den Themen stellen, die Sie eben mit ›Ja‹ beantwortet haben. Dazu werde ich noch einmal genauer nach Situationen, Körpersymptomen und konkreten Beispielen fragen. Ich werde im Anschluss Ihre Antworten auswerten und wir werden die Ergebnisse gemeinsam ausführlich besprechen.«

(1) Panikstörung (ICD-10: F41.0)

Kriterium A	stimmt	stimmt nicht
Sie haben angegeben, dass Sie häufiger plötzlich und spontan, ohne dass eine Gefahr oder eine besondere Anstrengung besteht, starke Angst verspüren.	☐	☐
Diese Attacken sind für Sie nicht vorhersagbar?	☐	☐
Es gibt für Sie keinen sichtbaren Auslöser für diese Attacken?	☐	☐
Eigene Ergänzungen: …………………… …………………… ……………………	☐	☐
Aussagen treffen zu?	☐ Ja	☐ Nein

↓

Kriterium B	stimmt	stimmt nicht
Die Attacke ist eine einzelne Episode von intensiver Angst oder Unbehagen.	☐	☐
Die Attacke beginnt abrupt und plötzlich.	☐	☐
Die Angst erreicht innerhalb weniger Minuten ein Maximum.	☐	☐
Die Attacke dauert nur wenige Minuten.	☐	☐
Alle Charakteristika sind vorhanden?	☐ Ja	☐ Nein

↓

Praxisscreening und Diagnostisches Interview Angststörungen – nach ICD-10

Kriterium C	**stimmt**	**stimmt nicht**
»Ich nenne Ihnen nun einige **Körpersymptome** – bitte geben Sie an, welche Symptome Sie im Zusammenhang mit der Angst kennen.«		
Vegetative Symptome:		
(1) Wahrnehmung des eigenen Herzschlags, Herzklopfen, erhöhte Herzfrequenz	☐	☐
(2) Schweißausbrüche	☐	☐
(3) Fein- oder grobschlägiger Tremor	☐	☐
(4) Mundtrockenheit (nicht als Folge von Medikamenten o. Austrocknung)	☐	☐
Mindestens eines der Symptome (1)–(4) ist vorhanden!	☐ Ja	☐ Nein
Symptome in Thorax oder Abdomen:		
(5) Atembeschwerden	☐	☐
(6) Beklemmungsgefühl	☐	☐
(7) Thoraxschmerzen oder -missempfindungen	☐	☐
(8) Übelkeit oder abdominelle Missempfindungen	☐	☐
Psychische Symptome:		
(9) Gefühl von Schwindel, Unsicherheit, Schwäche oder Benommenheit	☐	☐
(10) Derealisation, d. h. Gefühl, dass Objekte unwirklich sind, oder Depersonalisation, d. h. Gefühl, man selbst sei »nicht wirklich hier«	☐	☐
(11) Angst vor Kontrollverlust, verrückt zu werden oder »auszuflippen«	☐	☐
(12) Angst zu sterben	☐	☐
Allgemeinsymptome:		
(13) Hitzewallungen oder Kälteschauer	☐	☐
(14) Gefühllosigkeit oder Kribbelgefühle	☐	☐
Mindestens 4 Symptome von Kriterium C (1)–(14) sind vorhanden, davon eines der Symptome (1)–(4)!	☐	☐
Ausschluss/differentialdiagnostisch abklären: Die Symptome sind nicht Folge einer körperlichen Störung und sie sind nicht durch eine organische psychische Störung, Schizophrenie u. ä., affektive Störung oder somatoforme Störung hervorgerufen worden.	☐	☐
Abschlussbetrachtung – Panikstörung liegt vor?	☐ Ja	☐ Nein

Praxisscreening und Diagnostisches Interview Angststörungen – nach ICD-10

(2) Agoraphobie (ICD-10: F40.0)

Kriterium A	**stimmt**	**stimmt nicht**
Sie haben angegeben, dass Sie häufiger bestimmte Orte oder Situationen vermeiden oder Angst vor diesen haben. Sind darunter …	☐	☐
… Menschenmengen	☐	☐
… öffentliche Plätze	☐	☐
… Reisen, die Sie alleine unternehmen	☐	☐
… Reisen mit weiter Entfernung von zuhause	☐	☐
Ergänzung: Gibt es andere Situationen oder Orte (z. B. Bus, Bahn, Einkaufen gehen etc.), die Sie vermeiden oder die Ihnen Angst machen? …………………………………………… …………………………………………… ……………………………………………		
Mindestens 2 der oben genannten Situationen werden vermieden oder lösen Angst aus.	☐ Ja	☐ Nein

↓

Kriterium B	**stimmt**	**stimmt nicht**
»Ich nenne Ihnen nun einige Körpersymptome – bitte geben Sie an, welche Symptome Sie in Zusammenhang mit den belastenden Situationen oder Orten kennen oder jemals erlebt haben.«		
Vegetative Symptome:		
(1) Wahrnehmung des eigenen Herzschlags, Herzklopfen, erhöhte Herzfrequenz	☐	☐
(2) Schweißausbrüche	☐	☐
(3) Fein- oder grobschlägiger Tremorhh	☐	☐
(4) Mundtrockenheit (nicht als Folge von Medikamenten o. Exsikkose)	☐	☐

Praxisscreening und Diagnostisches Interview Angststörungen – nach ICD-10

Symptome in Thorax oder Abdomen:		
(5) Atembeschwerden	☐	☐
(6) Beklemmungsgefühl	☐	☐
(7) Thoraxschmerzen oder -missempfindungen	☐	☐
(8) Übelkeit oder abdominelle Missempfindungen	☐	☐
Psychische Symptome:		
(9) Gefühl von Schwindel, Unsicherheit, Schwäche oder Benommenheit	☐	☐
(10) Derealisation, d. h. Gefühl, dass Objekte unwirklich sind, oder Depersonalisation, d h. Gefühl, man selbst sei »nicht wirklich hier«	☐	☐
(11) Angst vor Kontrollverlust, verrückt zu werden oder »auszuflippen«	☐	☐
(12) Angst zu sterben	☐	☐
Allgemeinsymptome:		
(13) Hitzewallungen oder Kälteschauer	☐	☐
(14) Gefühllosigkeit oder Kribbelgefühle	☐	☐
Mindestens 2 Symptome von Kriterium B (1)–(14) sind vorhanden, davon eines der Symptome (1)–(4)!	☐ Ja	☐ Nein
Panikstörung liegt vor?	☐ Ja	☐ Nein

↓

Kriterium C	**stimmt**	**stimmt nicht**
Fühlen Sie eine deutliche emotionale Belastung dadurch, dass Sie die Situationen vermeiden oder durch die Angstsymptome?	☐	☐
Halten Sie die Angst für übertrieben und unvernünftig, wenn sie genauer darüber nachdenken?	☐	☐
2× »stimmt« erforderlich – trifft dies zu?	☐ Ja	☐ Nein

↓

Kriterium D	**stimmt**	**stimmt nicht**
Treten die Angstsymptome hauptsächlich bei Gedanken an die genannten Situationen oder in den Situationen selbst auf?	☐	☐
»Stimmt« erforderlich – trifft dies zu?	☐ Ja	☐ Nein

↓

Praxisscreening und Diagnostisches Interview Angststörungen – nach ICD-10

Kriterium E	stimmt	stimmt nicht
Ausschluss/Differentialdiagnostisch abklären: Die Symptome des Kriteriums A sind nicht Folge von Wahn, Halluzinationen oder anderer Symptome der Störungsgruppen organische psychische Störungen (F 0). Sie sind nicht durch Schizophrenie und wahnhafte Störungen (F 2) oder affektive Störungen (F 3) oder eine Zwangsstörung (F 42) hervorgerufen worden. Sie sind nicht Folge von kulturell akzeptierten Anschauungen.	☐	☐
Abschlussbetrachtung – Agoraphobie liegt vor?	☐ Ja	☐ Nein
Agoraphobie mit Panikstörung (Kriterium B = ja) liegt vor?	☐ Ja	☐ Nein

(3) Soziale Phobie (ICD-10: F40.1)

Kriterium A	stimmt	stimmt nicht
Deutliche Furcht, im Zentrum der Aufmerksamkeit zu stehen, sich peinlich zu verhalten oder erniedrigt zu werden.	☐	☐
Oder:		
Deutliche Vermeidung, im Zentrum der Aufmerksamkeit zu stehen oder von Situationen, in denen die Angst besteht, sich peinlich zu verhalten oder erniedrigt zu werden.	☐	☐
Information für Therapeut:innen Typische soziale Situationen: ▶ Essen/Sprechen in der Öffentlichkeit ▶ Begegnung von ihnen bekannten Personen in der Öffentlichkeit ▶ Dazustoßen zu kleinen Gruppen (Partys, Konferenzen etc.) Sonstige Situationen:		
Aussagen treffen zu?	☐ Ja ↓	☐ Nein

Praxisscreening und Diagnostisches Interview Angststörungen – nach ICD-10

Kriterium B	**stimmt**	**stimmt nicht**
»Ich nenne Ihnen nun einige Körpersymptome – bitte geben Sie an, welche Symptome Sie in Zusammenhang mit den belastenden Situationen oder Orten kennen.«		
Vegetative Symptome:		
(1) Wahrnehmung des eigenen Herzschlags, Herzklopfen, erhöhte Herzfrequenz	☐	☐
(2) Schweißausbrüche	☐	☐
(3) Fein- oder grobschlägiger Tremor	☐	☐
(4) Mundtrockenheit (nicht als Folge von Medikamenten o. Exsikkose)	☐	☐
Symptome in Thorax oder Abdomen:		
(5) Atembeschwerden	☐	☐
(6) Beklemmungsgefühl	☐	☐
(7) Thoraxschmerzen oder -missempfindungen	☐	☐
(8) Übelkeit oder abdominelle Missempfindungen	☐	☐
Psychische Symptome:		
(9) Gefühl von Schwindel, Unsicherheit, Schwäche oder Benommenheit	☐	☐
(10) Derealisation, d. h. Gefühl, dass Objekte unwirklich sind; Depersonalisation, d. h. Gefühl, man selbst sei »nicht wirklich hier«	☐	☐
(11) Angst vor Kontrollverlust, verrückt zu werden oder »auszuflippen«	☐	☐
(12) Angst zu sterben	☐	☐
Allgemeinsymptome:		
(13) Hitzewallungen oder Kälteschauer	☐	☐
(14) Gefühllosigkeit oder Kribbelgefühle	☐	☐
Mindestens 2 Symptome aus der Liste (1)–(14) sind vorhanden?	☐ Ja	☐ Nein
Zusätzlich muss **mindestens eines** der Symptome (15)–(17) vorhanden sein:		
(15) Erröten oder Zittern	☐	☐
(16) Angst zu erbrechen	☐	☐
(17) Harn- oder Stuhldrang bzw. Angst davor	☐	☐
Kriterien erfüllt?	☐ Ja	☐ Nein

↓

Kriterium C	**stimmt**	**stimmt nicht**
»Verspüren Sie eine deutliche emotionale Belastung durch die Angstsymptome oder das Vermeidungsverhalten?«	☐	☐
»Sind Sie der Ansicht, dass die Symptome oder das Vermeidungsverhalten eigentlich übertrieben und unvernünftig sind?«	☐	☐
Aussagen treffen zu?	☐ Ja	☐ Nein

↓

Kriterium D	**stimmt**	**stimmt nicht**
»Treten die Symptome hauptsächlich in den gefürchteten Situationen auf?«	☐	☐
»Treten diese Symptome auch auf, wenn Sie an diese Situationen denken?«	☐	☐
Aussagen treffen zu?	☐ Ja	☐ Nein

↓

Kriterium E	**stimmt**	**stimmt nicht**
Information für Therapeut:innen Ausschlussvorbehalt: Die Symptome der Kriterien A und B sind nicht Folge von Wahn, Halluzinationen oder anderer Symptome aus dem schizophrenen Formenkreis oder organischer psychischer Störungen. Sie sind nicht durch affektive Störungen oder eine Zwangsstörung hervorgerufen worden. Sie sind nicht Folge von kulturell akzeptierten Anschauungen.	☐	☐
Abschlussbetrachtung – Soziale Phobie liegt vor?	☐ Ja	☐ Nein

(4) Spezifische isolierte Phobien (ICD-10: F 40.2)

Kriterium A	**stimmt**	**stimmt nicht**
Deutliche **Furcht** vor einem bestimmten Objekt oder einer bestimmten Situation außer Agoraphobie (F 40.0) oder Sozialer Phobie (F 40.1)	☐	☐
Deutliche **Vermeidung** solcher Objekte und Situationen, außer Agoraphobie (F 40.0) oder Sozialer Phobie (F 40.1)	☐	☐

Praxisscreening und Diagnostisches Interview Angststörungen – nach ICD-10

Info für Therapeut:innen
Typische Objekte und Situationen:

»Tier-Typ«:
Tiere Vögel Insekten Hunde

»Situativer Typ«:
Höhen Flüge kleine geschlossene Räume Fahrstuhl Tunnel

»Blut-Injektions-Verletzungs-Typ«:
Anblick von Blut Anblick von Verletzungen Injektionen (Spritzen) Zahnarztbesuche Krankenhausbesuche

»Naturgewalten-Typ«:
Donner Wasser Sturm

Ergänzungen:

....

....

....

Aussagen treffen zu?	☐ Ja	☐ Nein

↓

Kriterium B	stimmt	stimmt nicht
»Ich nenne Ihnen nun einige **Körpersymptome** – bitte geben Sie an, welche Symptome Sie in Zusammenhang mit den belastenden **Situationen oder Objekten** kennen«		
Vegetative Symptome:		
(1) Wahrnehmung des eigenen Herzschlags, Herzklopfen, erhöhte Herzfrequenz	☐	☐
(2) Schweißausbrüche	☐	☐
(3) Fein- oder grobschlägiger Tremor	☐	☐
(4) Mundtrockenheit (nicht als Folge von Medikamenten o. Exsikkose)	☐	☐
Symptome in Thorax oder Abdomen:		
(5) Atembeschwerden	☐	☐
(6) Beklemmungsgefühl	☐	☐
(7) Thoraxschmerzen oder -missempfindungen	☐	☐
(8) Übelkeit oder abdominelle Missempfindungen	☐	☐

Praxisscreening und Diagnostisches Interview Angststörungen – nach ICD-10

Psychische Symptome:		
(9) Gefühl von Schwindel, Unsicherheit, Schwäche oder Benommenheit	☐	☐
(10) Derealisation, d. h. Gefühl, dass Objekte unwirklich sind; Depersonalisation, d. h. Gefühl, man selbst sei »nicht wirklich hier«	☐	☐
(11) Angst vor Kontrollverlust, verrückt zu werden oder »auszuflippen«	☐	☐
(12) Angst zu sterben	☐	☐
Allgemeinsymptome:		
(13) Hitzewallungen oder Kälteschauer	☐	☐
(14) Gefühllosigkeit oder Kribbelgefühle	☐	☐
Mindestens 2 Symptome von Kriterium B (1)–(14) sind vorhanden, davon eines der Symptome (1)–(4)! **In den gefürchteten Situationen/Objekten sind Angstsymptome vorhanden?**	☐ Ja	☐ Nein

↓

Kriterium C	**stimmt**	**stimmt nicht**
»Verspüren Sie eine deutliche emotionale Belastung durch die Angstsymptome oder das Vermeidungsverhalten?«	☐	☐
»Sind Sie der Ansicht, dass die Symptome oder das Vermeidungsverhalten eigentlich übertrieben und unvernünftig sind?«	☐	☐
Aussagen treffen zu?	☐ Ja	☐ Nein

↓

Kriterium D	**stimmt**	**stimmt nicht**
»Treten die Symptome ausschließlich in den genannten Situationen oder bei Konfrontation mit den genannten Objekten auf?«	☐	☐
»Treten diese Symptome auch auf, wenn Sie an die Situationen oder Objekte denken?«	☐	☐
Aussagen treffen zu?	☐ Ja	☐ Nein
Spezifische Phobie vorhanden?	☐ Ja	☐ Nein

Praxisscreening und Diagnostisches Interview Angststörungen – nach ICD-10

(5) Generalisierte Angststörung (ICD-10: F 41.1)

Kriterium A	**stimmt**	**stimmt nicht**
»Verspüren Sie seit längerer Zeit starke Anspannung, Besorgnis und Befürchtungen in Bezug auf alltägliche Ereignisse und Probleme? Z. B. dass Ihrer Familie etwas Schlimmes wie Krankheit oder Unfälle passieren könnte?«	☐	☐
»Wie lange bestehen diese Sorgen und Befürchtungen schon?« → **Bestehen die Sorgen länger als 6 Monate?** (Zeitkriterium!)	☐	☐
Aussagen treffen zu?	☐ Ja ↓	☐ Nein

Kriterium B	**stimmt**	**stimmt nicht**
»Ich nenne Ihnen nun einige **Körpersymptome** – bitte geben Sie an, welche Symptome Sie in Zusammenhang mit den **Sorgen und Befürchtungen** kennen«		
Vegetative Symptome:		
(1) Wahrnehmung des eigenen Herzschlags, Herzklopfen, erhöhte Herzfrequenz	☐	☐
(2) Schweißausbrüche	☐	☐
(3) Fein- oder grobschlägiger Tremor	☐	☐
(4) Mundtrockenheit (nicht als Folge von Medikamenten o. Exsikkose)	☐	☐
Symptome in Thorax oder Abdomen:		
(5) Atembeschwerden	☐	☐
(6) Beklemmungsgefühl	☐	☐
(7) Thoraxschmerzen oder -missempfindungen	☐	☐
(8) Übelkeit oder abdominelle Missempfindungen	☐	☐
Psychische Symptome:		
(9) Gefühl von Schwindel, Unsicherheit, Schwäche oder Benommenheit	☐	☐
(10) Derealisation, d. h. Gefühl, dass Objekte unwirklich sind, oder Depersonalisation, d. h. Gefühl, man selbst sei »nicht wirklich hier«	☐	☐
(11) Angst vor Kontrollverlust, verrückt zu werden oder »auszuflippen«	☐	☐
(12) Angst zu sterben	☐	☐

Praxisscreening und Diagnostisches Interview Angststörungen – nach ICD-10

Allgemeinsymptome:		
(13) Hitzewallungen oder Kälteschauer	☐	☐
(14) Gefühllosigkeit oder Kribbelgefühle	☐	☐
Symptome der Anspannung:		
(15) Muskelverspannung, akute und chronische Schmerzen	☐	☐
(16) Ruhelosigkeit und Unfähigkeit zu entspannen	☐	☐
(17) Gefühle von Aufgedrehtsein, Nervosität und psychischer Anspannung	☐	☐
(18) Kloßgefühl im Hals oder Schluckbeschwerden	☐	☐
Andere unspezifische Symptome:		
(19) Übertriebene Reaktionen auf kleine Überraschungen oder erschreckt werden	☐	☐
(20) Konzentrationsschwierigkeiten, Leeregefühl im Kopf wegen Sorgen oder Angst	☐	☐
(21) anhaltende Reizbarkeit	☐	☐
(22) Einschlafstörungen wegen Besorgnissen	☐	☐
Mindestens 4 Symptome von Kriterium B (1)–(14) sind vorhanden, davon eines der Symptome (1)–(4)!	☐ Ja	☐ Nein

↓

Kriterium C (für Therapeut:innen)	**stimmt**	**stimmt nicht**
Die Störung erfüllt nicht die Kriterien für eine Panikstörung (F 41.0), eine phobische Störung (F 40), eine Zwangsstörung (F 42) oder eine hypochondrische Störung (F 45.2).	☐	☐
Aussage trifft zu?	☐ Ja	☐ Nein

↓

Kriterium D (für Therapeut:innen)	**stimmt**	**stimmt nicht**
Ausschlussvorbehalt: Die Störung ist nicht zurückzuführen auf eine organische Krankheit wie eine Hyperthyreose, eine organische psychische Störung (F0) oder auf eine durch psychotrope Substanzen bedingte Störung (F1) (z. B. exzessiver Genuss von Amphetaminen oder Benzodiazepinentzug).	☐	☐
Abschlussbetrachtung – Generalisierte Angststörung liegt vor?	☐ Ja	☐ Nein

Praxisscreening und Diagnostisches Interview Angststörungen – nach ICD-10

(6) Hypochondrische Störung (ICD-10: F45.20)

Kriterium A	**stimmt**	**stimmt nicht**
»Sind Sie der festen Überzeugung, an **maximal zwei** schweren Krankheiten zu leiden?«	☐	☐
»Seit wann oder wie lange sind Sie schon davon überzeugt?« Anzahl Monate: .... (→ Mindestens 6 Monate! Zeitkriterium!)	☐	☐
»Können Sie mir sagen, um welche Krankheiten es sich Ihrer Meinung nach genau handelt?« Notiz: .... (→ Mindestens eine Krankheit muss den Patient:innen speziell bekannt sein!)	☐	☐
Aussagen treffen zu?	☐ Ja	☐ Nein

↓

Kriterium B	**stimmt**	**stimmt nicht**
»Verspüren Sie durch Symptome und die ständige Sorge bzw. die Überzeugung, an den genannten Krankheiten zu leiden, einen starken Leidensdruck?«	☐	☐
»Wird Ihr alltägliches Leben durch diese Sorgen beeinträchtigt?«	☐	☐
»Suchen Sie wegen dieser Befürchtungen nach Hilfe bei Ärzten oder fordern Sie medizinische Untersuchungen ein?«	☐	☐
Aussagen treffen zu?	☐ Ja	☐ Nein

↓

Kriterium C	**stimmt**	**stimmt nicht**
»Sind Sie für kurze Zeit erleichtert, wenn die medizinischen Untersuchungen nichts ergeben haben, also keine organische Ursache für Ihre Beschwerden gefunden wurden?«	☐	☐
»Fällt es Ihnen schwerer, zu glauben, dass keine organischen Ursachen vorliegen, je länger die letzte Untersuchung zurückliegt?«	☐	☐
»Suchen Sie dann weitere Ärzte (auch auf demselben Fachgebiet) auf, um weitere Meinungen zu hören und um wirklich sicher zu sein?«	☐	☐
Aussagen treffen zu?	☐ Ja	☐ Nein

↓

Praxisscreening und Diagnostisches Interview Angststörungen – nach ICD-10

Kriterium D	**stimmt**	**stimmt nicht**
Ausschlussvorbehalt: Die Störung tritt nicht ausschließlich während einer Schizophrenie (F 20, insbesondere F 22) oder einer affektiven Störung (F 3) auf.	☐	☐
Abschlussbetrachtung – Hypochondrische Störung liegt vor?	☐ Ja	☐ Nein

Systematische Kurzdarstellung der Symptomkriterien (ICD-10)

(1) Panikstörung (episodisch-paroxysmale Angst) F 41.0

- wiederholte Panikattacken aus heiterem Himmel und nicht auf spezifische Situationen (gedanklich oder real) bezogen
- vegetative Angstsymptome (Palpitation, Herzrasen, Schwitzen, Tremor, Mundtrockenheit Schwindel)
- thorakale und abdominale Beschwerden (Atemnot, Herzstiche, Beklemmungsgefühl, Unruhegefühl im Magen)
- kardiovaskuläre Symptome (Kribbeln, Taubheitsgefühle in den Extremitäten, Hitzewallungen, Kälteschauer, nicht verbunden mit besonderer Anstrengung oder gefährlichen Situationen)
- psychische Symptome (Derealisation/Depersonalisation, Angst zu sterben, verrückt zu werden, Kontrollverlust)
- einzelne Episoden intensiver Angst, die abrupt beginnen und nach wenigen Minuten ein Maximum erreichen und einige Minuten andauern
- emotionale Belastung durch Erwartungsangst hinsichtlich zukünftiger Panikattacken
- Patient:innen wissen um Dysfunktionalität des Verhaltens
- Symptome sind nicht auf bestimmte Situationen (real oder gedanklich) beschränkt
- hilfesuchendes Verhalten (Notarzt/Notärztin, Krankenhaus, nicht alleine bleiben)
- kulturelle Anschauungen sind ausgeschlossen
- Es liegt keine Erkrankung aus dem schizophrenen Formenkreis oder eine organisch bedingte psychische Störung vor.
- lässt sich nicht durch eine Zwangsstörung, depressive oder somatoforme Störung besser erklären

(2) Agoraphobie ohne/mit Panikstörung F 40.00/40.01

- Furcht und Vermeidung von Menschenmengen, öffentlichen Plätzen und Verkehrsmitteln, weiterer Entfernung von zuhause
- vegetative Angstsymptome (Palpitation, Herzrasen, Schwitzen, Tremor, Mundtrockenheit, Schwindel)
- thorakale und abdominale Beschwerden (Atemnot, Herzstiche, Beklemmungsgefühl, Unruhegefühl im Magen)
- kardiovaskuläre Symptome (Kribbeln, Taubheitsgefühle in den Extremitäten, Hitzewallungen, Kälteschauer)
- psychische Symptome (Derealisation/Depersonalisation, Angst zu sterben, verrückt zu werden, Kontrollverlust)
- emotionale Belastung durch Konsequenzen des Vermeidungsverhaltens, Patient:innen wissen um Dysfunktionalität des Verhaltens
- Symptome sind auf gefürchtete Situationen (real oder gedanklich) beschränkt, können aber generalisieren und auch auf das Alleinsein ausgeweitet werden
- kulturelle Anschauungen sind ausgeschlossen
- Es liegt keine Erkrankung aus dem schizophrenen Formenkreis oder eine organisch bedingte psychische Störung vor.
- lässt sich nicht durch eine Zwangsstörung oder depressive Störung besser erklären
- agoraphobisches Vermeidungsverhalten kann sich ohne einmalige Panikattacke entwickeln

Systematische Kurzdarstellung der Symptomkriterien (ICD-10)

(3) Soziale Phobie F 40.1

- Angst davor, im Zentrum der Aufmerksamkeit zu stehen
- Angst davor, sich peinlich zu verhalten / sich zu blamieren
- Angst vor negativer Reaktion der Umwelt
- Vermeidung von Mittelpunktsituationen
- Vermeidung von Situationen, die mit Blamage assoziiert sind, z. B.: Essen und Sprechen in der Öffentlichkeit, Begegnung von Bekannten in der Öffentlichkeit, Konfrontation mit fremden Menschen, Gruppensituationen, Partys, Konferenzen, Klassenräume
- emotionale Belastung durch Unsicherheit, Angst, Hilflosigkeit und durch Konsequenzen des Vermeidungsverhaltens
- psychovegetative Symptome wie bei Panikstörung oder Agoraphobie beschrieben
- Erröten, Zittern
- Sorge zu erbrechen, Kontrolle über Darm- oder Blasenentleerung zu verlieren
- Symptome bleiben auf soziale Situationen (gedanklich oder real) beschränkt
- kulturelle Anschauungen sind ausgeschlossen
- Es liegt keine Erkrankung aus dem schizophrenen Formenkreis oder eine organisch bedingte psychische Störung vor.
- lässt sich nicht durch eine Zwangsstörung oder depressive Störung besser erklären

(4) Spezifische Phobie F 40.2

- Angst vor einem bestimmten Objekt/Situation (außer agora- oder soziophobischen)
- typische phobische Objekte/Situationen: Tiere, Vögel, Insekten, Höhen, Donner, enge Räume, Anblick von Blut/ Spritzen, Flugreisen, Arzt-/Krankenhausbesuche, Prüfungen
- Vermeidung der phobischen Situation bzw. des Angst auslösenden Objektes
- psychovegetative Angstsymptome wie bei Agoraphobie und Panikstörung möglich
- Einsicht, dass Angst übertrieben ist
- deutliche emotionale Belastung durch Angst oder Konsequenzen der Vermeidung
- Symptome sind und bleiben auf phobische Situation/Objekt beschränkt

(5) Generalisierte Angststörung F 41.1

- mindestens seit sechs Monaten vorherrschend Angst, Anspannung, Sorge und Befürchtungen auf alltägliche Ereignisse bezogen (Krankheit, Unfall, Katastrophen)
- Sorge und Befürchtungen beziehen sich häufig auf die bedrohte Sicherheit der eigenen Person oder der Angehörigen
- Symptome der Anspannung, Muskelverspannung, Ruhelosigkeit, Unfähigkeit zu entspannen, Nervosität, Kloßgefühl und Schluckbeschwerden
- übertriebene Reaktion auf kleine Überraschungen, hohe Schreckhaftigkeit
- Konzentrationsschwierigkeiten, Schlafstörungen
- anhaltende Reizbarkeit
- psychovegetative Symptome wie bei Agoraphobie und Panikstörungen möglich
- Rückversicherungs- und Kontrollverhalten

Systematische Kurzdarstellung der Symptomkriterien (ICD-10)

- Unfähigkeit, eigene Entscheidungen zu treffen
- Symptome können nicht durch Zwangsstörung, phobische Störungen (eng umgrenzte), Hypochondrie oder Panikstörung erklärt werden
- organisch bedingte Hyperthyreose, organisch oder substanzbedingte psychische Störungen können ausgeschlossen werden

(6) Hypochondrie/Krankheitsangst F 45.2

- körperliche Beschwerden und Symptome, zeitweise auf eine Organgruppe beschränkt
- besteht seit mindestens sechs Monaten
- Angst und Sorge, unter einer schweren und existentiell bedrohlichen körperlichen Erkrankung (z. B. Tumor, AIDS u. a.) zu leiden.
- Eine körperliche (Bagatell-)Erkrankung, die nicht ausreichend schnell und erfolgreich behandelt wurde, geht dem Erstauftritt häufig voraus.
- Schonverhalten
- Bodychecking
- Internet- oder Fachliteraturrecherche
- Ärzteshopping/Ärztehopping
- hartnäckige oder wiederkehrende Weigerung, der Feststellung des Arztes/der Ärztin zu glauben, dass kein ausreichender körperlicher Befund vorliegt
- Oder: Vermeidung von Arztbesuchen oder Medienkontakt (TV, Zeitung, etc.), um Beschäftigung mit dem Thema Krankheit zu vermeiden (incl. sinnvoller Routine-/Vorsorgeuntersuchungen)

Schaubild zur Differentialdiagnostik

Die Grafik soll verdeutlichen, in welchen Symptomen sich die Differentialdiagnosen gleichen bzw. unterscheiden. Psychovegetative Angstsymptome können bei allen diesen psychischen Störungen vorkommen – daher stehen diese im Zentrum der Grafik ❶.

Von diesem Kern zum Rand der Grafik ausgehend unterscheiden wir zunächst die Inhalte der Ängste/Sorgen und zentrale Themen der einzelnen Krankheitsbilder ❸ Überschneidungen bei den Störungsbildern sind hier als »Gemeinsamkeit« zu verstehen.

Die Angst vor Kontrollverlust ❷ ist mehreren Störungsbildern gemeinsam. Der innere Kreis der Umrandung (❹ »Vermeidung« etc.) beschreibt die dysfunktionalen Bewältigungsstrategien des/der Patient:in und differenziert gleichzeitig die Störungsbilder hinsichtlich des Problemverhaltens. Der äußere Kreis ❺ beschreibt die Korrigierbarkeit der Überzeugungen als wichtiges differentialdiagnostisches Kriterium in Abgrenzung zur Schizophrenie.

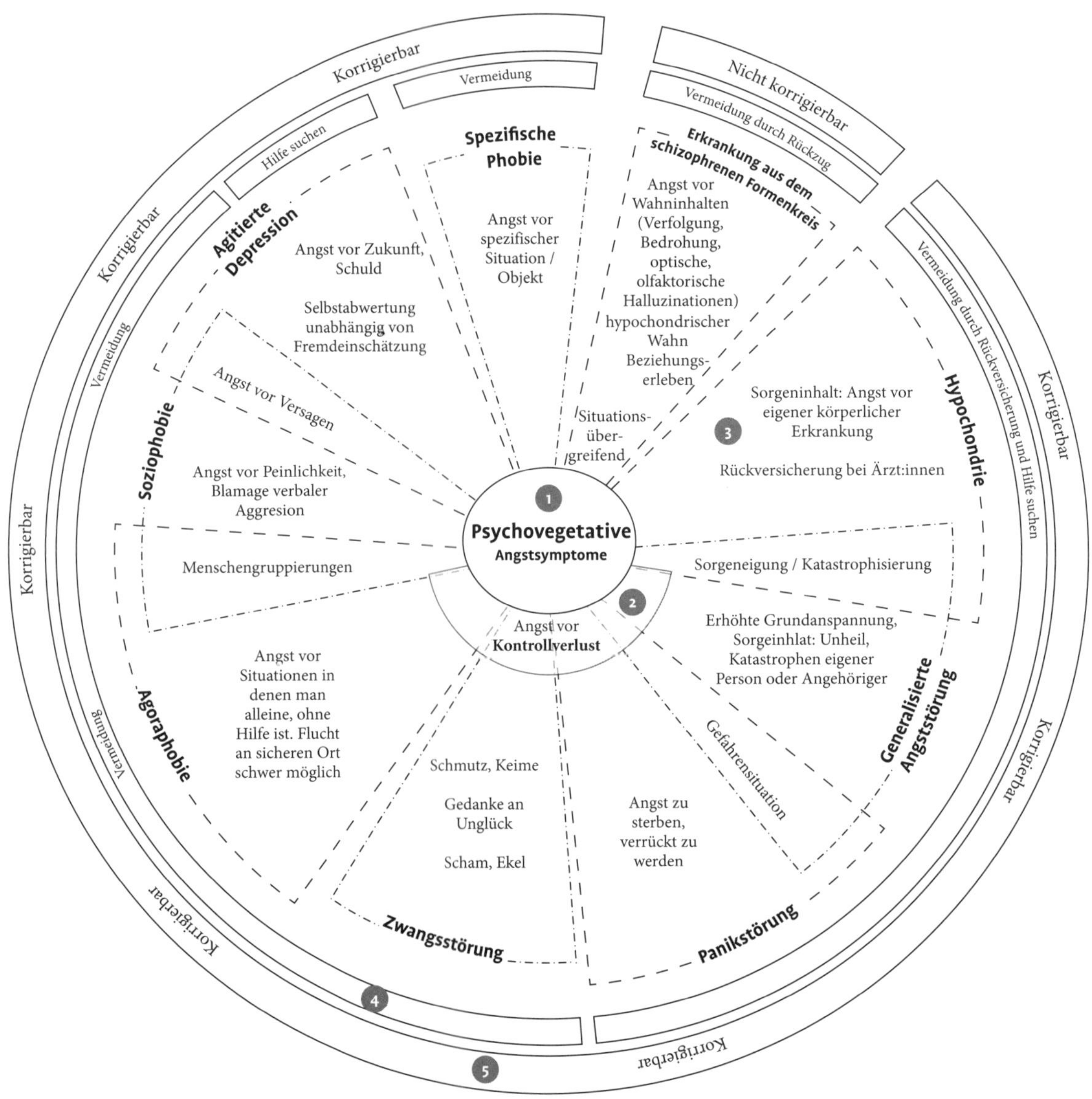
Psychovegetative Angstsymptome
1
Angst vor Kontrollverlust
2
3
4
5
Spezifische Phobie
Angst vor spezifischer Situation / Objekt
Vermeidung
Korrigierbar
Erkrankung aus dem schizophrenen Formenkreis
Angst vor Wahninhalten (Verfolgung, Bedrohung, optische, olfaktorische Halluzinationen) hypochondrischer Wahn Beziehungserleben
Situationsübergreifend
Vermeidung durch Rückzug
Nicht korrigierbar
Hypochondrie
Sorgeninhalt: Angst vor eigener körperlicher Erkrankung
Rückversicherung bei Ärzt:innen
Vermeidung durch Rückversicherung und Hilfe suchen
Korrigierbar
Sorgeneigung / Katastrophisierung
Generalisierte Angststörung
Erhöhte Grundanspannung, Sorgeinhlat: Unheil, Katastrophen eigener Person oder Angehöriger
Korrigierbar
Gefahrensituation
Panikstörung
Angst zu sterben, verrückt zu werden
Korrigierbar
Zwangsstörung
Schmutz, Keime
Gedanke an Unglück
Scham, Ekel
Agoraphobie
Angst vor Situationen in denen man alleine, ohne Hilfe ist. Flucht an sicheren Ort schwer möglich
Vermeidung
Korrigierbar
Menschengruppierungen
Soziophobie
Angst vor Peinlichkeit, Blamage verbaler Aggresion
Angst vor Versagen
Vermeidung
Korrigierbar
Agitierte Depression
Angst vor Zukunft, Schuld
Selbstabwertung unabhängig von Fremdeinschätzung
Hilfe suchen
Korrigierbar

Geeignete Fragen zur differentialdiagnostischen Klärung

Agoraphobie ohne Panikstörung vs. Agoraphobie mit Panikstörung

»Haben Sie jemals erlebt, dass während einer dieser Situationen, die Sie heute vermeiden, derart starke Angstsymptome aufgetreten sind, dass Sie befürchteten, die Kontrolle zu verlieren, verrückt zu werden oder zu sterben?«

- **Menschen mit einer Agoraphobie ohne Panikstörung würden antworten:** »Nein, wenn die Angst stärker wurde, habe ich die Situation verlassen und mich in Sicherheit gebracht (nach Hause, zu Angehörigen, zu Ärzt:innen …).«
- **Menschen mit einer Agoraphobie mit Panikstörung würden antworten:** »Mehrfach (oder mindestens einmal) sind Panikattacken aufgetreten, erst danach habe ich mehr und mehr versucht, solche Situationen zu umgehen!«

- Eine Agoraphobie **ohne** Panikattacken entwickelt sich mit dem Kernsymptom der Vermeidung schon bei ersten Anzeichen von Angst (psychovegetativ und kognitiv).
- Eine Agoraphobie **mit** Panikstörung weist Vermeidungsverhalten als Folge von erfahrenen Panikattacken auf.

Agoraphobie vs. Soziophobie

»Stellen Sie sich zwei unterschiedliche Situationen vor:
(1) Sie sitzen mutterseelenallein in einer U-Bahn (nur Sie und ganz weit vorne der Bahnführer).
(2) Sie sitzen gemeinsam mit Menschen in einem Abteil.

Treten in beiden Varianten Ihre Erwartungsängste auf?«

- **Menschen mit agoraphobischen Ängsten würden antworten:** »Situation A wäre für mich nicht vorstellbar. Ohne Menschen, die mir notfalls helfen könnten, würde ich keinesfalls einsteigen!«
- **Menschen mit soziophobischen Ängsten würden antworten:** »Situation B wäre für mich ›der Horror‹! Könnte ich dagegen sicher sein, dass keine anderen Personen im Abteil sitzen oder zustiegen, wäre diese Fahrt kein Problem für mich!«

- Agoraphobiker:innen fürchten, nicht in Sicherheit zu kommen und ohne Hilfe zu bleiben.
- Sozialphobiker:innen fürchten die Mittelpunktsituation, aufzufallen, sich zu blamieren oder durch die anderen Fahrgäste negativ bewertet zu werden.

Spezifische Phobie (Kontaminationsängste) vs. Zwangsstörung

»Versuchen Sie Ihrer Angst vor Ansteckung durch vermehrtes und wiederholtes Händewaschen zu begegnen?«

- **Personen mit einer spezifischen Phobie (Kontaminationsangst) würden antworten:** »Nein, ich versuche lediglich, nicht mit Keimen und Blut in Berührung zu kommen.«
- **Eine Person mit einer Zwangsstörung würde antworten:** »Wenn ich befürchte, mit Keimen, Blut etc. in Berührung gekommen zu sein, wasche und desinfiziere ich mir die Hände. Dies wiederhole ich so lange, bis ich beruhigt bin, mich nicht angesteckt zu haben!«
- Menschen mit der spezifischen Phobie haben Angst und vermeiden.
- Personen mit einer Zwangsstörung haben eine Zwangshandlung aufgrund von Zwangsbefürchtungen entwickelt, mit der sie ihre Ängste neutralisieren.

Geeignete Fragen zur differentialdiagnostischen Klärung

Hypochondrie vs. Somatisierungsstörung

»Was ist Ihr Motiv, wenn Sie wiederkehrend Ärzte konsultieren? Was erwarten oder wünschen Sie sich von einer wiederholenden ärztlichen Untersuchung? »

- **Menschen mit einer Somatisierungsstörung würden antworten**: »Ich wäre froh, wenn ein Arzt endlich die Ursache für meine Beschwerden finden würde, dann könnte er mir helfen!«
- **Personen mit der Hypochondrie würden antworten:** »Ich hoffe, dass er keine somatischen Ursachen feststellt! Meine größte Angst ist, dass er eine bedrohliche Erkrankung als Grund für meine körperlichen Beschwerden diagnostiziert.«

- Menschen mit Somatisierungsstörung wünschten sich eine Diagnose/Erklärung/Hilfe für ihre Beschwerden. Sie leiden vor allem unter den körperlichen Beschwerden und keine Diagnose könnte »schlimmer« für sie sein, als ohne Erklärung und Behandlungsmöglichkeiten für ihre Beschwerden zu bleiben.
- Menschen mit Krankheitsängsten (Hypochondrie) wünschen sich die ärztliche Versicherung (Beruhigung), dass ihnen wirklich nichts fehlt, auch wenn sie dieser Versicherung nie lange Glauben schenken werden.

Generalisierte Angststörung vs. Zwangsstörung vs. Depression

»Was tun Sie konkret, wenn Sie befürchten, Ihren Angehörigen oder Ihnen könnte etwas zugestoßen sein (Krankheit, Unfall, …)?«

- **Von einer Generalisierten Angststörung Betroffene würden antworten:** »Ich versichere mich, dass alles in Ordnung ist, indem ich anrufe und nachfrage oder den Arzt aufsuche!«
- **Menschen mit einer Zwangsstörung würden antworten:** »Ich führe bestimmte Handlungen (Wiederhol-, Zählzwänge) nach einem bestimmten Muster, in einer bestimmten Anzahl/Reihenfolge aus, bis ich den Eindruck habe, jetzt das Unglück abgewendet zu haben!«
- **Depressive Patient:innen würden antworten:** »Ich mache mir starke Sorgen, grüble darüber nach, sehe nur die Gefahren und fühle mich in meinem Grübeln gefangen. Es fällt mir dann schwer, an etwas anderes zu denken und meine Stimmung wird immer schlechter. Am liebsten würde ich mich verkriechen und nichts tun, bis es aufhört.«

- Menschen mit einer Generalisierten Angststörung vermeiden durch Rückversicherung und soziale Kontrolle.
- Von Zwangsstörung betroffene Zwnagspatient:innen vermeiden durch Neutralisierung/Zwangshandlungen.
- Depressive Personen fühlen sich hilflos und ohnmächtig. Sie ziehen sich eher zurück.

Informationen zur Panikstörung (episodisch-paroxysmale Angst)

Wenn Sie unter einer Panikstörung leiden, kennen Sie möglicherweise eine permanente Erwartungsangst vor einem möglichen Wiederauftritt einer Panikattacke.

Eine Panikattacke ist gekennzeichnet von vielfältigen körperlichen Symptomen wie zum Beispiel Herzklopfen, Herzrasen, Hitzewallungen, Schweißausbrüche, Zittern – entweder besonders in den Händen oder am ganzen Körper –, ein Kribbeln oder auch ein Taubheitsgefühl in den Armen und Händen. Mundtrockenheit, das Gefühl, keine Luft mehr zu bekommen bis zu starker Atemnot, Beklemmungsgefühle in der Brustgegend, als »läge ein Zentnerstein auf der Brust« oder »eine starke Klammer um den ganzen Brustkorb« sind weitere häufig beschriebene Symptome dieses Störungsbildes.

Manche Panikpatient:innen nehmen Herzstiche, Schwindel oder Doppelbilder wahr. Bei anderen entsteht der Eindruck, alles verschwimmt vor den Augen oder verändert sich in einer Art und Weise, welche die Umwelt ganz unrealistisch wirken lässt. Auch beschreiben Menschen mit Panikstörungen ein eigenes Fremdheitsgefühl, wie »weit weg zu sein« oder »nicht wirklich hier zu sein«. Die damit verbundenen oder ausgelösten Gefühle sind die Angst zu sterben oder auch die Angst, die Kontrolle zu verlieren, »auszurasten« oder aber verrückt zu werden.

Dieses Krankheitsbild wird dann diagnostiziert, wenn die Symptome aus heiterem Himmel, das heißt, nicht nur in bestimmten Situationen, sondern ohne äußeren Anlass auftreten, abrupt beginnen und innerhalb weniger Minuten ihren Höhepunkt erreichen.

Typisch ist eine Furcht vor bestimmten körperlichen Symptomen und deren imaginierten Konsequenzen. Die meisten Patient:innen haben eine intensivere Wahrnehmung für körperliche Missempfindungen. Schon leichtes Herzklopfen kann intensiv wahrgenommen und als bedrohlich interpretiert werden. Ein Teufelskreis der Angst setzt sich in Gang, in dem sich die Betroffenen in ihre Furcht »hineinsteigern«.

Genau dort setzt unser Behandlungsangebot an, indem wir Sie unterstützen, …

- Ihre körperlichen Symptome auszuhalten, ohne Ihnen auszuweichen;
- mithilfe eigener Bewältigungsstrategien Ihre Anspannung zu senken;
- die körperliche Stressreaktion abflauen zu lassen;
- Ihre Wahrnehmung gezielt wahrzunehmen und achtsam zu beschreiben;
- mithilfe gezielter Übungen Ihren Herzschlag und Ihre Atmung wieder zu normalisieren;
- die Gedanken, die zur Todesangst oder Angst vor Kontrollverlust führen, mithilfe gedanklicher Techniken zu regulieren;
- die Erfahrung zu machen, dass eine Stressreaktion durch Sie beeinflussbar ist;
- Ihr Kontrollerleben zu stärken.

Wir möchten Ihnen dazu konkrete Techniken vermitteln, mit denen Sie Ihre Symptome bewältigen und die »Angst in den Griff« bekommen können, sodass Ihr Leben nicht mehr von der Angst bestimmt wird.

Informationen zur Agoraphobie mit/ohne Panikstörung

Wenn Sie unter einer Agoraphobie leiden, kann dies sowohl mit als auch ohne Auftreten von Panikattacken einhergehen. Das zentrale Problem ist aber Ihre Angst, an Orten zu sein, von denen eine Flucht schwierig oder peinlich wäre oder in denen sich beim Auftreten panikartiger Symptome keiner um Sie kümmern würde oder Hilfe nicht erreichbar sein könnte.

Betroffene erleben in den gefürchteten Situationen möglicherweise auch körperliche Angstempfindungen wie Herzklopfen, Pulsrasen, Hitzewallungen, Schweißausbrüche, Zittern, Beklemmungsgefühle in Brust- und Herzgegend. Ihnen kann in diesen Situationen schon mal schwindelig geworden oder auch ein Gefühl von Verzerrung der Umwelt oder der eigenen Person begegnet sein. Sie haben in diesen angstauslösenden Situationen möglicherweise auch schon mal Doppelbilder gesehen oder Gefühllosigkeit bzw. Kribbeln in Händen und Armen erlebt. Vielleicht waren die Symptome auch schon einmal so stark, dass der Gedanke auftrat, verrückt zu werden oder sogar zu sterben.

Im Gegensatz zu einer umgrenzten Panikstörung beziehen sich agoraphobische Ängste allerdings immer auf ein charakteristisches Muster von Situationen, wie z. B. alleine außerhalb von zuhause zu sein, in Menschenmengen, Kaufhäusern, Warteschlangen, auf Brücken zu stehen oder auf Reisen mit Bus, Zug oder Auto zu sein.

Diese Situationen werden vermieden oder sie werden nur mit deutlichem Unbehagen und mit der Angst vor dem Auftreten einer Panikattacke oder panikähnlichen Symptomen ertragen oder können nur in Begleitung aufgesucht werden. Die Vermeidung ist hierbei das Leitsymptom. Dabei kann das Vermeidungsverhalten sehr offen zu Tage treten oder aber auch versteckt sein und weder den Betroffenen selbst noch den Angehörigen zunächst auffallen.

So kann es sein, dass sich Agoraphobiker:innen »einreden«, noch nie gerne U-Bahn, Bus oder auf der Autobahn mit dem eigenen Auto gefahren zu sein. Darum haben sie sich beispielsweise angewöhnt, statt Bahn zu fahren, sich von ihrem/ihrer Partner:in oder einer/einem gute:n Freund:in mit dem Auto fahren zu lassen. Oder sie fahren nur noch auf dem Beifahrersitz, »weil ihre Frau schon immer die bessere Autofahrerin war«, »Einkaufen kann man ja genauso gut online« oder »der Ehemann hat sich angewöhnt, die Einkäufe komplett zu übernehmen«.

Sie haben möglicherweise auch andere – zunächst unsichtbare – Vermeidungsrituale entwickelt (Handy, Beruhigungsmittel, Apotheken und Arztpraxen auf Ihrem Weg). Leider breitet sich auch das bestorganisierte Vermeidungsritual in der Regel im Laufe der Zeit immer weiter aus und die Erwartungsängste übertragen sich auf bisher als unbedenklich wahrgenommene Situationen. Dann wird der Freiheitsradius immer kleiner und die Abhängigkeit von anderen Menschen oder von Hilfsmitteln, die ein Sicherheitsgefühl vermitteln, immer größer.

Genau dort setzt unser Behandlungsangebot an, indem wir Sie unterstützen, …

- Ihre körperlichen Symptome und Befürchtungen realistisch einzuschätzen;
- Ihre Katastrophenphantasien selbst in Frage zu stellen;
- Ihre Wahrnehmung gezielt zu beeinflussen;
- sich den bislang vermiedenen Situationen auszusetzen;
- die Erfahrung zu machen, dass Sie trotz Angst Ihr Kontrollerleben stärken,
- damit die körperlichen Symptome positiv im Sinne der Abschwächung regulieren und
- Ihren Bewegungsradius wieder zu vergrößern.

Wir möchten Ihnen dazu konkrete Techniken vermitteln, mit denen Sie Ihre Symptome bewältigen und die »Angst in den Griff« bekommen können, sodass Ihr Leben nicht mehr von der Angst bestimmt wird.

Informationen zur Sozialen Phobie

Wenn Sie unter einer sozialen Angststörung leiden, befürchten Sie vor allem eines: die Aufmerksamkeit auf sich zu ziehen. Diese Sorge ist verbunden mit der Erwartung, sich zu blamieren, zu versagen und von den Betrachter:innen als unsicher, inkompetent, hässlich oder in einer anderen Art und Weise wertlos eingestuft zu werden.

Menschen mit dieser Form der Angst fürchten sich unangemessen stark und anhaltend vor prüfenden oder mustern- den Blicken anderer Menschen. Sie haben Angst, im Mittelpunkt zu stehen und allein schon der Gedanke daran, in der Öffentlichkeit sprechen oder essen zu müssen, kann heftige Reaktionen auslösen (Händezittern, Urindrang oder Übelkeit bis hin zur Panikattacke). Sobald sich die Betroffenen in sozialen Situationen befinden, richten sie ihre Aufmerksamkeit auf die eigene Person und überprüfen ununterbrochen sichtbare Zeichen der Unsicherheit (Zittern in Körper oder Stimme) und Fehlerhaftigkeit.

Dabei wird fast jede soziale Situation – unabhängig vom Charakter der Veranstaltung – zu einer Leistungssituation, in der sie mit unbekannten Personen konfrontiert sind oder von ihnen beurteilt werden.

Angstsymptome oder Zeichen der Unsicherheit zu zeigen, wird – so die Annahme der Betroffenen – von Beobachter:innen als Zeichen der Schwäche und der Wertlosigkeit interpretiert und muss somit um jeden Preis unterdrückt werden. Die Konfrontation mit der gefürchteten sozialen Situation ruft fast immer eine unmittelbare Angstreaktion hervor, die das Erscheinungsbild einer Panikattacke (Schwitzen, Zittern, Herzrasen, Schwindel, Sehstörungen, Mundtrockenheit ...) hat. Besonders wird befürchtet, in diesen unausweichlichen sozialen oder Leistungssituationen zu erröten, zu zittern, zu erbrechen oder die Kontrolle über Blase und Darmentleerung zu verlieren, was den »Höhepunkt der Blamage und Erniedrigung« darstellen würde.

Auch wenn Betroffene erkennen, dass die Angst unbegründet ist, meiden sie die gefürchteten sozialen oder Leistungssituationen oder ertragen sie nur mit intensiver Angst und Unwohlsein. Rückzug, ein schwaches Selbstwertgefühl, Angst vor Kritik, Neigung zu depressiven Verstimmungen sind weitere Merkmale dieses Syndroms.

Viele Betroffene sind sehr aufmerksam im Kontakt mit ihren Mitmenschen. Sie beobachten genau deren Verhalten und Reaktionen daraufhin, ob sich daraus Hinweise auf eigenes peinliches Verhalten oder eigene Makel erkennen lassen. Beispielsweise könnte ein Naserümpfen oder die Hand vor dem Mund des Gegenübers als Zeichen dafür gedeutet werden, dass man nach Schweiß rieche. Durch Missinterpretationen dieser Art wächst die Verunsicherung und emotionale Belastung in sozialen Situationen.

Viele Sozialphobiker:innen beginnen daraufhin, sich immer stärker in sozialen Situationen zu schützen, indem sie im Vorfeld alles Erdenkliche tun, um keine negative Aufmerksamkeit auf sich zu lenken: Sie sorgen z. B. durch dunkle Kleidung dafür, nicht durch Schweißflecken aufzufallen; sie versuchen, ihr Erröten durch starkes Schminken, Kopfbekleidungen oder lange Haare zu verbergen; sie sitzen nur am Rand oder außerhalb eines Lichtkegels, um nicht aufzufallen; sie legen sich jeden Satz sorgfältig zurecht, bevor sie sprechen.

Informationen zur Sozialen Phobie

Genau dort setzt unser Behandlungsangebot an, indem wir Sie unterstützen, …

- sich Situationen auszusetzen;
- sich mit ihren Schwächen und Unzulänglichkeiten zu zeigen und damit korrigierende Erfahrungen hinsichtlich der Reaktion Ihres Umfeldes zu machen;
- innere Leistungsansprüche auf ein realistisches Maß zu senken;
- Interpretationen der Umwelt realistisch einschätzen und interpretieren zu lernen und
- die Selbstaufmerksamkeit von eigenen Anzeichen der Unsicherheit und Schwäche auf die Umgebung und das Geschehen umzulenken.

Wir möchten Ihnen dazu konkrete Techniken vermitteln, mit denen Sie Ihre Symptome bewältigen und die »Angst in den Griff« bekommen können, sodass Ihr Leben nicht mehr von der Angst bestimmt wird.

Informationen zu spezifischen Phobien

Wenn Sie unter einer spezifischen Phobie leiden, ist Ihre Angst in der Regel nur auf bestimmte Situationsmerkmale wie Insekten, Hunde, Anblick von Blut oder Verletzungen, Arztbesuche, Flugreisen, enge Räume wie Tunnel oder Fahrstühle etc. beschränkt.

Die Ängste entstehen häufig schon in der Kindheit und verfestigen sich im Laufe der Zeit dadurch, dass Betroffene lernen, diesen spezifischen Situationen auszuweichen. Es sind ausgeprägte und langanhaltende Ängste, die grundsätzlich als übertrieben oder unbegründet erlebt werden und die durch die Erwartung einer bestimmten Situation ausgelöst werden.

Phobiker:innen erleben unmittelbare Angstreaktionen, obwohl sie wissen, dass ihre Angst übertrieben oder unbegründet ist. Die Angstsituationen werden gemieden oder nur unter starker Angst ertragen.

In Behandlung kommen die meisten Menschen mit dieser Form der Angststörung in der Regel nur dann, wenn ein Ausweichen aufgrund der äußeren Umstände nicht mehr möglich ist (Fliegen bei Flugangst nur bei beruflicher Notwendigkeit, bei Angst vor Blut medizinische Maßnahmen, die Bluten gehäuft zur Folge hat) oder wenn das Vermeidungsverhalten negative Konsequenzen auf ihre Alltagsgestaltung oder auf ihre Gesundheit hat.

Genau dort setzt unser Behandlungsangebot an, indem wir Sie unterstützen, …

- sich direkt mit der gefürchteten Situation zu konfrontieren;
- durch achtsame und detaillierte Beschreibung des angstauslösenden Reizes und Ihren körperlichen und gedanklichen Reaktionen einen emotionalen Abstand aufzubauen und damit
- eine allmähliche Gewöhnung an die Angst auslösende Situation zu ermöglichen;
- eine Abnahme der körperlichen und emotionalen Angstreaktion zu erleben;
- Ihr Wissen über die tatsächlichen Gefahren zu erhöhen und eine Gefährdung realistisch einzuschätzen.

Wir möchten Ihnen dazu konkrete Techniken vermitteln, mit denen Sie Ihre Symptome bewältigen und die »Angst in den Griff« bekommen können, sodass Ihr Leben nicht mehr von der Angst bestimmt wird.

Informationen zur Generalisierten Angststörung

Wenn Sie unter einer Generalisierten Angststörung leiden, plagen Sie möglicherweise schon jahrelang – nicht selten seit der Jugend – übermäßige Sorgen, die häufig um die eigene und/oder die Unversehrtheit der Angehörigen kreisen. Die Themen sind sehr vielfältig, z. B. Arbeit, Krankheit, finanzielle Risiken, Schulleistungen, Unfälle, schädliche Umwelteinflüsse.

Als typische körperlichen Angstreaktionen, die sehr wechselhaft auftreten können, kennen Sie z. B. Herzklopfen, Schwitzen, Zittern, Atembeschwerden, Beklemmungsgefühle, Schwindel, Übelkeit, Hitzewallungen, Kälteschauer. Menschen mit dieser Angsterkrankung verspüren häufig starke Erregungszustände, fühlen sich überdreht, ruhelos und stehen unter Hochspannung. Sie reagieren bei kleinstem Erschrecken und regulieren sich auch körperlich erst sehr langsam wieder in einen niedrigen Anspannungszustand.

Häufig können sie sich nur schlecht konzentrieren und fühlen sich reizbar. Diese körperlichen Symptome gehen jedoch immer einher mit einer inneren Besorgtheit, Katastrophenerwartung und einer sogenannten »Hab acht«-Stellung, die auf schnelle Flucht- oder Kampfreaktion ausgerichtet ist (d. h. sofort etwas unternehmen müssen, sollte etwas Schlimmes passieren, vorbereitet sein auf einen Unglücksfall, Unfall, Probleme etc.).

Betroffenen, die unter dieser Form der Angst leiden, fällt es schwer, ihre Sorgen zu kontrollieren. Schon kleine Hinweise aus Umwelt und Medien auf mögliche Gefahren in der Welt können ein neues Katastrophenszenario auslösen und zu den beschriebenen Angstreaktionen führen. Sie finden oft nur schlecht in den Schlaf, weil Sorgen- und Grübel- schleifen sie davon abhalten.

Das Vermeidungsverhalten von Menschen, die unter einer Generalisierten Angststörung leiden, ist speziell: So ziehen sie sich nicht zurück, sondern versuchen durch verstärkte Kontrollen oder Rückversicherungen zu überprüfen, ob Gefahr besteht oder ob diese sich abwenden lässt. Kontrollanrufe bei Angehörigen, Arztbesuche, Telefonate mit der Bitte um Beruhigung dienen dazu, die Angst in Schach zu halten, ohne dass dies wirklich gut gelingt. Andere beginnen aber auch, sich von der Außenwelt abzuschirmen, indem sie keine Zeitungen mehr lesen oder keine Nachrichten hören, um nicht erneut in Angst und Schrecken versetzt zu werden.

Die Angst, die Sorge und körperliche Angstsymptome verursachen starkes Leiden und Beeinträchtigungen in sozialen und beruflichen Funktionsbereichen. Es fällt immer schwerer, sich auf die täglichen Aufgaben zu konzentrieren und häufig nehmen daher Spannungen im persönlichen Umfeld durch Kontrollverhalten erheblich zu.

Genau dort setzt unser Behandlungsangebot an, indem wir Sie unterstützen, …

- Ihre Sorgen zu kontrollieren, ohne sie zu vermeiden oder zu unterdrücken;
- Ihre Katastrophenphantasien und Sorgen selbst in Frage zu stellen und auf Funktionalität (Sinnhaftigkeit und Kosten-Nutzen) zu untersuchen;
- Ihre Problemlösefertigkeit und Fähigkeit zur Selbstberuhigung im Umgang mit äußeren Belastungen und inneren Sorgen zu trainieren;
- Ihre erhöhte Grundanspannung dauerhaft zu senken.

Wir möchten Ihnen dazu konkrete Techniken vermitteln, mit denen Sie Ihre Symptome bewältigen und die »Angst in den Griff« bekommen können, sodass Ihr Leben nicht mehr von der Angst bestimmt wird.

Informationen zu Hypochondrie und Krankheitsangst

Wenn Sie unter einer Hypochondrie leiden, plagen Sie möglicherweise vielfältige körperliche Symptome.

Das zentrale Problem bei Menschen mit Krankheitsängsten ist aber ihre Angst und Sorge, an einer schweren körperlichen Erkrankung (z. B. Krebs, AIDS u. a.) zu leiden. Die Angst treibt Betroffene dazu an, sich immer wieder bei Ärzt:innen, bei Familie und Freund:innen und durch Medien (Internet, Zeitungen, Fernsehsendungen etc.) versichern zu lassen, dass keine ernsthafte Erkrankung vorliegt. Sie fühlen sich zunächst beruhigt und sind erleichtert, wenn ihnen die Expert:innen oder Mitmenschen mitteilen, dass keine Erkrankung vorliegt. Häufig hält diese Beruhigung aber nur kurzfristig an, spätestens bei der nächsten körperlichen Missempfindung kehrt die alte Angst zurück, ist eine neue Beruhigung oder körperliche Abklärung ihrer Beschwerden nötig, um vor Angst nicht »verrückt« zu werden.

In der Regel richten sie die Aufmerksamkeit stark auf den Körper aus, spüren jede körperliche Missempfindung (z. B. Kribbeln in den Beinen, Schwindelgefühl, Stechen in der Brust etc.) überdeutlich, kontrollieren ihren Körper und dessen Funktionen, z. B. durch häufiges Pulsmessen, Abtasten des Körpers etc. Dieses Verhalten nennt man »Bodychecking«.

Im Verlauf werden körperliche Belastungen immer stärker gemieden, aus Angst, den Körper weiter zu schwächen. Dadurch wird jeder Schritt, jede körperliche Betätigung immer schwerer fallen, was vielleicht als weiteres Zeichen einer schweren Erkrankung gewertet wird.

Andere Betroffene wiederum vermeiden die Beschäftigung mit ihrem Körper und gehen dem Thema Krankheit gänzlich aus dem Weg. Krankenhäuser, Gesundheitssendungen, sogar soziale Kontakte werden gemieden, aus Angst vor Konfrontation mit neuen Krankheitsbefürchtungen. Das Vermeidungsverhalten kann sich sogar auf sinnvolle Routineuntersuchungen ausweiten.

Viele der Patient:innen, die sich in mit ihren Beschwerden in einer Praxis oder Klinik vorstellen, stehen einer psychotherapeutischen Behandlung zwiespältig gegenüber. Einerseits fühlen sie sich oft erschöpft und am Ende ihrer Kräfte, sind es leid, viele Stunden ihres Alltages in Arztpraxen zu verbringen, ohne dass ihnen geholfen wird. Andererseits haben sie große Zweifel an der Erklärung, es läge eine psychische Ursache zugrunde. Dieser innere Zwiespalt ist sehr nachvollziehbar, da Menschen mit Krankheitsängsten häufig keinen oder nur wenig Zugang zu ihren Gefühlen haben und so ihre seelischen oder sozialen Belastungen nur sehr schlecht wahrnehmen und ausdrücken können. Häufig ist den Betroffenen auch die Vorstellung fremd, dass sich seelische und soziale Belastungen auch in körperlichen Missempfindungen ausdrücken können.

Genau dort setzt unser Behandlungsangebot an, indem wir Sie unterstützen, …

- Ihre körperlichen Symptome realistisch einzuschätzen;
- Ihre Katastrophenphantasien selbst in Frage zu stellen;
- Ihre Wahrnehmung gezielt weg von den körperlichen Vorgängen hin zur Außenwelt zu lenken;
- Ihre Kompetenz zu stärken, Emotionen wahrzunehmen und zu regulieren;
- Ihre Problemlösefertigkeit im Umgang mit äußeren Belastungen zu trainieren;
- Ihre körperliche Belastungsfähigkeit wieder aufzubauen und
- emotionale und soziale Belastungen (z. B. in der Familie, im Sozialleben, im Beruf etc.) frühzeitig zu erkennen und diesen entgegenzuwirken.

Wir möchten Ihnen dazu konkrete Techniken vermitteln, mit denen Sie Ihre Symptome bewältigen und die »Angst in den Griff« bekommen können. Sie erhalten von uns Informationen über Ihre Erkrankung, sodass Sie Experte für sich selbst und Ihr Störungsbild werden. Außerdem lernen Sie auch Techniken, um sich konkret »selbst zu helfen«.

2 Zielklärung und Veränderungsmotivation

In den letzten Jahren wurde angsterkrankten Menschen der Zugang zu einer psychotherapeutischen Behandlung deutlich erleichtert. Diese Veränderung ist unter anderem durch vermehrte Aufklärung über psychische Störungen insgesamt, aber auch durch ein verbessertes Gesundheitsmanagement in Betrieben erklärbar. Hierdurch konnte die Reduktion von Schwellenängsten und Stigmatisierungen gegenüber psychischen Erkrankungen sowie der Zugang zu psychotherapeutischen Behandlungsoptionen erreicht werden.

Ungebrochenes Vermeidungs- und Problemverhalten trotz intensiver und oft langjähriger Psychotherapie?
Dennoch persistiert das Vermeidungsverhalten auch nach einer abgeschlossenen ambulanten Psychotherapie – entsprechend unserer klinischen Erfahrung – in vielen Fällen. In den Behandlungs- und Krankheitsanamnesen lässt sich häufig nach anfänglicher Verbesserung der Grundstimmung eine Stagnation der therapeutischen Fortschritte erkennen, insbesondere in Hinblick auf Fortbestehen von direktem und indirektem Vermeidungsverhalten. Dabei hat sich das Problemverhalten bei vielen Betroffenen im Verlauf der Krankheitsgeschichte zu einem automatisierten und generalisierten Verhaltensmuster entwickelt. Es besteht häufig ungebrochen weiter fort, unabhängig von der erfolgreichen Bearbeitung der Hintergrundaspekte.

Eine hohe Therapiemotivation ist nicht gleichzusetzen mit einer hohen Veränderungsmotivation
Ein Grund für dieses häufig beobachtete Phänomen geringer Veränderung von Problemverhalten (z. B. Vermeidung, Ärztehopping) trotz hohen Störungswissens und biographischen Erkenntnissen liegt nicht selten in einer unzureichenden Motivationsklärung. Daher steht die Definition der Problembereiche sowie eine Reflexion und Klärung von Motivationslage und Therapiezielen zu Beginn einer Verhaltenstherapie im Zentrum der Betrachtung. Angstpatient:innen weisen in der Regel eine hohe intrinsische Therapiemotivation auf, welche aber nicht gleichzusetzen ist mit Veränderungsmotivation. So stehen viele Betroffene einer Beendigung ihres Vermeidungsverhaltens, welches mit der Entscheidung einhergeht, sich mit ihren Angst auslösenden Situationen zu konfrontieren, sehr skeptisch gegenüber. Da der Abbau des Vermeidungsverhaltens zunächst die Aktivierung und Verstärkung aversiver Gefühle und körperlicher Missempfindungen bedingt, wünschen sich viele Angstpatient:innen, diesen Teil der Therapie zu umgehen. Daher ist für eine erfolgversprechende Therapie, die darauf abzielt, den Bewegungsradius Betroffener wieder zu erweitern und eine Flexibilität ihres Verhaltens zu fördern, Motivationsklärung und -förderung am Anfang einer Therapie unerlässlich.

Motivational Interviewing (MI) zur Förderung von Veränderungsmotivation
In diesem Kapitel finden sich Interventionen zur Problemdefinition (**INFO 13** »Anleitung Problem- und Zieldefinition« und **AB 6** »Problemdefinition«) zur motivationalen Klärung und Stärkung, die sich inhaltlich aus Konzepten kognitiver Therapien und des klientenzentrierten Ansatzes nach Rogers (1972) herleiten und für die Behandlung von Angstpatient:innen in unserer klinischen Praxisarbeit weiterentwickelt wurden. Ursprünglich wurde das Prinzip der Motivierenden Gesprächsführung nicht theoretisch abgeleitet, sondern entstand durch Beobachtung und Spezifizierung der Wirkfaktoren intuitiver klinischer Praxis. Nachträglich wurde jedoch versucht, sie in einen theoretischen Kontext einzubetten.

Die Motivierende Gesprächsführung (Motivational Interviewing, MI; Miller & Rollnick, 1991, 2004), welches die Grundlage dafür bietet, basiert auf Rogers' Ansatz der non-direktiven, klientenzentrierten Gesprächsführung (1972). Nach dem Menschenbild Rogers strebt ein Individuum nach Eigenverantwortung und Entfaltung, die laut Rogers durch Echtheit, Empathie und Akzeptanz des/der Therapeut:in zu fördern sind.

Das MI nutzt jedoch auch aktivere, kognitiv-behaviorale Strategien, die direktiv auf ein Zielverhalten (z. B. Abbau von Vermeidung) ausgerichtet sind. Das transtheoretische Modell (TTM) von Prochaska und DiClemente (1986, 1994; DiClemente, 2006) lieferte dafür einen wertvollen Beitrag. Das Konzept basiert auf der Theorie, nach der Änderungsprozesse qualitativ unterschiedliche Phasen durchlaufen, die aufeinander aufbauen. Anhand eines Stufenmodells zur Veränderung (**INFO 10** »Stufenmodell der Veränderung«) wird dabei erklärt, wie ein Veränderungsprozess verläuft und welche Merkmale und Aufgaben jede Stufe beinhaltet. Zwischen der Stufe der »Absichtslosigkeit« bis zur Stufe der »Aufrechterhaltung« neuer funktionaler Verhaltensmuster liegt in der Regel ein langer mühevoller Weg, der unterschiedliche Anforderungen an Patient:innen stellt. Ursprünglich wurde dieses Modell auf unterschiedliche Gesundheitsverhaltensweisen (Rauchen, Alkoholmissbrauch, Ernährung und Bewegung) angepasst, findet aber zunehmend auch in der Psychotherapie seinen Einsatz, insbesondere bei Therapien, die mit dem Ziel von Verhaltensänderung verbunden sind.

Die Theorie der Selbstwahrnehmung oder Lernen durch Erfahrungen

Des Weiteren baut das Konzept der Motivierenden Gesprächsführung auf der Theorie der Selbstwahrnehmung von Daryl J. Bem (1972) auf. Dessen Grundpostulat nimmt an, dass Attributionen und Einstellungen offenem Verhalten folgen. Demzufolge erkennen Menschen ihre Identität, Einstellungen, Gefühle und andere interne Vorgänge dadurch, dass sie sich selbst unter bestimmten Umständen beobachten bzw. beim Äußern relevanter Inhalte zuhören und daraus Schlussfolgerungen ziehen. Die Selbstwahrnehmung eigener Bewältigungsmöglichkeiten ist auch im späteren Verlauf der Therapie, insbesondere in der Phase des Expositionstrainings, ein wichtiger Faktor, der zur Angstbewältigung und Symptomreduktion beiträgt.

Die Theorie der kognitiven Dissonanz oder Dissonanzkreation durch Reflexion eigener Lebensziele und Werte

Darüber hinaus steht MI der Theorie der kognitiven Dissonanz konzeptuell nahe (Festinger, 1957; Festinger & Möntmann, 2012). Im MI werden Personen dazu angeregt, änderungsbezogene Aussagen zu machen, die (noch) im Kontrast zum gegenwärtigen Problemverhalten stehen. Die so erzeugte kognitive Dissonanz bewirkt nun das Bedürfnis, das Verhalten auch tatsächlich zu ändern und den bereits getroffenen Äußerungen anzupassen.

Die Reflexion der Umsetzungsmöglichkeiten eigener bedeutsamer Werte und Lebensziele (s. **AB 4** »Werte- und Zielesonne«) unter der Maßgabe des aktuellen Vermeidungsverhaltens bewirkt häufig diese kognitive Dissonanz und wird als Intervention zur Förderung von Veränderungsmotivation hinsichtlich des Abbaus von Problemverhalten (z. B. Vermeidung, Rückversicherung, Kontrolle) eingesetzt.

Intensive Zielklärungen zu Beginn einer Therapie fördern Transparenz und Kontrollerleben

Neben motivationalen Strategien spielen aber auch Zielklärungen und -definitionen eine große Rolle für den Therapie-Outcome und somit für den Erfolg einer Verhaltenstherapie. Ziele bleiben oft unkonkret und wenig handlungsbezogen. Sie sind nicht ausreichend überprüfbar oder unrealistisch. Häufig wird zu Beginn der Therapie nicht ausreichend Zeit in die Zielfindung investiert oder Psychotherapeut:innen scheuen an dieser Stelle die Konfrontation des/der Patient:in mit dessen motivationalem oder anstrengungsvermeidendem Problemverhalten. Dabei wird in Supervisionen beispielsweise die Befürchtung formuliert, durch frühzeitige Konfrontation mit konkreten Schritten zur Zielerreichung (z. B. Expositionen), den Patient:innen zu frustrieren oder zu verunsichern und ihn schließlich aus dem therapeutischen »Beziehungsboot« herauskippen zu sehen. Aber auch mangelnde Struktur und Ungenauigkeit in der Therapieplanung können dazu führen, dass Patient:innen sehr verunsichert und vermeidend reagieren, wenn plötzlich das Konfrontationstraining zur Sprache gebracht wird.

Transparenz und gute Aufklärung über den Ablauf, über Therapieinhalte und über die konkrete Ausgestaltung der Konfrontationsbehandlung sind damit elementare Voraussetzungen, um nicht nur ein gutes Arbeitsbündnis zu etablieren, sondern auch die therapeutische Beziehung zu stärken.

Monitoring der Therapiefortschritte
Ein weiterer Aspekt der intensiven Therapieplanung und Zieldefinition zu Beginn einer Psychotherapie sind die mittlerweile in verschiedenen Studien belegten positiven Effekte von Monitoring- und Feedbacksystemen (im Sinne regelmäßiger Zwischenbilanzierungen und Reflexion der eigenen Therapiefortschritte) bezüglich des Outcomes von Psychotherapie. So konnten u. a. in großangelegten randomisierten kontrollierten Studien der Arbeitsgruppe von Michael Lambert positive Effekte von Feedback und Monitoring der Therapiefortschritte auf den Verlauf eines Therapieergebnis von Psychotherapiepatient:innen (störungsübergreifend) konstatiert werden (Lambert, 2004; Lambert & Ogles, 2004). Dieses Vorgehen ist allerdings nur dann möglich und erfolgversprechend, wenn Patient:in und Therapeut:in eine gemeinsam definierte und verabredete Zielplanung unter Berücksichtigung o. g. Kriterien (realistisch und handlungsbezogen) erarbeitet haben. Gleichzeitig bildet die Zwischenbilanzierung anhand der anfänglich konkretisierten Therapieziele und ihrer Zwischenschritte auch ein gutes Instrument zur Qualitätssicherung der therapeutischen Arbeit, da anhand der formulierten Ziele überprüft werden kann, ob sich die Therapie noch »on track« bewegt oder nachjustiert werden muss.

Auf der Grundlage dieser Konzepte stellen wir nachfolgend Interventionen vor, die thematisch einerseits Veränderungsmotivation fördern und andererseits Zieldefinition und Therapieplanung (**AB 8** »Zieldefinition«) berücksichtigen.

Arbeits- und Informationsmaterial

INFO 10 Stufenmodell der Veränderung
Das Arbeitsblatt (angelehnt an Prochaska & DiClemente, 1986) dokumentiert eine geeignete Möglichkeit, gemeinsam mit den Patient:innen zu reflektieren, auf welcher motivationalen Stufe sie sich befinden. Dies bietet sich auch dann an, wenn ein Therapiefortschritt stagniert oder therapieschädigende Verhaltensmuster erneut auftreten (z. B. vergessene Hausaufgaben zur Vorbereitung, Vermeidung eigenständiger Expositionen, Vergessen selbstständiger Übungen zur Angstbewältigung, Drängen auf weitere medizinische Untersuchungen). Wir stellen es an den Anfang der Interventionen. Dieses Schaubild – idealerweise am Flipchart erstellt – ermöglicht eine gemeinsame erste Reflexion der Frage: »Wo stehe ich jetzt?«

AB 2 Meine Werte, Ziele und Interessen
Dieses Arbeitsmaterial beinhaltet eine weitere Methode zur Stärkung der Veränderungsmotivation. Der/Die Patient:in wird in seiner/ihrer Reflexion unterstützt und es wird beleuchtet, welche Interessensbereiche durch Angst und Vermeidungsverhalten in der Vergangenheit unterdrückt wurden. Die Einschränkungen, die mit einer Angsterkrankung und dem Problemverhalten verbunden sind, werden teilweise so tief verdrängt, dass es vielen Patient:innen zunächst schwerfällt, sich an die eigenen Ressourcen und positiven Verstärker vor Ausbruch der Erkrankung zu erinnern. Diese Ausblendung kann als Anpassungsleistung der Seele im Sinne eines Bewältigungsversuches verstanden werden, um einen Umgang mit der Angststörung zu ermöglichen, ohne vollständig die Hoffnung zu verlieren. Diese verdrängten Wünsche wieder zu Tage zu fördern, bewirkt auch die eingangs dargestellte kognitive Dissonanz, die einer Verhaltensänderung stets vorausgeht. Ebenso ist diese Intervention als Vorgriff auf die unangenehmen Gefühle und Körperempfindungen, denen sich ein:e Patient:in bei der Unterbrechung seines/ihres Vermeidungsverhaltens zunächst aussetzen muss, sehr wichtig. Sie sensibilisiert für die brachliegenden Ressourcen. Damit wird die Motivation auch im Sinne eines Annäherungsziels gestärkt: »Wenn ich öffentliche Verkehrsmittel wieder nutzen kann, ist die Teilnahme an einem Tanzkurs wieder möglich!«.

INFO 11 Das »Monster Angst« und der vertraute Weg der Vermeidung
Das Informationsblatt kann von Therapeut:innen eingesetzt werden, um mit dieser Karikatur einen Denkanstoß für das bisherige Vermeidungsverhalten zu geben. Damit soll veranschaulicht werden,

welche Macht der Angst zugeschrieben und überlassen wird. Es verfolgt die Stärkung der kognitiven Dissonanz, die einer Einstellungs- und Verhaltensänderung stets vorausgeht. Sie können es als Therapeut:in einsetzen, indem Sie die Illustration Ihren Patient:innen vorlegen und nach einer Beschreibung des Cartoons darum bitten, den Bezug zur eigenen Angstsymptomatik bzw. zum Umgang mit der Angst herzustellen.

AB 3 Der alte Weg und seine Konsequenzen

Dieses Arbeitsblatt beinhaltet in der Weiterführung eine Anleitung zur Selbstbeobachtung und beruht im Wesentlichen auf der Erkenntnis, dass Problemverhalten nur kurzfristig positiv erlebt wird, aber schon nach kurzer Zeit zu Einschränkungen der Lebensgestaltung, hedonistischer Wünsche und Bedürfnisse führt. Hier sollte die Arbeitsanweisung gegeben werden, die kurz- und langfristigen Folgen so konkret und situativ wie möglich zu beschreiben (Besser: »Konnte nicht ins Kino gehen« als: »Konnte meine Interessen nicht verfolgen!«). Die Verstärkung kognitiver Dissonanz zwischen Annäherungs- und Vermeidungszielen ist auch hier wesentliches Motiv der Reflexion.

INFO 12 Motivationsförderung zur Bewältigung der Angst

Das Informationsblatt richtet den Fokus auf die Wiederaufnahme von Hobbys, Aktivitäten und sozialen Kontakten, da diese ein wichtiger Baustein zur Angstbewältigung sind. Patient:innen vernachlässigen häufig viele wichtige Lebensbereiche und geben der Angst großen Raum. Das vorgestellte Modell ist sehr anschaulich und leicht zu vermitteln.

AB 4 Werte- und Zielesonne

Das Arbeitsblatt ist ein emotionsaktivierendes Tool aus dem ACT-Intventar (angelehnt an Wengenroth, 2012), mit deren Hilfe reflektiert werden kann, inwieweit die Vermeidung von aversiven Gefühlen, wie z. B. Angst, eine werte- und zielbasierte Lebensgestaltung blockiert. Dieses Tool enthält Instruktion zur gemeinsamen Reflexion als auch Hausaufgaben für die Patient:innen.

AB 5 Mein Leben ohne die Angst

Das Arbeitsblatt dient dazu, die Veränderungsmotivation zu fördern, indem die Betroffenen aufgefordert werden, sich über konkrete Aktivitäten, soziale Kontakte und Ziele Gedanken zu machen. Die herausgearbeiteten Aktivitäten können in der Expositionsphase wieder als Motivation herangezogen werden, um sich den angstauslösenden Situationen zu stellen.

INFO 13 Anleitung Problem- und Zieldefinition

Dieses Informationsblatt stellt eine Handlungsanweisung für Therapeut:innen dar, die insbesondere auf Konkretisierung und Operationalisierbarkeit von Problembeschreibung und Zieldefinition abzielt.

AB 6 Problemdefinition

Das Arbeitsblatt stellt eine Handlungsanweisung für Patient:innen zur Bestandsaufnahme ihrer aktuellen Probleme und Symptome dar. Weiterhin können darin Problemgedanken und -verhalten reflektiert werden und exogene Belastungsfaktoren als mögliche aufrechterhaltende Bedingungen festgehalten werden. Ebenso wird ein erster Blick auf die eigenen Stärken und Ressourcen gelenkt.

AB 7 Zwei Radiosender – Besitzstandswahrung/Veränderung

Das Arbeitsblatt beinhaltet als erstes eine Vorstellungsübung, die Therapeut:innen einsetzen können, um ihre Patient:innen darin zu unterstützen, sich den inneren widerstreitenden Stimmen als Ausdruck ihrer Ambivalenz zwischen Wunsch nach und Angst vor Veränderung zuzuwenden. Die Imagination dient zur Selbstreflexion und fördert ebenso wie die bildliche Darstellung eine Emotionsaktivierung. Emotive Techniken stellen insbesondere in der Kognitiven Verhaltenstherapie eine grundlegende Strategie zur Einstellungsänderung dar und sind damit für die Complianceförderung zum Abbau von Problemverhalten (Vermeidung) gut nutzbar. Zudem sind Handlungsanweisungen und Hinweise für die Umsetzung dieser Intervention vorhanden. Zum Abschluss bietet das Arbeitsblatt eine Selbstreflexion für Patient:innen. Es basiert auf der vorangegangenen Imagination und kann sowohl in einer Sitzung gemeinsam mit dem/der Therapeut:in als auch als Hausaufgabe eingesetzt werden.

INFO 14 Das »Monster Angst«, der neue Weg und seine Herausforderungen

Das Informationsblatt schließt diese Serie zur motivationalen Stärkung mit einer weiteren Karikatur über unseren Umgang mit der Angst ab. Hierin wird ein erster Ausblick auf positive und ermutigende Selbstinstruktionen gegeben und damit die Angst als aversives Gefühl entmachtet und entkatastrophisiert. Solche Prozesse zu visualisieren erleben viele Patient:innen als sehr hilfreich, da Bilder häufig stärker emotional verankert werden und auch in Stresssituationen besser abrufbar bleiben.

AB 8 Zieldefinition

Das Arbeitsblatt kann von Patient:innen und Therapeut:innen genutzt werden, um damit eine konkrete, handlungsbezogene und realistische Zielplanung zu entwickeln. Diese sollte in regelmäßigen Abständen überprüft und entsprechend ihres Therapiefortschritts eingeschätzt werden. Es empfiehlt sich, darauf aufbauend Wochenziele zu entwickeln, die konkrete Übungen und Aufgaben beinhalten.

INFO 10 • T P

Stufenmodell der Veränderung

Das Stufenmodell der Veränderung skizziert unterschiedliche Phasen (bzw. Stufen), die man *vor*, *während* und auch *nach* Beendigung einer Verhaltenstherapie durchlaufen kann.

So befinden sich viele Patient:innen bei Vorstellung in einer psychotherapeutischen Praxis oder stationären Behandlung mindestens auf der *Stufe der Absichtsbildung*: Sie haben festgestellt, dass es so nicht weitergeht und eine Angstbehandlung möglicherweise der einzige Weg ist, der eine Bewältigung ihrer Symptome und Probleme bewirken kann.

Vielleicht befinden sie sich aber auch schon auf einer höheren Stufe, haben viel Informationen über ihre Angstsymptomatik gesammelt und wissen bereits, dass Verhaltensänderungen, in Form von gedanklichen oder realen Konfrontationsübungen, notwendig werden. Dann haben sie schon die *Stufe der Vorbereitung* erreicht.

Was wären Aufgaben, die sie erwarten, wenn die *Stufe der Handlung* erklommen werden soll? Möglicherweise befindet sich Ihre Patient:innen dann schon in einer Übungs- bzw. Konfrontationsphase.

Aber es gibt auch zahlreiche Fallen und Rückschritte auf dem Weg zur *Aufrechterhaltung,* zum Beispiel das Einstellen von Übungen oder erneut ausgeprägt auftretendes Flucht- und Vermeidungsverhalten. Dies kann in unserer therapeutischen Arbeit zum Beispiel daran deutlich werden, dass die Therapie stagniert oder Störungen im Therapieprozess auftreten (häufige Absagen, Vergessen von Absprachen, Hausaufgaben etc.). Rückfälle beinhalten nicht selten einen Abstieg über mehrere Stufen. So kann ein:e Patient:in von der Handlungsstufe bis zur Stufe der Absichtslosigkeit zurückfallen. Diese Erkenntnis zu erarbeiten, stellt häufig eine weitere Strategie zur motivationalen Förderung dar. Das Schaubild kann immer wieder zur Hilfe genommen werden, sollte der Prozess ins Stocken geraten.

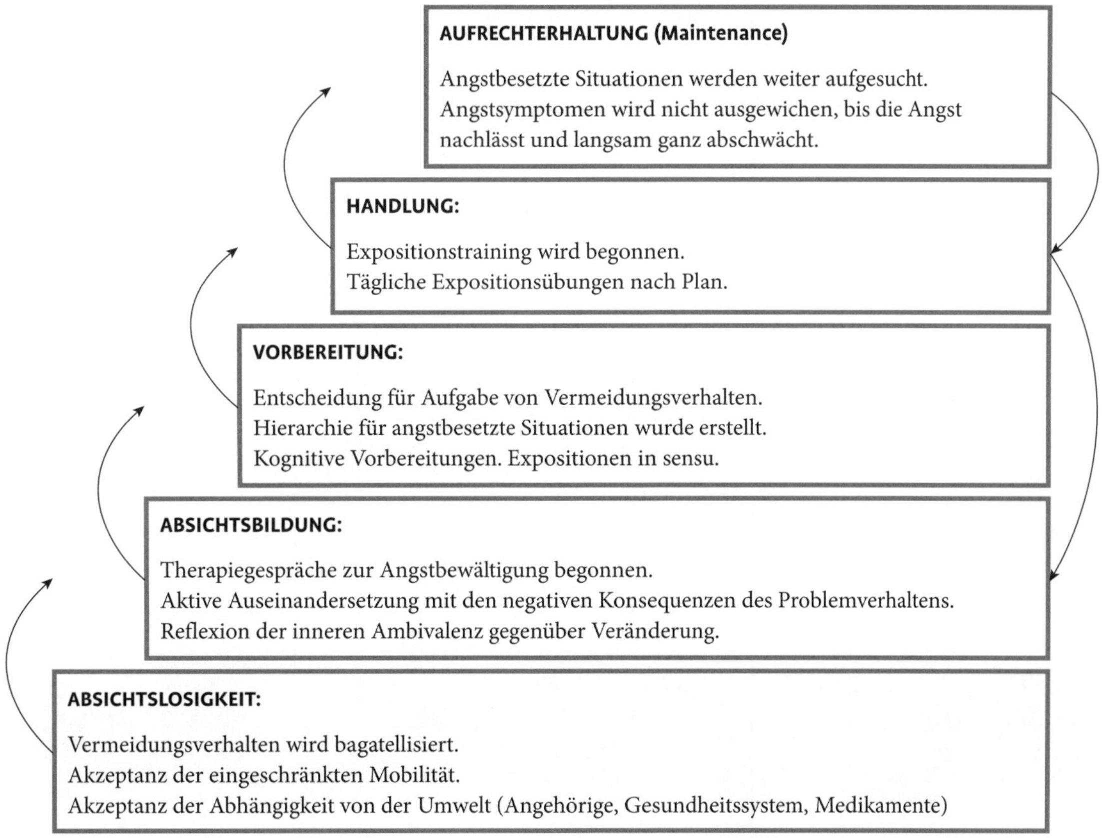

(angelehnt an Prochaska & DiClemente, 1986)

Meine Werte, Ziele und Interessen

Bevor die Angst Sie immer mehr in Ihrer Bewegungsfreiheit und Mobilität eingeschränkt hat, gab es möglicherweise Lebensziele, Interessensgebiete oder aber auch politische, soziale oder gesellschaftliche Bereiche, für die Sie sich engagiert und eingesetzt haben. Denken Sie einmal in Ruhe darüber nach, welche dieser Punkte Ihnen einmal wichtig waren und welche Sie heute trotz der Angst und des Vermeidungsverhaltens noch verfolgen.

Werte/Interessen/Lebensziele	Früher engagiert/verfolgt	Heute engagiert/verfolgt
z. B. lateinamerikanischer Tanz	2x wöchentlich	0
z. B. Umweltschutz	Aktives Mitglied bei Robin Wood	Nur zahlendes Mitglied

INFO 11 • P

Das »Monster Angst« und der vertraute Weg der Vermeidung

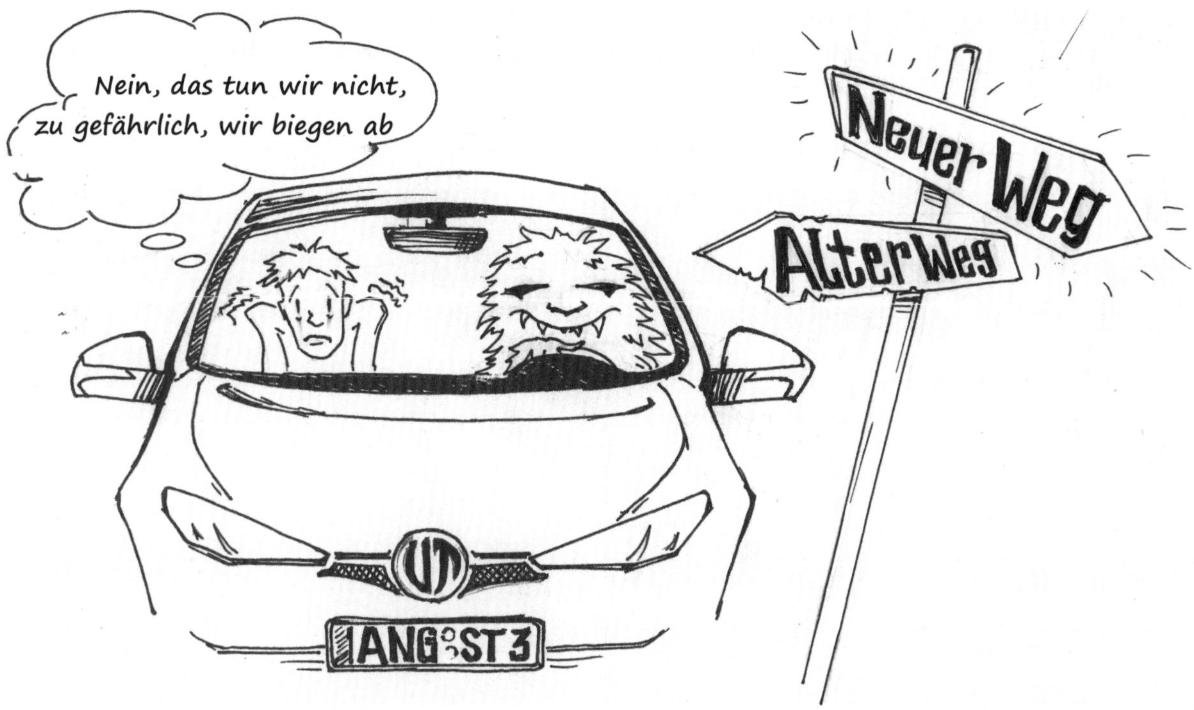
Nein, das tun wir nicht, zu gefährlich, wir biegen ab
Neuer Weg
Alter Weg

Zeichnung: M. Gebauer

Menschen, die unter Angststörungen leiden, haben in der Regel einen Bewältigungsstil gewählt, den wir *Vermeidung* nennen. Mit dieser Vermeidung gelingt es kurzfristig, dem »Monster Angst« aus dem Weg zu gehen, indem die angstauslösenden Situationen vermieden oder verlassen werden oder indem man sich Hilfe und Entlastung von außen sucht.

Wenn es auch kurzfristig zu einer Beruhigung kommen mag und das »Monster Angst« scheinbar in die Flucht geschlagen wurde, so holt es einen doch nach kurzer Zeit wieder ein.

Nicht selten übernimmt das »Monster Angst« schon schnell die Führung im Leben und entscheidet über die eigenen Möglichkeiten, Wege und Freiräume.

Der alte Weg und seine Konsequenzen

Nehmen Sie sich einen Moment Zeit und tragen Sie alle Situationen der letzten Zeit zusammen, in denen Sie starke Angst erlebten und ihr die Führung überlassen haben. Wie genau sah das daraus resultierende Vermeidungsverhalten aus und was waren die unmittelbaren und längerfristigen Konsequenzen?

Situationen, die ich aus Angst vermieden habe

Situationen	Vermeidung	Kurzfristige Konsequenz	Langfristige Konsequenz
Vor einer Party	Habe abgesagt	Erleichterung	Werde nur noch selten eingeladen

Motivationsförderung zur Bewältigung der Angst

Viele Betroffene kennen das: die Angstsymptome beeinträchtigen nach und nach immer mehr Lebensbereiche. Die Patient:innen vernachlässigen im Laufe der Zeit immer mehr Aktivitäten, Hobbys und Interessen, weil die Angstsymptome so quälend und raumeinnehmend sind. Es entsteht oft eine Haltung, dass zuerst die Angst besiegt sein muss oder gar ganz verschwunden sein muss, damit die Patient:innen sich wieder zutrauen ihren Hobbys nachzugehen, Freund:innen zu treffen und wieder Spaß an Aktivitäten haben können. Die Angst greift so immer mehr Raum im Leben der Patient:innen und drängt alle anderen Lebensbereiche an den Rand, füllt quasi das Leben aus.

Die folgenden Abbildungen sollen dabei unterstützen, den Patient:innen diesen Prozess zu verdeutlichen und darüber hinaus verständlich machen, dass ein Umdenken wichtig für die Bewältigung der Angst ist.

Es hat sich bewährt, die folgenden Abbildungen in der therapeutischen Arbeit skizzenhaft aufzumalen und individuell die vernachlässigten Aktivitäten/Hobbys in die Grafik aufzunehmen.

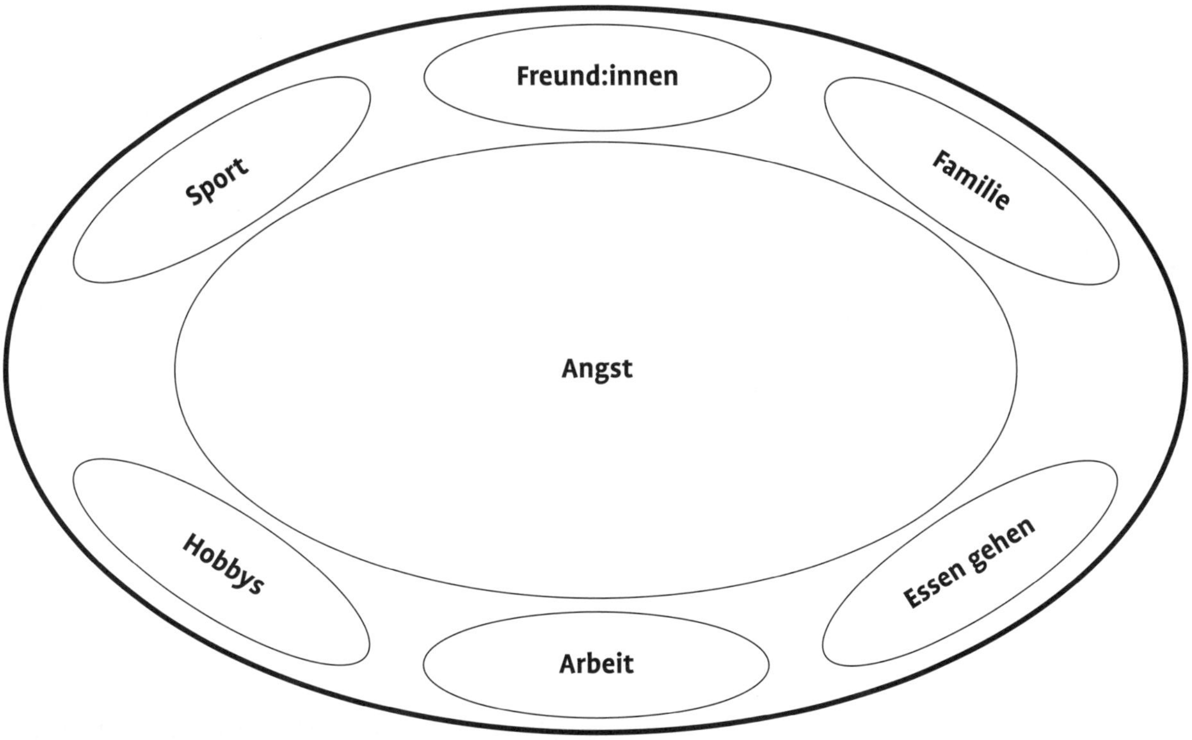

Erklärung der Abbildung anhand eines Beispiels:

Beispiel

»Die Angst bestimmt den Lebensalltag und drängt andere Lebensbereiche an den Rand, sie füllt das Leben aus. Von Angststörungen betroffene Menschen wenden kaum noch Zeit für ihre Hobbys, Aktivitäten und sozialen Kontakte auf. Der Gedanken herrscht vor, sie können erst wieder aktiver werden, wenn die Angst weg ist. So nimmt die Angst aber viel Raum im Leben der Menschen ein.«

Motivationsförderung zur Bewältigung der Angst

(Inspiriert und modifizert nach N. Münchau während ihrer Fortbildungen) Anstatt abzuwarten, bis die Angst verschwunden ist bzw. bewältigt wurde und dann erst wieder mit Aktivitäten, Hobbys und sozialen Interaktionen zu starten ist es wichtig, trotz der Angst wieder aktiver zu werden. Es geht darum, ein Verständnis dafür zu erarbeiten, dass die Wiederaufnahme von Hobbys und Aktivitäten *mit* bzw. *trotz* der Angst und den Angstsymptomen ein wichtiger Baustein in der Angstbewältigung ist. Es geht darum, diese Lebensbereiche wieder zu stärken, ihnen mehr Raum zu geben und der Angst weniger Raum zu lassen.

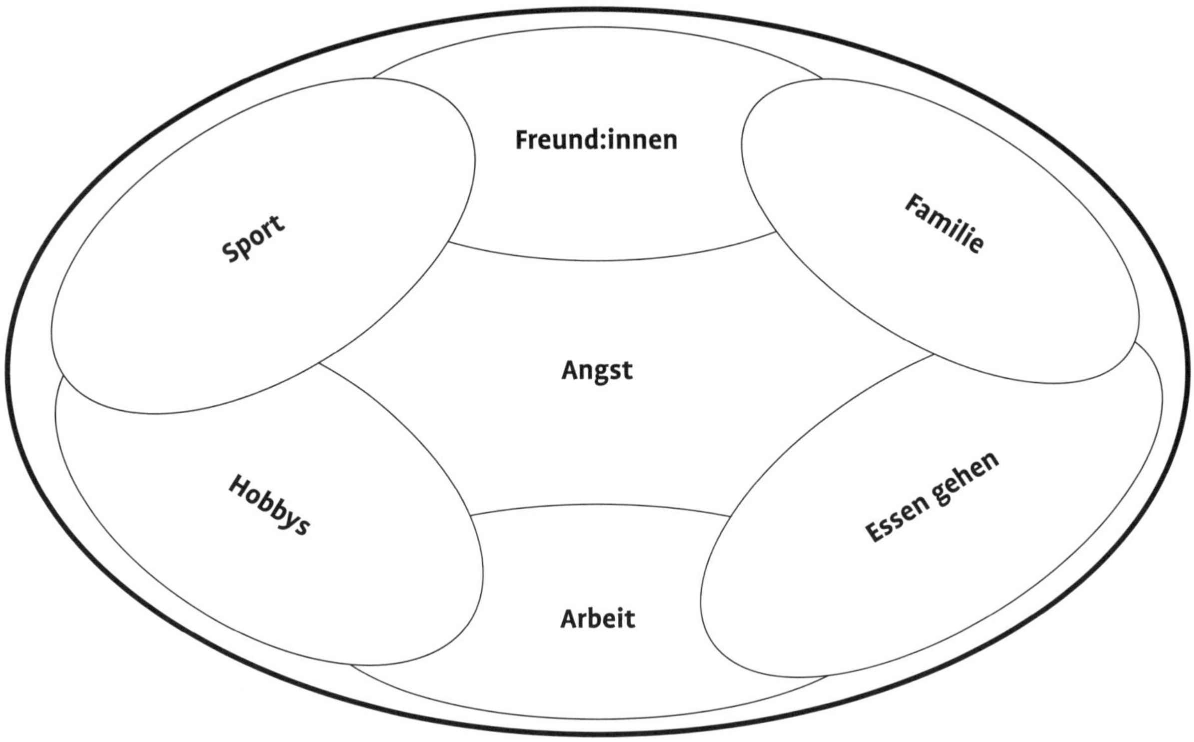

Erklärung der Abbildung in einem Beispiel:

Beispiel

»Anstatt abzuwarten, dass die Angst verschwindet, ist es viel hilfreicher, Hobbys, Aktivitäten und soziale Kontakte wiederaufzunehmen und ihnen wieder mehr Raum in Ihrem Leben zu geben. Die Angst wird Sie zu Beginn bei den Aktivitäten und Hobbys begleiten, immer mal dazwischenfunken. Aber Sie haben die große Chance, dass Sie auch gute Momente erleben und die Angst nicht im Vordergrund steht. Dadurch gewinnen Sie Kraft und psychische Stabilität. Sie haben die Chance, sich Ihr Leben wieder zurückzuerobern und der Angst nach und nach immer weniger Raum zu lassen. Neben den Angstbewältigungsstrategien, die Sie gelernt haben sind Hobbys, Interessen und Aktivitäten wichtige Dinge, die dabei helfen, dass es Ihnen besser geht.«

(Inspiriert nach N. Münchau)

Werte- und Zielesonne

Anleitung

Eine weitere Möglichkeit, gemeinsam mit Ihrem/Ihrer Patient:in einen Überblick darüber zu gewinnen, welche Werte und Ziele verfolgt und welche auf der Handlungsebene der Vermeidung aversiver Gefühle geopfert werden, bietet sich diese Intervention aus der Akzeptanz- und Commitment-Therapie an. Dabei stellt die Übung: »Meine Diagnose« schon für einige Erkrankungen aus den Angststörungsspektrum die erste Konfrontation mit unangenehmen Gefühlen wie Angst dar.

Dies sollte Sie nicht abschrecken, da die Vermeidung des Themas Endlichkeit auch zur Aufrechterhaltung übertriebener und freiheitseinschränkender Ängste beiträgt. Demgegenüber erweist sich die Erarbeitung einer Werte- und Zielesonne für beide (Patient:in/Therapeut:in) in der Regel als sehr aufschlussreich und kann für die Aktivierung kognitiver Dissonanz gegenüber dem direkten und indirekten Vermeidungsverhalten nützlich sein.

Bei der Durchführung sollten Sie mit ausreichend Zeit (diese Übung kann sich durchaus über einige Sitzungen ziehen) und im geleiteten Entdecken vorgehen. Die nächsten Seiten des Arbeitsblattes »Die Diagnose« und »Welche Werte und inneren Einstellungen möchte ich (m)einem Kind vorleben?« bieten sich als Hausaufgabe an. Danach werden zunächst aus den darin benannten Lebenszielen und Werten Überschriften gebildet. Sie können auch im Original übernommen werden, sofern sich keine Redundanzen ergeben. Ist die Sonne erstellt, lassen Sie Ihren Patient:innen zunächst die Wertigkeit und erst im weiteren Schritt die aktuelle Handlungsebene bestimmen.

Im letzten Schritt fokussieren Sie gemeinsam die Werte- und Zielbereiche, bei denen sich Diskrepanzen ergeben und reflektieren gemeinsam äußere UND innere Barrieren. Als äußere Barriere für eine Reise kann eine finanzielle Einschränkung angesehen werden, eine Angst, den sicheren Ort zu verlassen stellt demgegenüber eine innere Barriere dar.

Werte- und Zielesonne

Die Diagnose

Stellen Sie sich Folgendes vor: Ihr Arzt bzw. Ihre Ärztin teilt Ihnen mit, dass Sie an einer seltenen Erkrankung leiden, die Ihnen noch ca. 10–20 Jahre ein größtenteils uneingeschränktes Leben erlaubt. Nachdem sie den Schock überwunden haben, setzen Sie sich hin und erstellen eine Liste mit max. 10 Dingen, die Sie noch unbedingt tun wollen, bevor Sie sterben. Dabei spielt es unter den gegebenen Umständen kaum eine Rolle für Sie, was andere darüber denken.

Dinge, die ich im Rahmen meiner beruflichen Situation (noch) tun will, bevor ich sterbe: z. B. einmal mit Delfinen schwimmen, mir unbekannte Länder bereisen, mich mit meiner Schwester aussöhnen, …

(1) ……………………………………………………………

(2) ……………………………………………………………

(3) ……………………………………………………………

(4) ……………………………………………………………

(5) ……………………………………………………………

(6) ……………………………………………………………

(7) ……………………………………………………………

(8) ……………………………………………………………

(9) ……………………………………………………………

(10) ……………………………………………………………

(In Anlehnung an Wengenroth, 2012)

Werte- und Zielesonne

Welche Werte und inneren Einstellungen möchte ich (m)einem Kind vorleben?
Stellen Sie sich vor, ungewollt oder gewollt sind Sie für ein Kind verantwortlich geworden, welches bei Ihnen aufwächst und dessen Entwicklung Ihnen maximal am Herzen liegt. Welche inneren Werte und Handlungsleitlinien möchten Sie diesem Kind während seiner Entwicklung bis zum Erwachsenen vermitteln? (Lassen Sie dabei für diesen Moment außer Acht, wie Sie aktuell handeln und Ihren Beruf ausüben.)

z. B.: behalte immer im Auge, was dir wichtig ist, sei gerecht zu dir und anderen, sich selbst zum Maßstab nehmen, Vertrauen in sich selbst und darin mit Problemen fertig zu werden

....

....

....

....

....

....

....

....

....

....

(In Anlehnung an Wengenroth, 2012)

Werte- und Zielesonne

Meine Werte- und Zielesonne

(1) Mit den Hausaufgaben der vorausgegangenen Seiten erarbeiten Therapeut:in und Patient:in – vorzugsweise am Flipchart – eine Werte- und Ziele-Sonne.

(2) Im nächsten Schritt werden Wichtigkeit (W: 1–10) und danach das gegenwärtige Handeln (H: 1–10) nach diesen Werten und Zielen eingestuft. Dabei sollte zunächst lediglich die Wichtigkeit eingeschätzt und in einem nächsten Schritt erst die Einordnung erfolgen, inwieweit der/die Patient:in danach handelt.

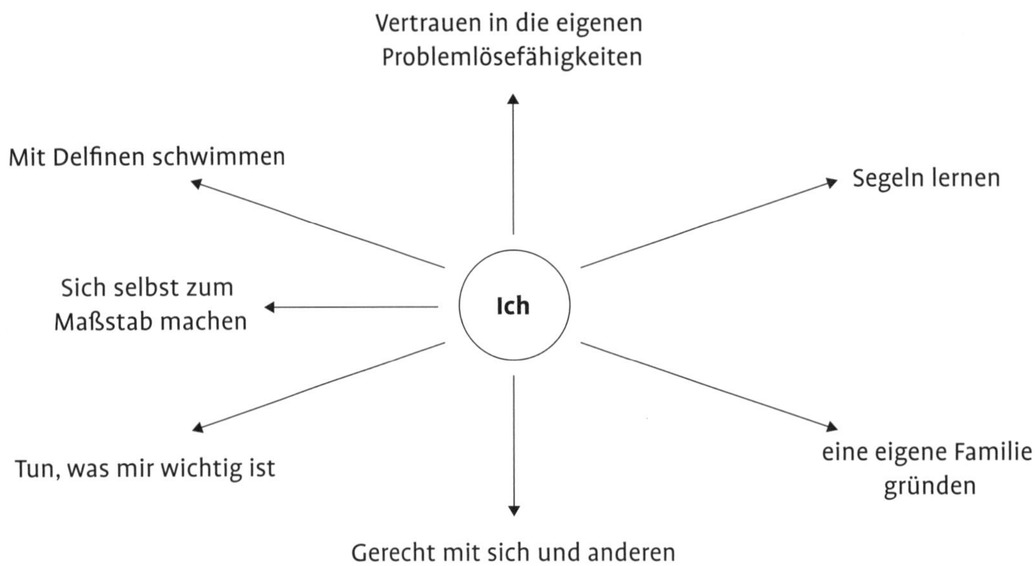

(3) Im letzten Schritt werden die äußeren und inneren Barrieren für die Werte und Ziele erarbeitet, bei denen eine größere Diskrepanz zwischen W und H bestehen. Insbesondere bei den inneren Barrieren zeigt sich vielfach die Vermeidung aversiver angstspezifischer Emotionen als zentrales Motiv.

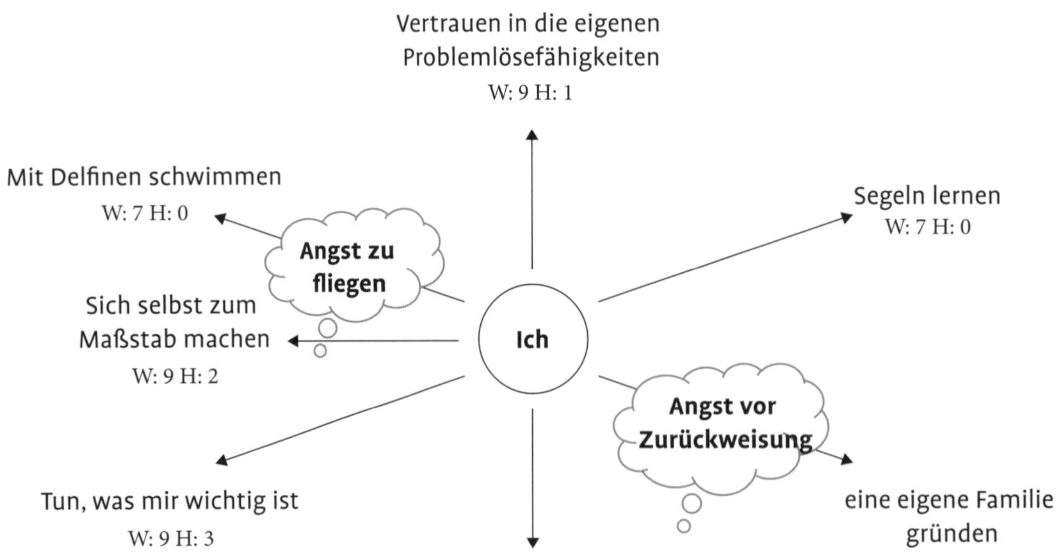

Mein Leben ohne die Angst

Die Angst hat sicherlich nach und nach viel Raum in ihrem Leben eingenommen und lässt Ihnen nicht mehr viel Zeit für angenehme Dinge und Tätigkeiten. Vielleicht kennen Sie es auch, dass es erst einmal wichtiger erscheint als alles andere die Angst zu bewältigen und sie loszuwerden. Es muss Ihnen erst wieder bessergehen, bevor Sie sich anderen Dingen zuwenden können. Mit der Zeit kann es passieren, dass eigene Interessen, Aktivitäten und angenehme Dinge immer mehr in den Hintergrund gedrängt werden und auch bisweilen in Vergessenheit geraten.

Die Angst zu bewältigen und das eigene Leben zurückzuerobern ist mit viel Anstrengung, Unsicherheit und Kraft verbunden. Manchmal fehlen den Betroffenen der Mut und die Kraft, sich der Bewältigung der Angst zu stellen und sie verlieren aus den Augen, wofür sie eigentlich die Anstrengungen der Angstbewältigung auf sich nehmen.

Es lohnt sich aber, sich immer wieder klar zu machen, was Sie gewinnen können und wofür es sich lohnt, wenn sie die Angst nach und nach bewältigen. Machen Sie sich ganz konkret Gedanken darüber, was Sie in ihrem Leben unternehmen wollen, wenn Sie die Angst bewältigen. Die nachfolgenden Fragen sollen Ihnen helfen, Ihre Motivation und Kraft zu stärken, den anstrengenden Weg der Angstbewältigung einzuschlagen, indem Sie wissen, wofür sich diese Anstrengung lohnt!

Beantworten Sie bitte möglichst ganz konkret die untenstehenden Fragen. Achten Sie bitte darauf, nicht einfach Oberbegriffe, wie »Aktivitäten« oder »Sport« aufzuschreiben. Besser wäre es, konkret aufzuschreiben, was genau Sie tun würden, z. B. »Radfahren, Spazieren gehen, Joggen, Tischtennis spielen« etc.

Wir gehen davon aus, dass wir das Gefühl von Angst nicht ganz aus unserem Leben verbannen können, da Angst fest zum Leben dazugehört und auch eine wichtige Funktion hat, wie andere Gefühle auch. Die folgende Frage zu »Angstfreiheit« soll daher nicht das Ziel der Therapie bedeuten, sondern nur die Fantasie anregen und es Ihnen leichter machen zu überlegen, was Sie in Ihrem Leben unternehmen wollen.

Wenn ich morgen aufwache und die Angst wäre nicht mehr da, dann würde ich

… diese Personen wieder treffen:

....

....

....

....

....

Mein Leben ohne die Angst

… diese Orte (Cafés, Länder, Städte, Läden, Museen, …) besuchen:

………

………

………

………

………

… diese Hobbys anfangen/wiederaufnehmen:

………

………

………

………

………

… Ausflüge machen nach:

………

………

………

………

………

Mein Leben ohne die Angst

… mir Zeit nehmen für diese Dinge:

……………………………………………………………………………………………………

……………………………………………………………………………………………………

……………………………………………………………………………………………………

……………………………………………………………………………………………………

……………………………………………………………………………………………………

… mir etwas Gutes tun, nämlich:

……………………………………………………………………………………………………

……………………………………………………………………………………………………

……………………………………………………………………………………………………

……………………………………………………………………………………………………

……………………………………………………………………………………………………

… andere Ideen oder Ziele:

……………………………………………………………………………………………………

……………………………………………………………………………………………………

……………………………………………………………………………………………………

……………………………………………………………………………………………………

……………………………………………………………………………………………………

Anleitung Problem- und Zieldefinition

Bevor Sie mit einer Therapie starten, sollten Sie sich Zeit nehmen, die Symptome und Probleme Ihres Gegenübers und die daraus abzuleitenden Therapieziele so konkret wie möglich mit ihm zu erfassen.

Diese Startphase in einer Therapie ist sehr bedeutsam für die Erfolge und die Zufriedenheit, die Sie und Ihr Patient:innen am Ende dieses Prozesses erleben. Vielen Patient:innen fällt es zu Beginn schwer, ihre Beschwerden und Problembereiche in Worte zu fassen. Gerade deswegen sollten Sie sich anfangs alle Zeit nehmen und zu einer ausführlichen Reflexion anleiten und ermutigen.

Eine weitere wichtige Klärung sind die Ziele, die Patient:innen in Bezug auf die definierten Probleme verfolgen möchten. Es ist nachvollziehbar, dass erste Zielbeschreibungen aus Sicht der Therapiesuchenden lauten: »Ich möchte, dass die Angst weggeht!« oder »Ich möchte, dass die Menschen mich nicht so anstarren!« oder »Ich möchte so selbstbewusst wie meine Chefin sein!«. Der Erfolg Ihrer gemeinsamen Therapie wird allerdings besonders davon abhängen, wie *konkret*, *realistisch*, *auf das eigene Problemverhalten bezogen* und *kleinschrittig* Sie mit Ihrem/Ihrer Patient:in Ziele entwickeln. Auch ist es hilfreich zu definieren, was diese:r *konkret* tun will, anstatt was er/sie *nicht* tun will.

Für diesen Prozess benötigt ein von Angststörung betroffener Mensch Ihre therapeutische Unterstützung und ausreichend Zeit, diese Problem- und Zielklärung zu erreichen. Manchmal kann es sein, dass die Ziele zu Beginn oder auch im Therapieverlauf mehrmals neu formuliert werden müssen, weil Sie gemeinsam feststellen, dass sich deren Wichtigkeit verschoben hat oder Sie neue Themen/Probleme entdecken, aus denen sich weitere Ziele ergeben.

Probleme und Ziele sollten wie folgt definiert sein:

(1) konkret und überprüfbar, handlungsbezogen und messbar
- »Ich will mich mehr bewegen« ist handlungsbezogen, *aber nicht konkret*: Was bedeutet *mehr* in diesem Fall?
- »Ich will wieder körperlich fit sein« *ist nicht handlungsbezogen*, da es nicht das eigene Verhalten, sondern lediglich einen optimalen Zustand beschreibt.
- »Ich will jeden zweiten Tag eine halbe Stunde walken, um meine Kondition zu verbessern!« ist messbar, bezieht sich auf das eigene Verhalten und ist sehr konkret.

(2) realistisch und auf die eigene Person bezogen
- »Ich möchte nicht in einer derart leistungsbezogenen Gesellschaft leben!« ist in der Zielplanung nicht auf die eigene Person bezogen und damit auch nicht beeinfluss- und realisierbar.
- »Ich möchte meine Leistungsansprüche senken und mir für jeden Tag einen Aufgabenplan erstellen, den ich nicht überschreite« ist auf das eigene Verhalten und nicht auf das der Umwelt ausgerichtet und durch die Konkretisierung der eigenen Teilschritte erreichbar.

(3) positiv formuliert
- »Was will ich üben« statt »Was will ich nicht mehr tun«
- »Ich möchte nicht mehr meine Bedürfnisse verschweigen aus lauter Angst vor Kritik« und »Ich möchte nicht mehr auf dem Bahnsteig umdrehen vor lauter Angst, umzukippen« sind Zieldefinitionen, die konkret und auf das eigene Verhalten bezogen formuliert wurden und damit realisier- und messbar sind. Sie beinhalten jedoch keine Handlungsanweisung für Alternativverhalten. Damit werden Sie zu sogenannten Vermeidungszielen, die wenig unterstützenden und motivierenden Charakter haben.

- »Ich möchte in einem sozialen Kontakt mindestens einmal täglich ein Bedürfnis äußern und meine Gefühle und die konkrete Reaktion des anderen beobachten.«
- »Ich möchte versuchen, das Einfahren des Zuges zu beobachten und mich meiner Angst stellen. Erst wenn sie deutlich gesunken ist, will ich den Bahnsteig verlassen und die Übung beenden!«

Diese Zieldefinitionen stellen Teilschritte dar, die konkret, handlungsbezogen und positiv formuliert wurden. Gleichzeitig wird auf das eigene Verhalten fokussiert, welches trainiert werden soll, was zur Stärkung der Selbstverantwortung hinsichtlich des Therapieprozesses wesentlich beiträgt.

Problemdefinition

Meine wesentlichen Symptome und Probleme:

(1) ....

(2) ....

(3) ....

Meine **negative Gedanken/Bewertungen oder Grundannahmen**, die zu diesen Symptomen/Problemen passen

> **Tipp**
>
> Gedanken lassen sich gut als »gesprochene« Sätze ausdrücken, wie z. B. »Ich werde bestimmt scheitern! Die Angst macht mich verrückt!«

(1) ....

(2) ....

(3) ....

Mein **problematisches Verhalten** im Umgang mit diesen Symptomen/Problemen

> **Tipp**
>
> Wie habe ich bisher (erfolglos) versucht, meine Probleme zu lösen? Was waren dabei vielleicht auch negative oder ungünstige Folgen?

(1) ....

(2) ....

(3) ....

Ungünstige Umstände in meinem Leben, die Einfluss auf meine Symptome und Probleme haben (z. B. Belastungen in Familie/Beruf, Krisen, Konflikte, etc.):

(1) ....

(2) ....

(3) ....

Problemdefinition

Meine Stärken, die ich zur Bewältigung meiner Symptome und Probleme nutzen kann

> **Tipp**
>
> Was kann ich gut, welche meiner Eigenschaften sind vielleicht hilfreich bei der Problembewältigung?)

(1) ....

(2) ....

(3) ....

Zwei Radiosender – Besitzstandswahrung/Veränderung

Die folgende Intervention dient der Reflexion der eigenen Ambivalenz bezüglich der Veränderungsschritte. Selbstverständlich haben wir Menschen nicht nur den Wunsch, unsere Probleme zu lösen, sondern auch Ängste, den damit verbundenen Herausforderungen nicht gewachsen zu sein. Dieses Übung soll helfen, sich der inneren widerstreitenden Stimmen bewusst zu werden und damit reflektieren zu können. Dem »Nein« Raum zu geben ermöglicht häufig erst ein »Ja«. Dies gilt auch für die Motivationsklärung dafür, sich den eigenen Ängsten zu stellen.

Imagination

Nehmen Sie eine aufrechte und entspannte bequeme Sitzhaltung ein, schließen Sie Ihre Augen oder suchen sich einen fixen Punkt auf dem Boden, durch den Sie hindurchsehen können. Wandern Sie einmal mit Ihrer Wahrnehmung durch den Körper. Beginnen Sie bei Ihren Füßen und nehmen den Kontakt zum Boden wahr, registrieren Sie den Kontakt Ihres Gesäßes und der Oberschenkel mit der Sitzfläche Ihres Stuhls, nehmen Sie wahr, wie Ihr Rücken – vielleicht unterschiedlich stark – Kontakt zur Rückenlehne hat. Beobachten Sie, wie Ihre Arme, Unterarme und Hände einen Platz gefunden haben, wo sie locker aufliegen, und nehmen Sie Ihren Kopf, der ganz locker wird, wahr. Beobachten Sie ein oder zwei Atemzüge lang, wie sich beim Einatmen Ihre Bauchdecke hebt und beim Ausatmen wieder senkt.

Und nun möchte ich Sie bitten, sich Ihren Verstand mit seinen Gedanken und »inneren Stimmen« wie ein Radio vorzustellen. Malen Sie sich ruhig einen Moment lang Form, Farbe, Größe und technische Details Ihres Radios aus. Stellen Sie sich jetzt vor, wie Ihr Radio zwei Hauptsender abspielt. Der erste Sender, nennen wir ihn **Radiosender Besitzstandswahrung,** spielt ein Programm, das sich dafür einsetzt, nichts selbst verändern zu können. Er tritt ein für die Unerträglichkeit der Gefühle und Körperreaktionen, wenn Sie auch nur den Versuch machen, Ihr Vermeidungsverhalten aufzugeben. Er hält Ihnen die Gefährlichkeit dieses Unternehmens vor Augen. Er macht aber auch deutlich, welche indirekten Vorteile mit dem Problemverhalten (Vermeidung, Kontrolle, Rückversicherung, Hilfe rufen …) verbunden sind. Nehmen Sie sich einen Moment Zeit und hören diesem Sender zu, der sich mit aller Macht dafür einsetzt, dass Sie nichts verändern können und dass die Hilfe – wenn überhaupt – nur von außen kommen kann. Nehmen Sie achtsam, aber ohne Bewertung alle hier auftauchenden inneren Sätze, Gedanken, Begründungen wahr und lassen Sie sie weiterziehen. Wenn Sie beobachten, dass ein Gegenargument auftaucht, registrieren Sie es und sagen sich, »das wird auf dem anderen Programm gespielt«. Ich gebe Ihnen nun ein wenig Zeit, den inneren Stimmen und Argumenten zuzuhören.

[*3 bis 4 Min. Pause*]

Stellen Sie sich nun vor, wie Sie diesen Sender leise drehen und mit dem Regler den **Radiosender Veränderung** suchen und langsam lauter werden lassen. Dieser Sender vertritt alle Argumente, Wünsche und Einstellungen, die Sie ermutigen, Ihr Vermeidungsverhalten aufzugeben und sich der Angst zu stellen und Sie damit zu bewältigen. Er zeigt Ihnen Ihre Stärken auf, Ihre Erfahrungen aus der Vergangenheit, in der Sie schon wiederholt schwierige Situationen gemeistert haben. Er weist darauf hin, was Sie gewinnen hinsichtlich Freiheit und Lebensqualität, wenn Sie sich Ihrer Angst stellen. Er zählt Ihnen die Möglichkeiten und Vorhaben auf, die Ihnen Freude bereitet haben oder bereiten können und auf die Sie aufgrund Ihrer Angst und Ihres Vermeidungsverhaltens verzichten müssen.

Nehmen Sie auch hier achtsam, aber ohne Bewertung alle hier auftauchenden inneren Sätze, Gedanken, Begründungen wahr und lassen Sie weiterziehen. Wenn Sie beobachten, dass ein Gegenargument auftaucht, registrieren Sie es und sagen sich, »das wird auf dem anderen Programm gespielt«.

Zwei Radiosender – Besitzstandswahrung/Veränderung

[*3 bis 4 Min. Pause*]

Nun drehen Sie den Sender langsam aus und kommen mit Ihrer Aufmerksamkeit zurück in unsere gemeinsame Sitzung.

Instruktionen

Nachdem Sie durch die vorgeschaltete Imaginationsübung die Selbstreflexion hinsichtlich der Ambivalenz gegenüber Veränderung von Problemverhalten angestoßen haben, bietet sich die Erarbeitung der folgenden Pro- und Contraliste als Hausaufgabe bis zur nächsten Sitzung an.

Es kann dabei hilfreich sein, dem/der Patient:inn ausreichend Zeit einzuräumen, sich mit der jeweiligen Argumentationsrichtung auseinanderzusetzen. Möglich wäre, die Imagination zunächst nur auf den Radiosender »Besitzstandswahrung« zu beschränken und die Liste mit allen nur dazugehörigen Gründen als Hausaufgabe erstellen zu lassen. In der folgenden Sitzung werden die Motive, die eine Verhaltensänderung behindern, ausreichend validiert. Dabei sollten aber auch Widersprüche herausgearbeitet werden, die sich in dieser Argumentationssammlung ergeben.

Wichtig in der therapeutischen Nachbereitung ist auch die Frage nach den aktivierten Gedanken und Emotionen während dieser Reflexion. In der Regel verstärkt sich durch die Überbetonung der Vermeidungsmotive bereits die kognitive Dissonanz. Der Wunsch nach Veränderung wächst.

Die Sitzung sollte im weiteren Verlauf zur Fortführung der Imagination »Zwei Radiosender« (Radiosender »Veränderung«) genutzt werden, um in einer nächsten Hausaufgabe die Liste mit Gründen und Argumenten *für Veränderung* zu erstellen. In der Nachbesprechung dieser Hausaufgabe können die Beweggründe vertieft werden und die Patient:innen können zu einer *aktiven Entscheidung* (für oder gegen Veränderung) gelangen. Gleichzeitig wird auch eine gedankliche Konfrontation mit aversiven Gefühlen erreicht, die zunächst mit dieser Veränderung einhergehen.

Damit haben Absichtsbildungen, die *nach* dieser Reflexionsphase getroffen werden, inhaltlich eine höhere Qualität als die vordergründige Entscheidung zur Behandlung. Therapiemotivation bedeutet nicht zwingend eine Veränderungsmotivation!

Die Auseinandersetzung mit den Voraussetzungen und Konsequenzen einer erfolgversprechenden Therapie werden durch das skizzierte Vorgehen vertieft und sind somit als motivationale Strategie zu empfehlen.

Zwei Radiosender – Besitzstandswahrung/Veränderung

Pro- und Contraliste

Radiosender der Besitzstandswahrung (Es muss bleiben, wie es ist!)
Notieren Sie bitte hier die vielen guten Gründe dafür, das Problemverhalten (Vermeidung, Rückversicherung, Kontrolle) nicht aufzugeben und damit an der Erkrankung festzuhalten. Hier finden alle inneren Stimmen Gehör, die sich mit den möglichen Risiken bei Aufgabe des Vermeidungsverhaltens beschäftigen. Beschreiben Sie auch Ihre Befürchtungen, die darum kreisen, was Sie verlieren (Trost/Zuwendung/in Ruhe gelassen werden, etc.), wenn Sie Ihre Erkrankung konsequent bekämpfen.

....

....

....

....

....

....

Radiosender der Veränderung
Hier wird der Sender laut, der Sie zu uns geführt hat. Die Stimmen, die eine Angstüberwindung bekräftigen, verschaffen sich auf diesem Programm Gehör. Notieren Sie hier auch Ihre Wünsche, welche Sie sich nur erfüllen können, wenn Ihnen die Vermeidung nicht mehr Ihre Freiheit und Energie raubt und Sie in Ihrem Handeln einschränkt. Auch werden hier mögliche Erinnerungen an Zeiten wichtig, in denen Sie noch nicht unter einer Angststörung gelitten haben. Benennen Sie alle Erfahrungen, Wünsche, Argumente und Gefühle, die Sie antreiben, sich Ihrer Angst zu stellen.

....

....

....

....

....

....

Das »Monster Angst«, der neue Weg und seine Herausforderungen

Den Teufelskreis zu durchbrechen, erfordert zweierlei:
Zunächst einmal benötigen Sie die Bereitschaft, Angst *nicht mehr als Monster* zu begreifen und zu akzeptieren, dass die Angst zurzeit eine ständige Begleiterin ist, die unangenehm, aber nicht gefährlich ist. Zum zweiten können und sollten Sie die Entscheidung treffen, wer in Ihrem Leben die Führung übernimmt: Ihre Angst oder Sie selbst?

Überlassen Sie der Angst die Führung, wird diese entscheiden, welche Situationen gefährlich sind und vermieden werden müssen. Sie werden sich zwar kurzfristig erleichtert oder beruhigt fühlen, wenn die Angst Sie zwingt, »abzubiegen«, aber schon sehr schnell werden Sie merken, dass Sie sich immer weniger zutrauen und Ihr Bewegungsradius oder Ihre Freiheit immer eingeschränkter wird.

Übernehmen Sie aber persönlich wieder die Führung, erfordert dies zunächst, Ihre Angst radikal als ständige Begleiterin zu akzeptieren. Sie können sie beruhigen, ihr gut zureden und lassen zu, dass sie neben Ihnen sitzt und sich manchmal leiser oder lauter Gehör verschafft. Der Unterschied bei eigener Führung ist, dass die Entscheidung bei Ihnen liegt, wohin Sie »fahren«, was Sie tun oder nicht tun.

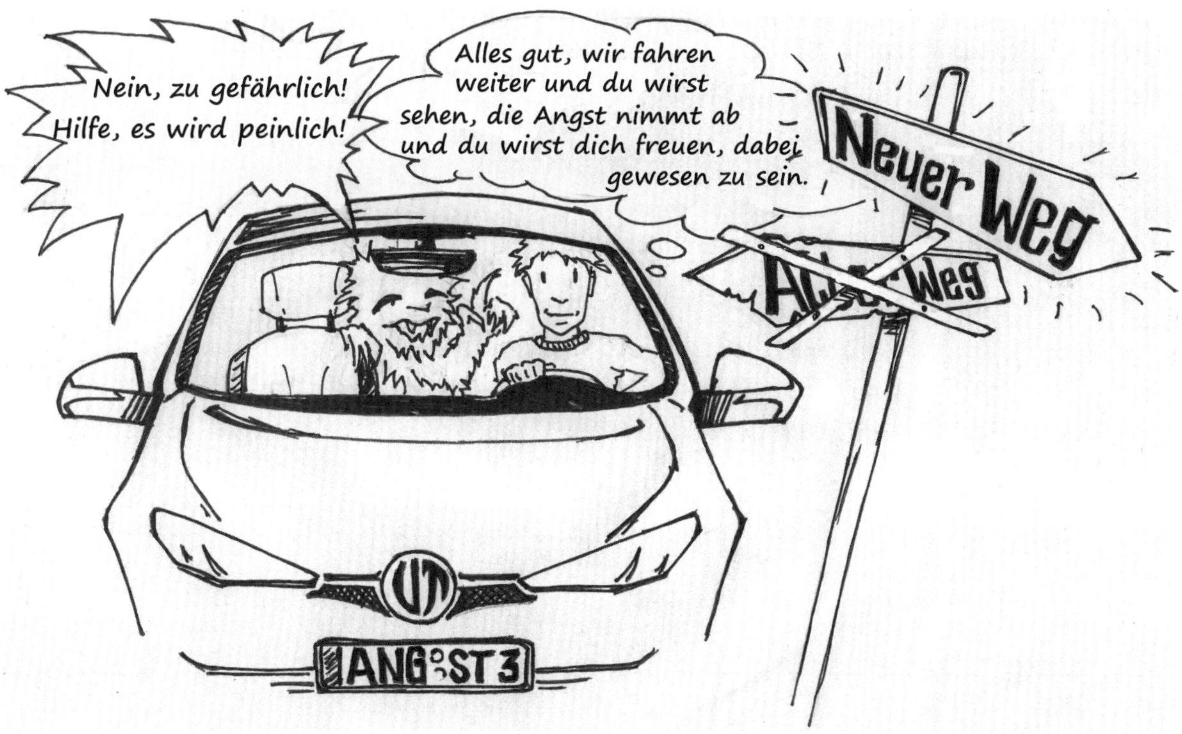
Nein, zu gefährlich! Hilfe, es wird peinlich!
Alles gut, wir fahren weiter und du wirst sehen, die Angst nimmt ab und du wirst dich freuen, dabei gewesen zu sein.
Neuer Weg
ANG ST 3

Zeichnung: M. Gebauer

Zieldefinition

Ziele meiner Behandlung in Bezug auf diese Symptome/Probleme:

Ziel 1:

Was wären für dieses Ziel zwei Zwischenschritte, in denen ich dem gewünschten Ziel näher komme, und was genau wäre dann an meinem Verhalten anders?

1. Zwischenschritt: Ich würde Folgendes tun (können):

....

2. Zwischenschritt: Ich würde Folgendes tun (können):

....

Ziel 2:

Was wären für dieses Ziel zwei Zwischenschritte, in denen ich dem gewünschten Ziel näher komme, und was genau wäre dann an meinem Verhalten anders?

1. Zwischenschritt: Ich würde Folgendes tun (können):

....

2. Zwischenschritt: Ich würde Folgendes tun (können):

....

Ziel 3:

Was wären für dieses Ziel zwei Zwischenschritte, in denen ich dem gewünschten Ziel näher komme, und was genau wäre dann an meinem Verhalten anders?

1. Zwischenschritt: Ich würde Folgendes tun (können):

....

2. Zwischenschritt: Ich würde Folgendes tun (können):

....

3 Psychoedukation und Selbstbeobachtung

Die Analyse und Psychoedukation von Entstehungs-Bedingungs-Zusammenhängen und negativen Selbstverstärkungsprozessen stellen eine wichtige Säule der Kognitiven Verhaltenstherapie dar. Sie bringen Symptome und Problemverhalten in einen Gesamtkontext, der sich aus Anlagen, biographischen Erfahrungen, daraus resultierenden Grundannahmen, Modelllernen und Prägungen, klassischer und operanter Konditionierung sowie aufrechterhaltenden Bedingungen und Funktionalität der Symptomatik zusammensetzt.

Erklärungsmodelle – wie in den folgenden Materialien dargestellt – fußen dabei auf zentralen Theorien und Konzepten zur Erklärung von Entstehung und Aufrechterhaltung psychischer Erkrankungen.

Teufelskreis der Angst

Einen richtungsweisenden Erklärungsansatz bei Angsterkrankungen lieferte Jürgen Margraf mit seinem Teufelskreismodell. Gemeinsam mit Silvia Schneider entwickelte er die Grafik »Teufelskreis der Angst« (2008) zur Veranschaulichung von Aufschaukelungsprozessen. Diese gilt bis heute als psychoedukative Standardintervention bei Panik- und Angststörungen und wird in den nachfolgenden Arbeitsblättern auf Subtypen von Angststörungen übertragen. In seinem Marburger Therapiemodell (Margraf & Schneider, 1990), ein Behandlungskonzept für die Kurzzeittherapie von Angsterkrankungen, wendete sich Margraf besonders den Ausstiegsmöglichkeiten aus dem Teufelskreis zu. Hierbei stehen die Informationen über Angststörungen und Stressreaktionen, die Steuerung der Aufmerksamkeit und das Aufspüren von Fehlinterpretationen sowie deren kognitiver Umstrukturierung im Fokus, ergänzt durch ein Konfrontationstraining mit den angstauslösenden internen oder externen Reizen.

Vulnerabilitäts-Stress-Modell

Ein weiteres Erklärungskonzept stellt das Vulnerabiliäts-Stress-Modell (Zubin & Spring, 1977) dar. Diese Leitvorstellung kam ursprünglich in der Gesundheitspsychologie zur Anwendung und ist keiner Therapieschule verpflichtet. In diesem Ansatz werden biologische, psychologische und Umweltfaktoren in ihren Wechselwirkungen als Verursacher einer Erkrankung miteinander verbunden. Die Auffassung, dass Diathesen – also persönliche Eigenschaften, mit der ein Individuum auf Belastungen reagiert – mit Stress – äußeren Umwelt-, Lebens- und Arbeitsfaktoren – interagieren, ist auch derzeit eine allgemeingültige Arbeitshypothese zur Erläuterung, insbesondere psychosomatischer Erkrankungen.

Auch wenn das Vulnerabilitäts-Stress-Modell zunächst sehr universell zu sein scheint, ermöglicht es, komplexe und multifaktorielle Ursachen darzustellen. So konnten sich Psychiater wie Joseph Zubin und Bonnie Spring diesen Ansatz in der Variante des Vulnerabilität-Stress-Modelles zur Veranschaulichung der multifaktoriellen Genese einer Schizophrenie zu Nutze machen. Darin wird dargelegt, dass die besondere Sensibilität (»Dünnhäutigkeit«) schizophreniegefährdeter Menschen als Vulnerabilität in Verbindung mit stressvollen biographischen Erfahrungen oder körperlich-hormonellen Belastungen zum Ausbruch einer schizophrenen Erkrankung führen könne. Dieser Sichtweise wird seit einigen Jahren zu Lasten von Ätiologiemodellen, die sich über viele Jahrzehnte auf vorwiegend neurobiologische Determinanten fokussierten, der Vorzug gegeben.

Dieser breit angelegte Erklärungsansatz ermöglicht aber auch in der Herleitung einer Angststörung die Zusammenführung ätiologischer Konzepte (neurobiologische und psychologische Konstrukte). Eine hohe angeborene Reagibilität oder neuronale »Filterstörung« für körperliche Missempfindungen einerseits und Erziehung und Prägung hinsichtlich der eigenen Verletzlichkeit und Selbstunwirksamkeit andererseits können als Ursachen für eine erhöhte Anfälligkeit nebeneinander existieren. Die äußeren und zeitlich begrenzten Stressoren, die auf diesen Diathese-«Boden« fallen, können dabei individuell und zeitlich variieren. Das Modell ermöglicht, unterschiedliche Verläufe abzubilden, aber auch

Einflussnahmen durch alternative Behandlungsansätze und Interventionen aufzuzeigen. So kann sich eine Haltung »radikaler Akzeptanz« hinsichtlich der individuellen Sensitivität und schnellen Irritierbarkeit für körperliche innere Prozesse daraus ebenso ableiten wie die Notwendigkeit einer begleitenden medikamentösen Behandlung zur Verbesserung der emotionalen Instabilität und des Reizschutzes. Auch können sich Implikationen für den Abbau äußerer wie innerer Stressoren ergeben, wie z. B. Umstellung der Lebensführung oder Abbau perfektionistischer Leistungsansprüche.

Kognitiv-behaviorale Erklärungsmodelle

In den kognitiv-behavioralen Erklärungsmodellen wird ein besonderes Augenmerk auf die Bedeutung von Grundannahmen für die Entwicklung psychischer Erkrankungen gelegt, die sich in den Behandlungskonzepten für spezifische Angsterkrankungen wiederfinden (s. Bleichardt & Weck, 2010; Becker & Hoyer, 2005; Becker & Margraf, 2002; Stangier et al., 2006). Diese stützen sich insbesondere auf die Theorien von Aaron

T. Beck (z. B. 1976), der sich mit der Entwicklung automatischer dysfunktionaler Kognitionen auf dem Boden von Grundannahmen und Schemata auseinandersetzte und damit den Grundstein für zahlreiche Weiterentwicklungen der KVT, z. B. CBASP (McCullough, 2000) oder Schematherapie (Young, 1990), legte. Ebenfalls von Bedeutung sind hier die Modelle von David M. Clark und Adrian Wells (1995), die sich z. B. bei der Erklärung für Entstehung und Aufrechterhaltung einer Soziophobie auf die fehlerhafte antizipatorische und nachträgliche Informationsverarbeitung konzentrierten. Sie fokussierten damit auf einen wesentlichen Aspekt, der sich später auch in dem Therapieansatz der Metakognitiven Therapie von Adrian Wells (2000) u. a. bei Generalisierter Angststörung wiederfindet. Dennoch reichen diese Erklärungskonzepte nicht vollständig aus, um die Entwicklung einer Angsterkrankung umfassend herzuleiten oder Aussagen über die Gewichtung einzelner Faktoren als Entstehungsbedingungen zuzulassen.

Das individuelle Erklärungsmodell auf der Grundlage einer Mehrebenenbetrachtung (SORKC)

Um dieser Vielschichtigkeit der Problemanalyse, der daraus ableitbaren Therapieplanung und der Komplexität eines individuellen Lebens gerecht zu werden, empfiehlt es sich, die bislang vorgestellten Erklärungskonzepte um ein individuelles Entstehungs-Bedingungs-Modell im Sinne einer Mehrebenenbetrachtung (SORKC-Modell) zu erweitern. Dieses SORKC-Modell von Kanfer und Saslow (1969, 1974) ist ein Verhaltenskonstrukt, in dem fünf Variablen als Grundlage von Lernvorgängen konstatiert werden: Zunächst geht es um die spezifischen Merkmale der auslösenden Situation (S), die auf den Boden sogenannter Organismusvariablen (O), den biologischen und lerngeschichtlichen Prägungen, zu einer kognitiven, emotionalen und behavioralen Reaktionskette (R) führen. Die Regelmäßigkeit, mit der das Individuum mit diesem

Verhalten auf die Situationsmerkmale reagiert, wird durch die Kontingenz (K) beschrieben. Zuletzt werden die Konsequenzen (C), die internal oder interaktionell auf das gezeigte Verhalten folgen, reflektiert. Im deutschen Sprachraum gilt das Kanfer'sche SORKC-Modell in der Psychologie mittlerweile als Standardmethode. Es prägte damit einen Erklärungsansatz, welcher sowohl den Erwerb als auch die Aufrechterhaltung pathologischen Verhaltens und dysfunktionaler Kognitionen mit einbezieht.

Dabei bleibt zu beachten, dass sich die aufrechterhaltenden Bedingungen einer Symptomatik vom Entstehungszusammenhang loslösen können und so während der Krankheitsentwicklung ganz andere Dimensionen annehmen. Dieses Prinzip wurde bereits in den beschriebenen Teufelskreis-Modellen verdeutlicht. Nicht immer stellen die Problemursachen die entscheidenden Variablen in erfolgreichen verhaltenstherapeutischen Behandlungen dar. Ebenso und insbesondere sind es die aufrechterhaltenden Bedingungen des Problemverhaltens, die in den Fokus der Behandlung geraten sollten.

Vom störungsspezifischen zum individuellen Erklärungsmodell

In diesem Kapitel stellen wir nun einen Therapieabschnitt vor, der sich der motivationalen Klärung und Zieldefinition unmittelbar anschließen sollte. Darin werden Interventionen zur Entwicklung eines Erklärungskonzeptes vorgestellt, die sich aus den oben vorgestellten theoretischen Konstrukten ableiten. Die allgemeingültigen und im weiteren Verlauf auf die individuelle Lebensgeschichte adaptierten Erklärungsmodelle vermitteln eine Plausibilität der Erkrankung, die häufig zu einer ersten deutlichen Entlastung der Patient:innen führt. Verantwortlich dafür sind im Wesentlichen zwei Wirkfaktoren: »Universalität des Leidens« (»Auch anderen Menschen geht das so!«) und »Kontrolle durch Verstehen« (»Deshalb reagiere ich so!«). Insbesondere die Erfahrung von Kontrolle und Selbstwirksamkeit stellen im weiteren Verlauf einer Angstbehandlung eine sehr wichtige Säule der Therapie dar.

Zunächst vermitteln wir mithilfe eines störungsspezifischen allgemeingültigen Teufelskreises unseren Patient:innen das Wirkprinzip selbstverstärkender Feedbackschleifen, die in einen Angstkreislauf münden und fast folgerichtig bei vielen Menschen starke Angstreaktionen auslösen.

In den störungsspezifischen Selbstbeobachtungsprotokollen vertiefen sie dann ihre Erkenntnisse über den Zusammenhang zwischen Gedanken, Gefühlen und körperlichen Reaktionsmustern und der langfristigen Dysfunktionalität ihres Vermeidungsverhaltens. Gleichzeitig bietet die Selbstbeobachtung eine erste Konfrontation mit den angstauslösenden Körperempfindungen und Katastrophengedanken. Sie durchbricht damit in einem ersten Schritt die Vermeidung als zentrales Problemverhalten bei Angststörungen.

Weiter verdeutlichen wir durch das Diathese-Stress-Modell (Zubin & Spring, 1977) die Bedeutung überdauernder Stressoren und chronischer Anspannung für den Ausbruch einer akuten Angststörung.

In den kognitiv-behavioralen störungsspezifischen Erklärungskonzepten werden die Erkenntnisse aus den Teufelskreis- und Diathese-Stress-Modellen aufgegriffen und mit der Bedeutung biographischer Erfahrungen im Sinne eigener Leitlinien und Prägungen zu einem Gesamtkonzept zur Erklärung von Auftritt und Fortbestehen einer Erkrankung verbunden. Komplettiert werden diese Modelle durch den Fokus auf die Wirkungsweise von Grundannahmen und kognitiven Schemata.

In dem – in Anlehnung an das SORKC-Modell entwickelte – Entstehungs-Bedingungs-Modell wird eine Multiperspektivität der Problematik ermöglicht. Die Erweiterung dieses Erklärungsansatzes besteht insbesondere in der Erklärung, durch welche Verstärkerpläne im Sinne mittelbarer und unmittelbarer Konsequenzen ein Problemverhalten (z. B. Vermeidung oder Kontrolle) aufrechterhalten wird. Das Modell bezieht dabei sowohl intrapsychische als auch Person/Umwelt-Interaktionen in die Erklärung mit ein.

Der chronologische Aufbau der hier vorgestellten Erklärungsansätze mit seinen entsprechenden Arbeitsblättern fungiert damit ähnlich wie ein Zoom, der immer mehr Aspekte und Facetten eines Gesamtbildes scharf stellen und ins Augenmerk rücken kann.

Somit helfen die Erklärungsmodelle – vom allgemeingültigen bis zum individuellen – ein Verständnis für die Entwicklung und Aufrechterhaltung der Angststörung aus der Vergangenheit abzuleiten und ermöglichen damit eine zukunftsorientierte Ausrichtung zum problemorientierten Handeln.

Arbeits- und Informationsmaterial

INFO 15 Die drei Ebenen der Angst

Das Informationsblatt (angelehnt und modifiziert nach Morschitzky, 2009) veranschaulicht Patient:innen, was auf physiologischer, kognitiver und behavioraler Ebene während einer Angstattacke in Körper und Seele passiert. Es wird ein Verständnis darüber angestrebt, dass eine Angstreaktion grundsätzlich eine ungefährliche und sinnvolle Vorbereitung des Körpers auf eine Gefahrensituation (real oder vorgestellt) darstellt. Das Arbeitsblatt bietet sich als Hausaufgabe zur Informationsvermittlung an, kann aber auch von Therapeut:innen genutzt werden, um die einzelnen Symptome gemeinsam mit ihren Patient:innen zu sammeln und den drei Ebenen zuzuordnen.

INFO 16 Wie funktioniert der Teufelskreis der Angst?

Das Arbeitsmaterial bietet eine Zusammenfassung typischer Stressreaktionen und erläutert detailliert die psychologischen und neurobiologischen Prozesse in der selbstverstärkenden Feedbackschleife. Dieses Arbeitsblatt ist für Patient:innen als Hausaufgabe einsetzbar und kann als »Teachback« (im Sinne einer eigenen Zusammenfassung des Gelernten durch den Patient:innen) zur Vertiefung der Psychoedukation genutzt werden.

AB 9 Teufelskreis der Angst
Dieses Arbeitsblatt (angelehnt an Schneider & Margraf, 2008) ist als graphische Darstellung zur Erklärung von Aufschaukelungsprozessen während einer Angstreaktion einsetzbar und kann als allgemeingültiges Modell für alle Subtypen der Angststörungen genutzt werden. Exemplarisch werden auf den folgenden Arbeitsblättern angstspezifische Teufelskreise dargestellt. Darauf aufbauend bietet das letzte Arbeitsblatt dieses Kapitels den Patient:innen eine Möglichkeit, ihren individuellen Teufelskreis zu erarbeiten.

AB 10 Zitronenübung
Das Arbeitsblatt ist eine Handlungsanweisung für Therapeut:innen. Mithilfe dieser Imaginationsübung ist zu verdeutlichen, dass bereits eine Vorstellung ausreicht, um eine körperliche Reaktion unwillentlich zu aktivieren. Weiterhin bietet das Arbeitsblatt Therapeut:innen Anregungen und Vorschläge für Fragen zum geleiteten Entdecken als Abrundung dieser Übung.

AB 11 Hyperventilationsübung
Das Arbeitsblatt dient der Erklärung, welche physiologischen Prozesse während einer Hyperventilation ablaufen und wie der Körper in der Regel selbstständig gegensteuert und wie eine Hyperventilation zu durchbrechen ist. Grundsätzlich bietet sich vor der psychoedukativen Intervention eine Selbsterfahrung zur Hyperventilation an, sofern keine medizinischen Kontraindikationen bestehen.

AB 12 Selbstbeobachtungsprotokolle
Die Selbstbeobachtungsprotokolle sind abgestimmt auf die verschiedenen Subtypen der Angststörungen. Hierdurch wird die Reflexion dysfunktionaler Angstkognitionen und des damit verbundenen Problemverhaltens sowie der kurz- und langfristigen Konsequenzen reflektiert. Die Selbstbeobachtungsphase stellt in der Regel bereits für viele Patient:innen eine erste Konfrontation »in sensu« dar und ist damit unerlässlich für die späteren Konfrontationsübungen »in vivo«. Außerdem dient sie zur weiteren Klärung der Veränderungsbereitschaft.

AB 13 Vulnerabilitäts-Stress-Modell
Das Vulnerabilitäts-Stress-Modell (angelehnt an Zubin & Spring, 1977) ermöglicht die Entwicklung eines störungsübergreifenden Störungsmodells. Es legt einen Fokus auf die Bedeutung überdauernder Belastungs- bzw. Stressfaktoren für den Ausbruch von psychischen Erkrankungen. Dieses Arbeitsblatt dient der Reflexion individueller Belastungsfaktoren. Optimalerweise erarbeiten Sie das VSM gemeinsam im geleitenden Entdecke am Flipchart. Es ist jedoch auch als Hausaufgabe zu nutzen.

AB 14 Kognitiv-behaviorale Gesamtmodelle
Die Kognitiv-behavioralen Gesamtmodelle konzentrieren sich insbesondere auf die Rolle der automatischen Gedanken, Metakognitionen und Schemata in der Entstehung von soziophobischen, generalisierten und hypochondrischen Ängsten sowie deren Aufrechterhaltung durch Metakognitionen und Sicherheitsverhalten. Diese Erklärungsmodelle greifen in der Zusammenfassung die Erkenntnisse der Selbstbeobachtungsphase auf und stellen sie in einen kausalschlüssigen Gesamtzusammenhang. Es bietet eine Grundlage, therapeutische Ziele daraus abzuleiten. Über die vorgegebenen Beispiele können Therapeut:innen das Prinzip vermitteln und im geleiteten Entdecken auf die individuellen Prägungen und Prozesse übertragen lassen.

INFO 17 Instruktion individuelles Erklärungsmodell
Das Arbeitsblatt ist eine Handlungsanweisung und greift zum Abschluss der Psychoedukations- und Erklärungsphase die biografischen Leitlinien der Störungsentwicklung auf. Es ermöglicht, Prädispositionen, Prägungen und Persönlichkeitsstile zu reflektieren, die den Ausbruch einer Erkrankung begünstigt haben.

AB 15 Individuelles Erklärungsmodell

Das individuelle Erklärungsmodell ist als Tool zur Übertragung der individuellen Entstehungs-, Auslöse- und aufrechterhaltenden Bedingungen vorgesehen. Dadurch wird eine Grundlage geschaffen, über die symptomorientierte Behandlung hinaus Hintergrundziele zu erkennen und in der Therapieplanung zu berücksichtigen.

Die drei Ebenen der Angst

(1) Körperlich-physiologische Ebene

Stresshormone, besonders Adrenalin und Cortisol werden vermehrt ausgeschüttet, sobald der Mensch in Gefahr gerät oder sich in Gefahr glaubt. Der Grund dafür ist eine evolutionär angelegte Überlebensreaktion des Körpers auf Angst als sinnvolles Warnsignal, die den Körper für maximale Leistungsbereitschaft im Sinne einer Kampf- oder Fluchtreaktion rüstet.

Der Organismus wird nach einer Schrecksekunde innerhalb kürzester Zeit in Alarmbereitschaft versetzt. Verantwortlich dafür ist das autonom gesteuerte vegetative Nervensystem, das sich in verschiedene Untersysteme gliedert. Bedeutsam für die Erklärung einer Angstreaktion sind zunächst die sympathischen und parasympathischen Nervensysteme, die als sogenannte Gegenspieler interagieren. Der Sympathikus hat die Aufgabe, den Körper anzuregen und für Hochleistung zu rüsten. Der Parasympathikus hingegen sorgt für Ruhe und Entspannung und setzt nach jeder sympathischen Aktivierung automatisch ein, um dem Organismus eine Erholungsphase zu verschaffen.

Ist die (vermeintliche) Gefahr vorüber und klingt die Angst ab, erlebt die Person einen Zustand von Erschöpfung, der einige Stunden anhalten kann. Die körperliche Mobilmachung geht mit einem veränderten physiologischen (körperlichen) Reaktionsmuster einher, sodass Menschen, die für körperliche Empfindungen sensibilisiert sind, beunruhigt werden. Hierzu gehören der beschleunigte und kräftigere Herzschlag, die Konzentration der Durchblutung auf die zentrale Organgruppen und Muskulatur, die erhöhte Muskelanspannung, Schwitzen etc.

Irrtümlicherweise befürchten die meisten Angstpatient:innen, sie würden in so einem Zustand in Ohnmacht fallen. Das Gegenteil ist der Fall: Sie werden vorübergehend besonders aufmerksam aufgrund der erhöhten Alarmbereitschaft und zu fast übermenschlichen Leistungen fähig, was in einer echten Gefahrensituation auch sehr sinnvoll ist.

Leiden Sie unter einer Angststörung, haben Sie das Problem, mit Ihrer Stressreaktion ungeheure körperliche Energien umsonst zu mobilisieren, d. h. sie nicht tatsächlich in Kampf oder Flucht umsetzen zu können. Das führt zu einer enormen Aktivierung des Herzkreislaufsystems und der Muskulatur, die nicht unmittelbar körperlich abreagiert werden und letztendlich zu einer körperlichen und psychischen Erschöpfung führt.

In dem Bemühen um Wiederherstellung des körperlichen Gleichgewichts steuert der Parasympathikus einer Alarmreaktion unmittelbar entgegen. Dabei wird das Herzkreislaufsystem wieder runterreguliert, der Herzschlag verlangsamt sich, und die Muskelspannung lässt nach (welches am ehesten einem Schwäche- und Ohnmachtserleben Vorschub leistet). Die Magen-Darm-Tätigkeit wird wieder gesteigert und damit nicht selten Übelkeit, Harn- und Darmdrang ausgelöst.

Nach einer gewissen Zeit ist das physiologische Gleichgewicht aber wieder hergestellt. Panikattacken dauern selten länger als eine halbe Stunde, in der Regel ohnehin wesentlich kürzer an. Manche Angstpatient:innen können nach einer Panikattacke spontan drei bis vier Stunden schlafen.

Hormonelle Veränderungen lassen sich noch stundenlang im Blut nachweisen. Vorübergehend kommt es auch zur Unterdrückung der Immunabwehr.

Die drei Ebenen der Angst

(2) Die kognitive Ebene: Gedanken, Vorstellungen, Bewertungen, Überzeugungen
Unsere Gedanken und Vorstellungen wirken sich ebenso auf unsere Gefühle und körperlichen Reaktionen aus wie umgekehrt. Beispiel: Bei der Vorstellung, in eine Zitrone zu beißen, ihrer Farbe, ihres Geschmacks, werden Sie in kürzester Zeit auch das entsprechende Gefühl (z. B. Angst vor Säure, Verlangen) und entsprechende Körperreaktionen verspüren. Bei traurigen Erinnerungen kommt Traurigkeit auf. Bei der Vorstellung eines angenehmen Ereignisses werden Sie Freude spüren.

Auslöser einer Angstreaktion – intern wie extern – werden mit einer Gefahr assoziiert (»Das Herzrasen ist gefährlich!«, »Ich habe bestimmt eine gefährliche Erkrankung!«, »Ich kippe gleich um!«, »Ich werde mich furchtbar blamieren!«). Erst dadurch entstehen Gefühle wie Angst, Ohnmacht, Hilflosigkeit.

Nach einem Angstanfall sind daher die meisten Menschen zunächst auf Katastrophengedanken fixiert und beschäftigen sich fortan mit Vorstellungen, die zu angstspezifischen und extrem verzerrten Fehlinterpretationen führen: »Ich bin hilflos meinen Angstsymptomen ausgeliefert!«, »Ich bin krank!«, »Ich habe keine Kontrolle mehr!«.

Folgende kognitive Muster begünstigen Panik:

- Sie denken zu viel an Angstsituationen, zum Beispiel das bevorstehende Einkaufen im Supermarkt oder die bevorstehende Flugreise und verknüpfen dies mit der Erwartung, die Symptome nicht zu ertragen und nichts dagegen tun zu können (z. B. atmen). Dies führt zu einer Steigerung Ihrer Erwartungsangst.
- Sie beachten unaufhaltsam bestimmte Körperempfindungen, wie Herzschlag oder Schwindel. Indem Sie sich gedanklich darauf fixieren, beeinflussen Sie ihren Herzrhythmus und reagieren mit einer physiologischen Stressreaktion.
- Sie befürchten weitere Angstzustände. Ihre Angst vor der Angst führt zu einem erhöhten Erregungsniveau, das nicht nur die Wahrscheinlichkeit eines Panikanfalls erhöht, sondern auch die Lebensführung einschränkt.
- Sie sprechen permanent über Ihre Angst. Es ist zwar entlastend, über das innere Erleben mit einer vertrauten Person zu reden; dies sollte jedoch nicht anhaltend und ausufernd geschehen, denn sonst wird durch die negative Denkspirale die innere Anspannung aufrechterhalten.
- Sie fixieren sich immer stärker auf Angstquellen im Körper und in Ihrer Umgebung.
- Informationen über Unglück, Krieg, Katastrophen, negative Entwicklungen, körperliche Missempfindungen können sensible Menschen grundsätzlich stärker erregen als Menschen mit einer geringen Reaktionsbereitschaft.
- Der Bewegungsradius schränkt sich ein, das Lebensgefühl wird deprimiert, die Fixierung auf Gefahren- und negative Situationen nimmt zu (Tunnelblick) und negative Bewertungen und Gedanken stehen im Vordergrund.

Die drei Ebenen der Angst

(3) Motorische und Verhaltensebene

Beim Angsterleben zittern vielen Menschen Hände oder Beine. Die Muskelspannung nimmt zu, bei vielen entsteht ein Bewegungsdrang und das Bedürfnis, nervös herumzulaufen. Andere erstarren in ihrer Anspannung bis zur vollständigen Bewegungslosigkeit.

Nur etwa 30 Prozent der Panikpatient:innen haben wiederkehrende Panikattacken, das heißt, dass sich ein Angstanfall bis zu einer extremen Stressreaktion hochpeitscht. Die Mehrzahl meidet in der Folge alle Situationen, die eine Angstattacke auslösen könnten oder flieht daraus beim ersten Auftreten von Angst und Unruhe. Dadurch entwickeln sich Verhaltensmuster in Situationen, die Sie mit einer Angstreaktion in Verbindung bringen:

- Fluchtverhalten beim ersten Anzeichen von Angst
- Vollständiges Meiden von Angstsituationen, wie Tunnel, Kaufhäuser oder Alleinsein
- Indirektes Vermeidungsverhalten, indem Sie Sicherheitsobjekte wählen (Begleitpersonen, WC-, Ärzte-, Apotheken-, Krankenhausplan für den Weg, fluchtbereite Platzwahl in Türnähe, Notfallmedikamente, Sonnenstudio, Schirmmützen, lange Haare bei sozialen Ängsten etc.)
- Vorbeugendes Einnehmen von angstlindernden Medikamenten oder Alkohol zur Dämpfung der Angst
- Notarztrufe bei einer Panikattacke, Rückversicherung durch Arztbesuche
- Hilfsmittel, die als Sicherheitsanker (Wasserflasche, Handy etc.) dienen

Diese Strategien unterbrechen kurzfristig Ihre Angst und es entsteht zunächst das Gefühl der Erleichterung. Darunter nimmt das Vermeidungsverhalten als erlernte Strategie jedoch zu und weitet sich auf andere angstbesetzte Bereiche aus.

Auf mittlere Sicht verstärkt Meiden allerdings auch die Angstbereitschaft und wird zum »Allheilmittel« gegen die Angst, die sich durch mangelnde Bewältigungserfahrungen immer mehr ausweitet. Erst nach geraumer Zeit erkennen Angstpatient:innen, dass ihr Sicherheitsverhalten in Wirklichkeit keine Rettungsmanöver, sondern Angstverstärker sind.

Wie funktioniert der Teufelskreis der Angst?

Ein Angstkarussell wird grundsätzlich durch einen äußeren oder internen Reiz in Gang gesetzt. Äußere Auslöser können Situationen sein, mit denen Sie unmittelbar konfrontiert sind (Treppensteigen, U-Bahn-Steig, ein einfahrender Zug, eine Gruppensituation, ein Publikum, dem Sie gegenüber stehen etc.). Als innere Auslöser demgegenüber bezeichnen wir Vorstellungen von einer bevorstehenden Situation (wie eine Rede halten, U-Bahn fahren) oder körperliche Missempfindungen (beschleunigter Herzschlag, Stechen in der Brust, Kribbeln in den Fingern etc.) oder auch angstbesetzte aufdringliche Gedanken (»Der Arzt könnte etwas übersehen haben«, »Ich bin nicht gut vorbereitet und werde mich blamieren«). Innere oder äußere Reize können als Auslöser eine Stress-/Angstreaktion hervorrufen, die sich bis zu Panikattacken steigert.

Nun reicht jedoch die Wahrnehmung eines Reizes, wie aversiv er auch sein mag, alleine nicht aus, um eine physiologische Stressreaktion zu aktivieren und damit Angstsymptome zu verstärken. Erst die Bewertung dieses Reizes als *gefährlich, nicht lös- oder überstehbar* führt zu verstärkten Angstgefühlen, die Signalcharakter für das Ingangsetzen einer physiologischen Flucht-/Kampfreaktion haben.

Was passiert nun in unserem Körper, um ihn auf Kampf oder Flucht vorzubereiten?

Hier spielt das vegetative (autonome) Nervensystem eine wichtige Rolle: Es regelt insbesondere die Funktionen der inneren Organe, die wiederum für die Atmung, den Herzschlag und die Verdauung zuständig sind. Diese Steuerung läuft unbewusst ab und wird nicht willentlich gesteuert.

Unser Körper hat innerhalb des vegetativen Nervensystems zwei sich ergänzende Systeme, die diese inneren Vorgänge regulieren – den Sympathikus, der hauptsächlich aktivierend wirkt und seinen »Gegenspieler«, den Parasympathikus, der dämpfend und entspannend wirkt. Im Falle einer Angst auslösenden Situation verarbeitet unser Gehirn die Information, dass eine »Gefahr« droht und setzt Adrenalin frei, welches wiederum den Sympathikus »aktiviert«.

Unsere neurobiologischen Prozesse für Kampf oder Flucht setzen sich in Gang, unabhängig der Unterscheidung einer realen (wildes Tier) von einer fehlinterpretierten Gefahr (S-Bahn-Fahrt, Sorge vor Blutentnahme etc.). Das ist ein evolutionär angelegtes und sinnvolles Reaktionsmuster, denn im Ernstfall kann eine Überprüfung der Gefahrenlage zu lange dauern. Daher ist zuerst eine schnelle Reaktion auf eine »Gefahr« gefragt.

Die Folge der Adrenalinfreisetzung sind physiologische Veränderungen, mit denen der Körper Energie bereitstellt, um sich auf eine Flucht oder einen Kampf vorzubereiten. Dazu werden unterschiedliche Prozesse in Gang gesetzt: Die Pupillen erweitern sich, der Herzschlag beschleunigt sich, der Blutdruck steigt (Rauschen in den Ohren, Druckgefühl im Kopf etc.) und die Bronchien erweitern sich (mehr Sauerstoffzufuhr, kann auch Schwindel, Druckgefühl auf der Brust verursachen). Die Muskulatur wird stärker durchblutet und angespannt, um Bewegungen vorzubereiten (spürbar als Kribbeln oder auch schmerzhafte Anspannung, Zittern etc.). Schweißausbrüche dienen dazu, den Körper zu kühlen und vor Überhitzung zu schützen. Die Verdauung wird eingestellt, wodurch auch der Speichelfluss reduziert wird (trockener Mund.)

Diese physiologischen Veränderungen laufen nach einem automatischen Muster ab, das sich im Laufe der Evolution als probate Überlebensstrategie in Gefahrensituationen bewährt hat.

Wie funktioniert der Teufelskreis der Angst?

Der Sympathikus ist somit für die Aktivierung, Erregung und Kampf- und Fluchtbereitschaft zuständig. Der anschließend aktivierte Parasympathikus als automatische Reaktion auf die sympathische Inbetriebnahme hingegen sorgt für Entspannung und Beruhigung. Durch seine Anschaltung wird der Körper wieder in den Normalzustand versetzt: Die Pupillen und die Bronchien verengen sich wieder, der Herzschlag verringert sich, der Blutdruck sinkt. Die Muskulatur erschlafft, die Verdauung setzt wieder ein und damit steigt der Speichelfluss. Gleichzeitig sorgt der Parasympathikus dafür, dass der Körper Energie aufbaut, um wieder reaktionsfähig zu sein.

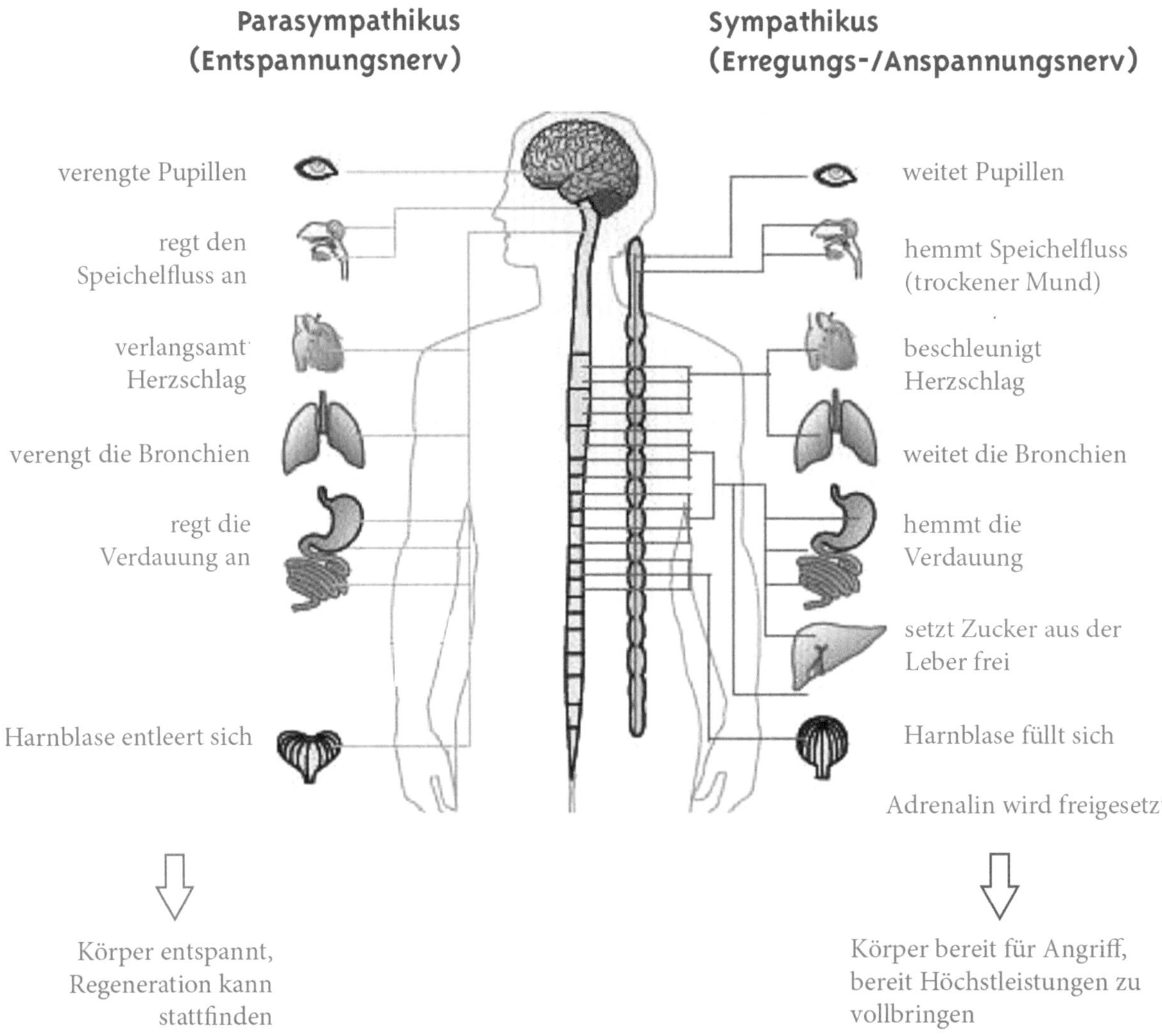

Der Gipfel der maximalen körperlichen Erregung während einer Panikattacke beträgt etwa 90 Sekunden. Diese körperlichen Veränderungen während der sympathischen oder parasympathischen Aktivierung werden erneut wahrgenommen und wiederum als gefährlich bewertet. So schaukeln sich Angst und Stressreaktionen weiter auf.

Auch wenn Sie zunächst hier erfahren, wie man sich in einen Angstkreislauf reinschaukelt, so bestehen verschiedene Ausstiegsmöglichkeiten aus diesem Teufelskreis, die Sie im weiteren Verlauf kennenlernen und auf ihre Wirksamkeit hin überprüfen können.

Teufelskreis der Angst

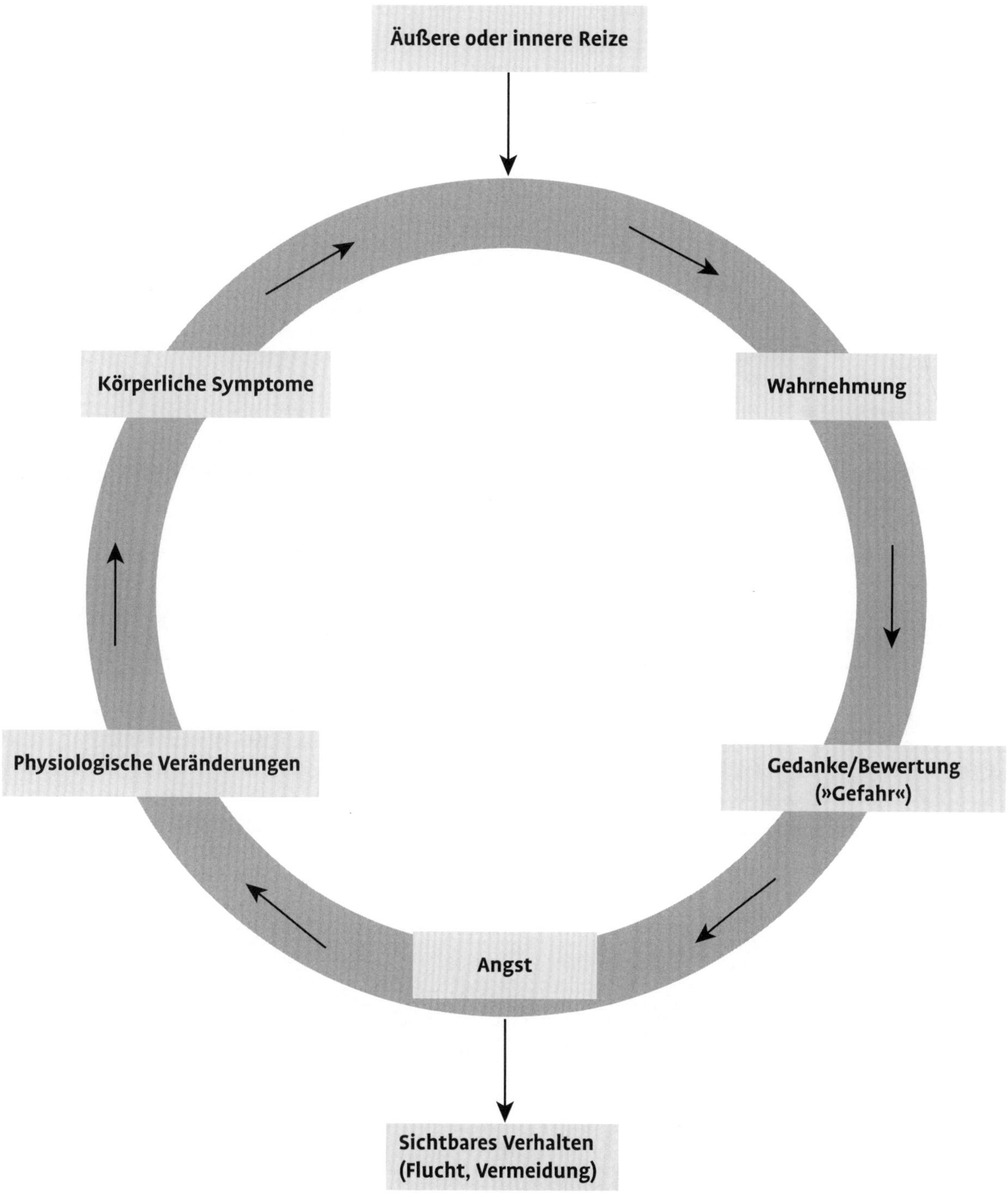

(Nach Margraf & Schneider, 2008)

Teufelskreis der Angst

Teufelskreis am Beispiel der Panikstörung

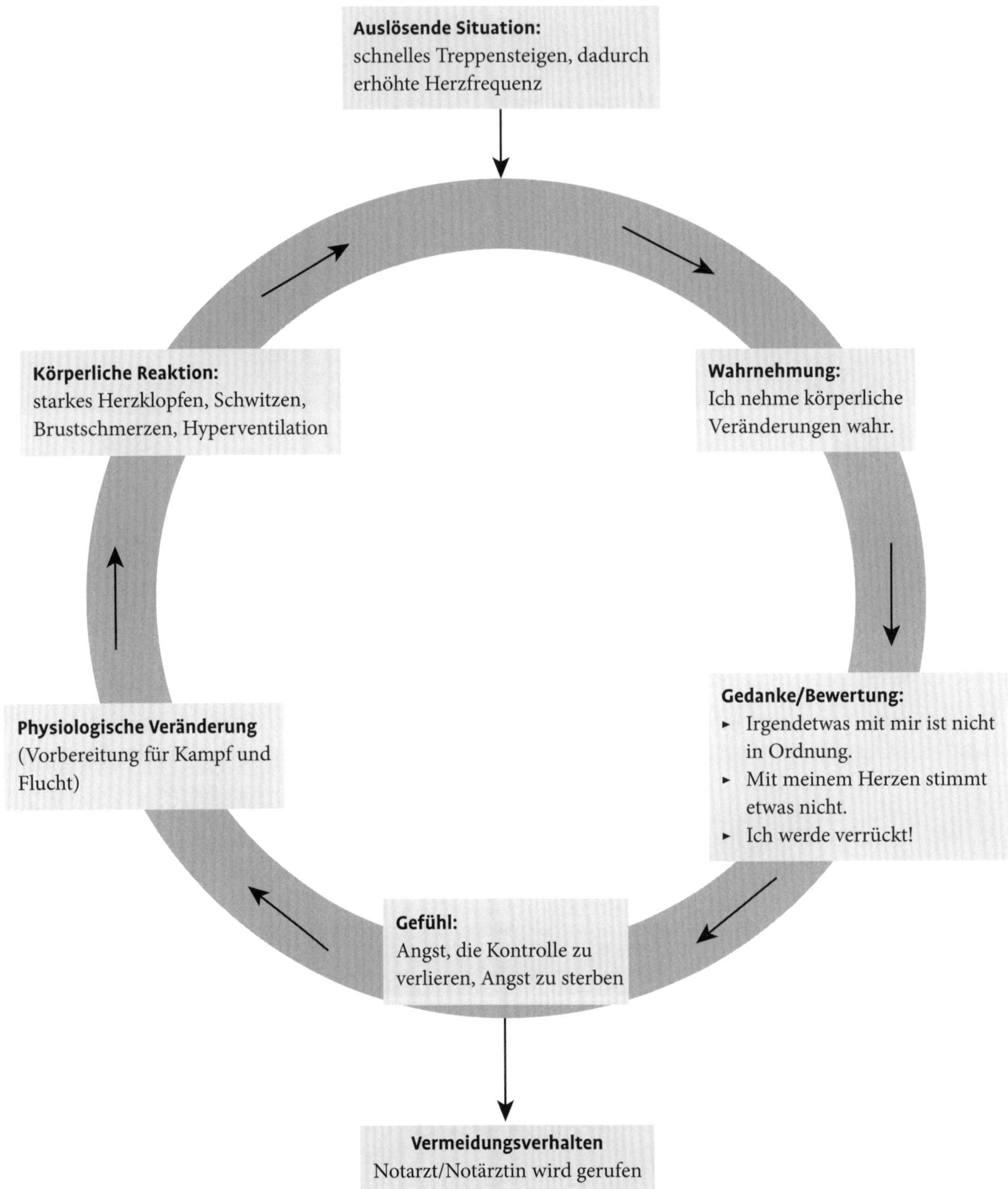

Teufelskreis der Angst

Teufelskreis am Beispiel der Agoraphobie

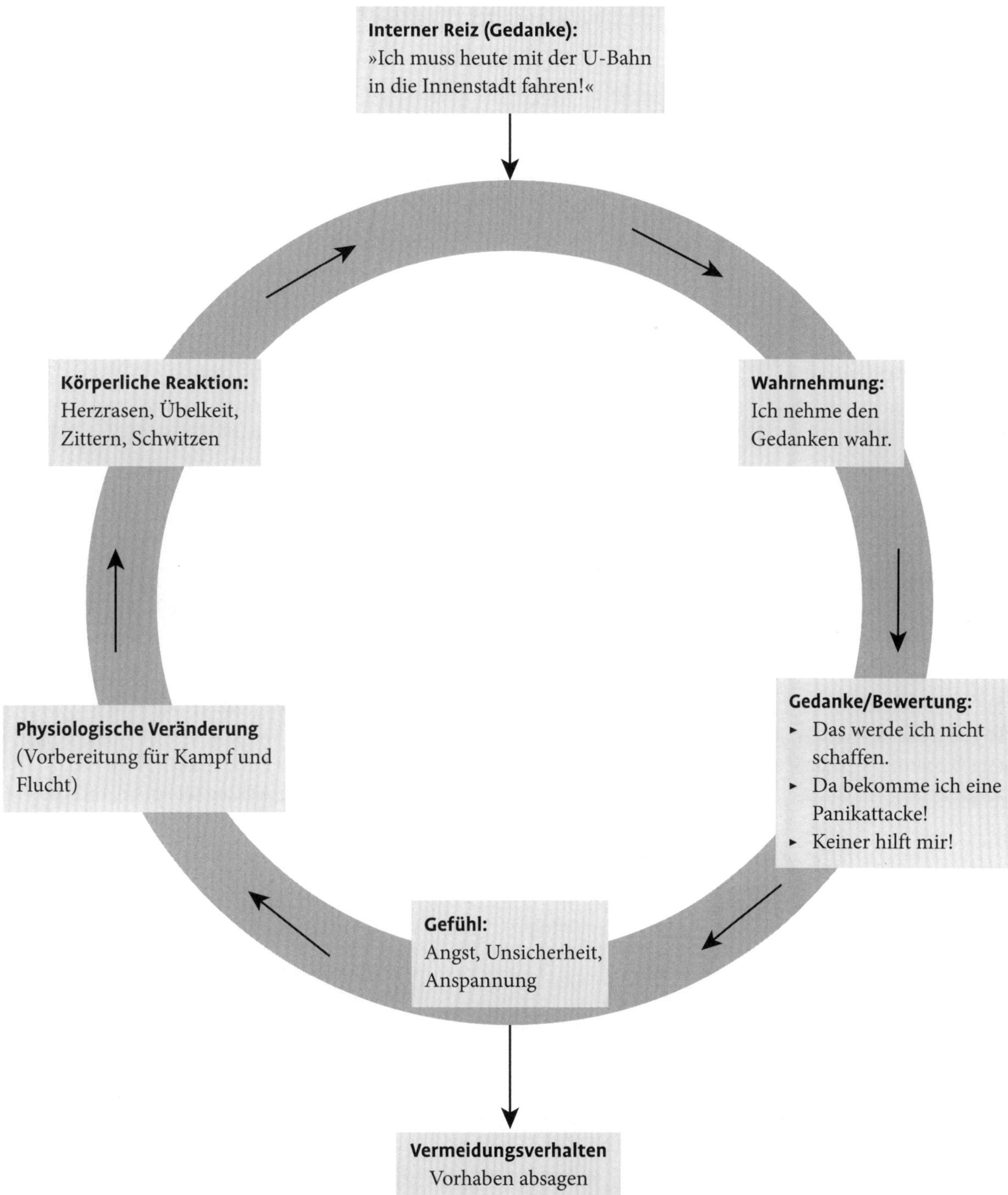

Teufelskreis der Angst

Teufelskreis am Beispiel der Sozialen Phobie

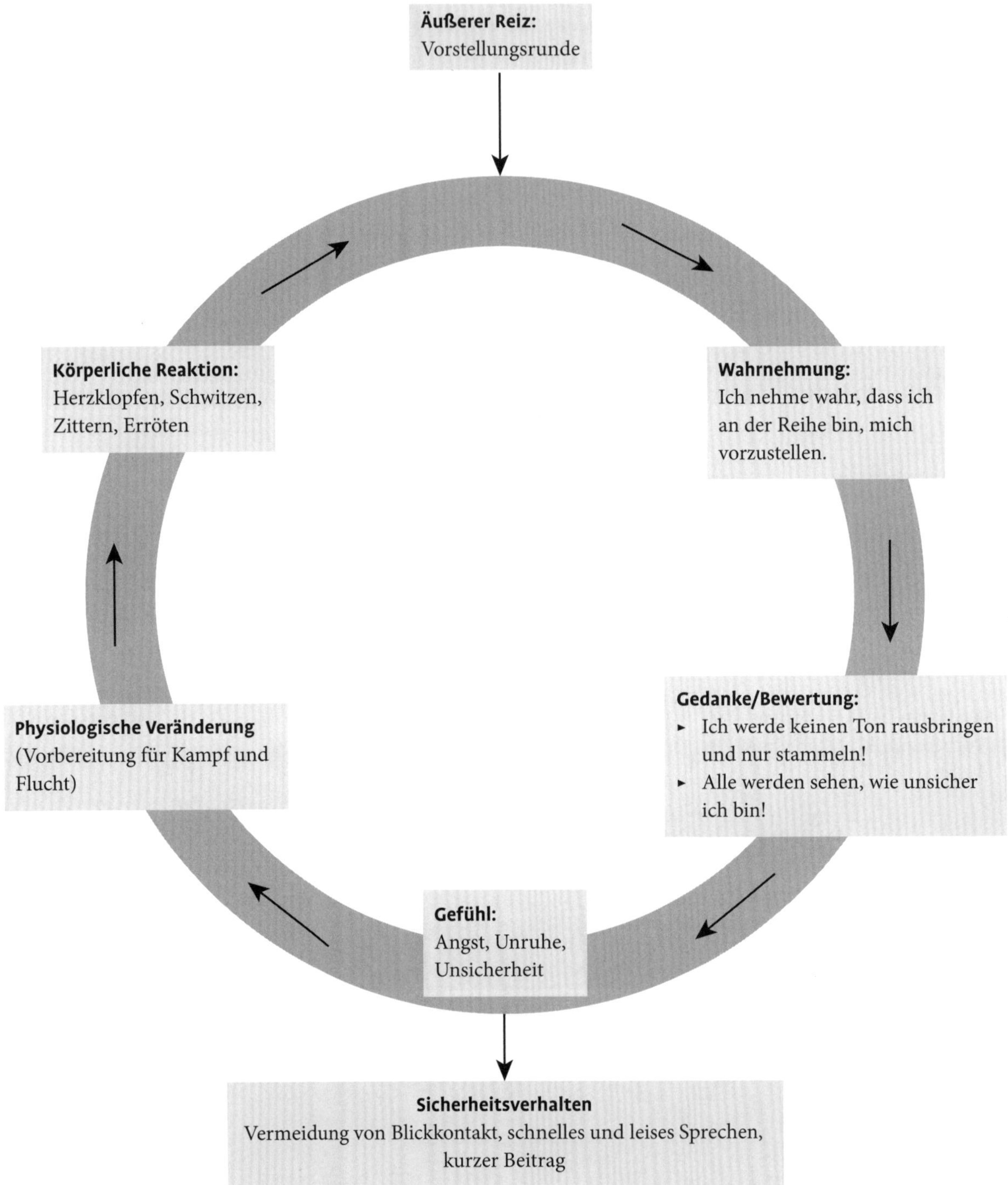

Teufelskreis der Angst

Teufelskreis am Beispiel der Spezifischen Phobie

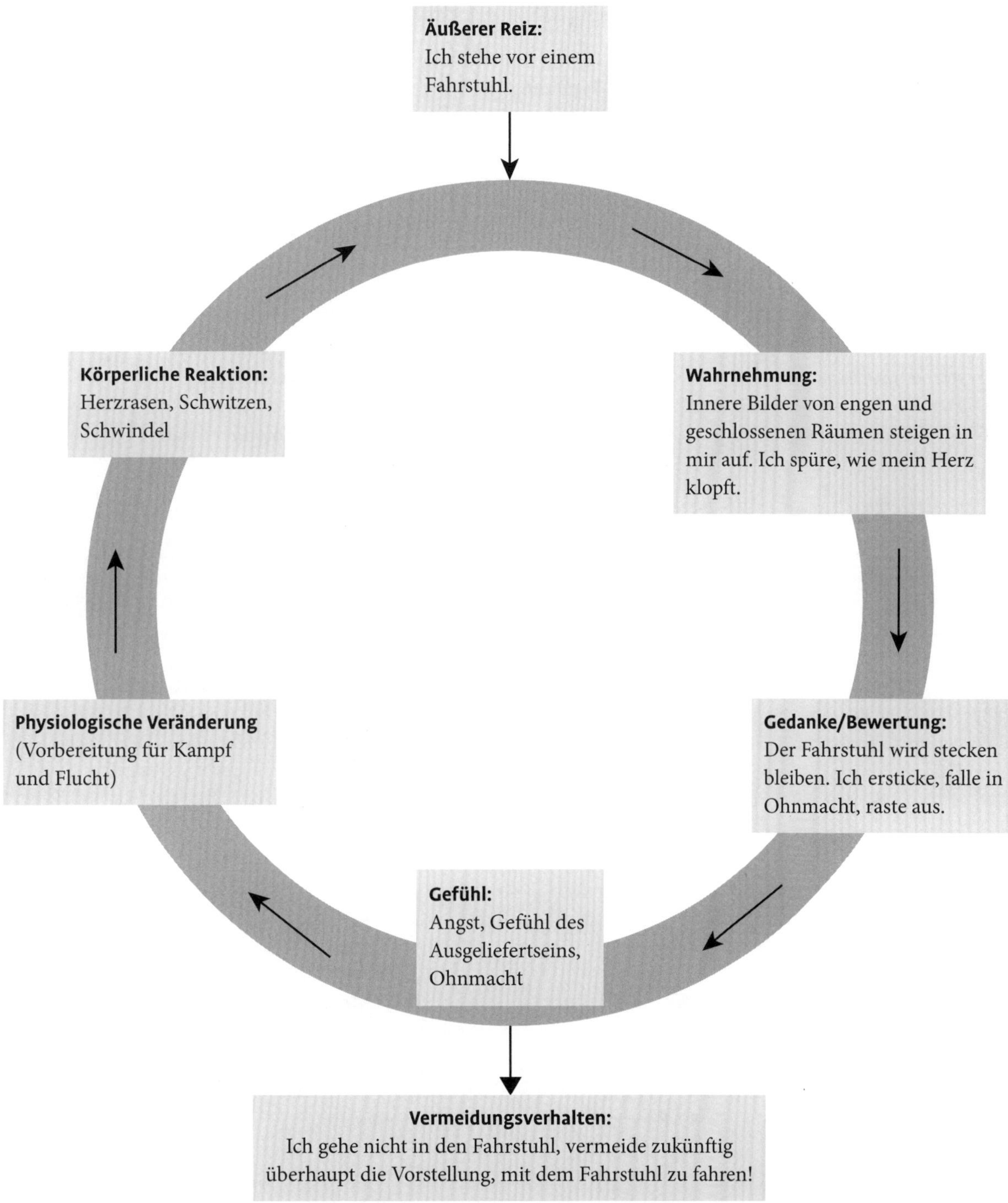

Teufelskreis der Angst

Teufelskreis am Beispiel der Generalisierten Angststörung (GAS)

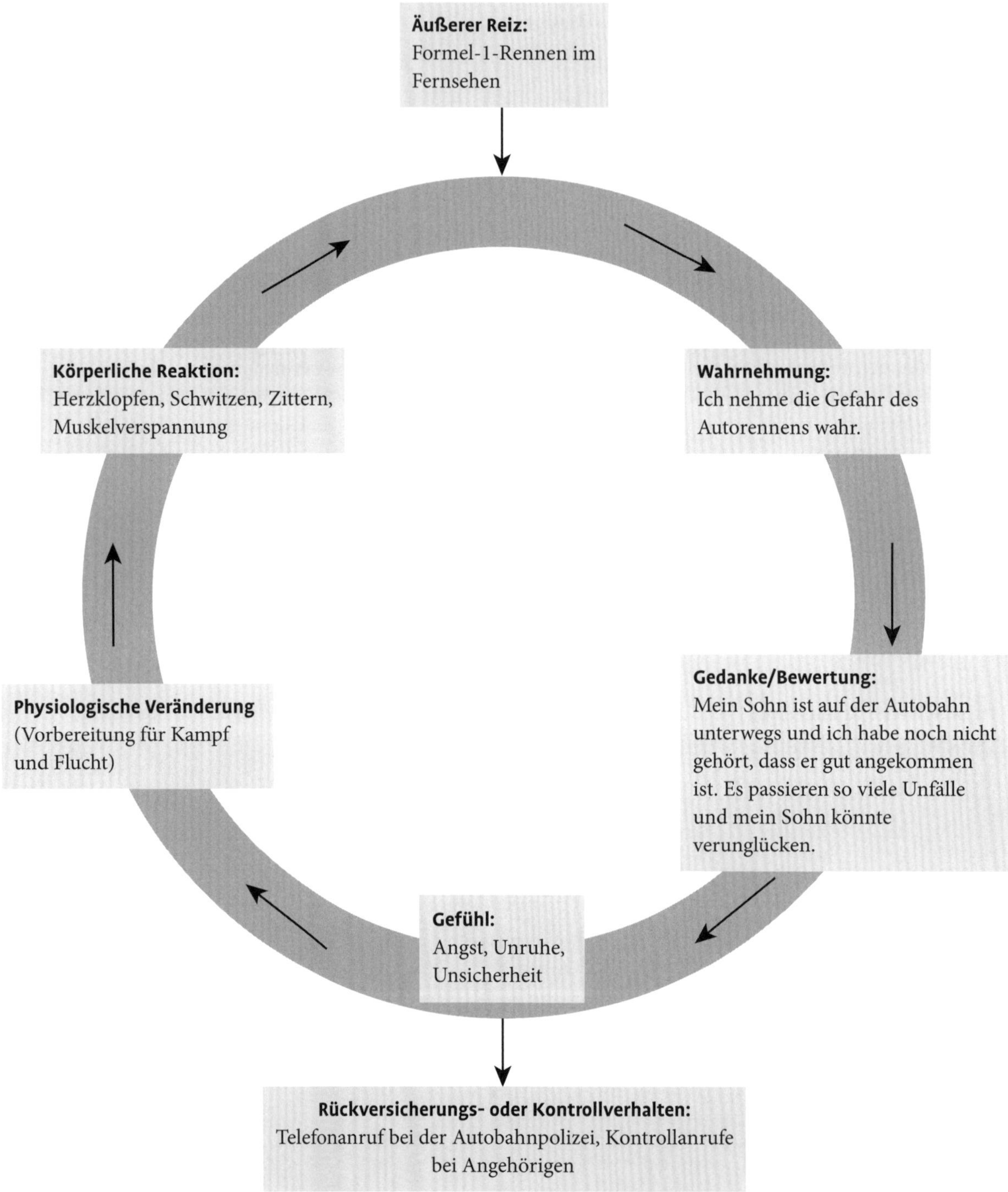

Teufelskreis der Angst

Teufelskreis am Beispiel der Hypochondrie

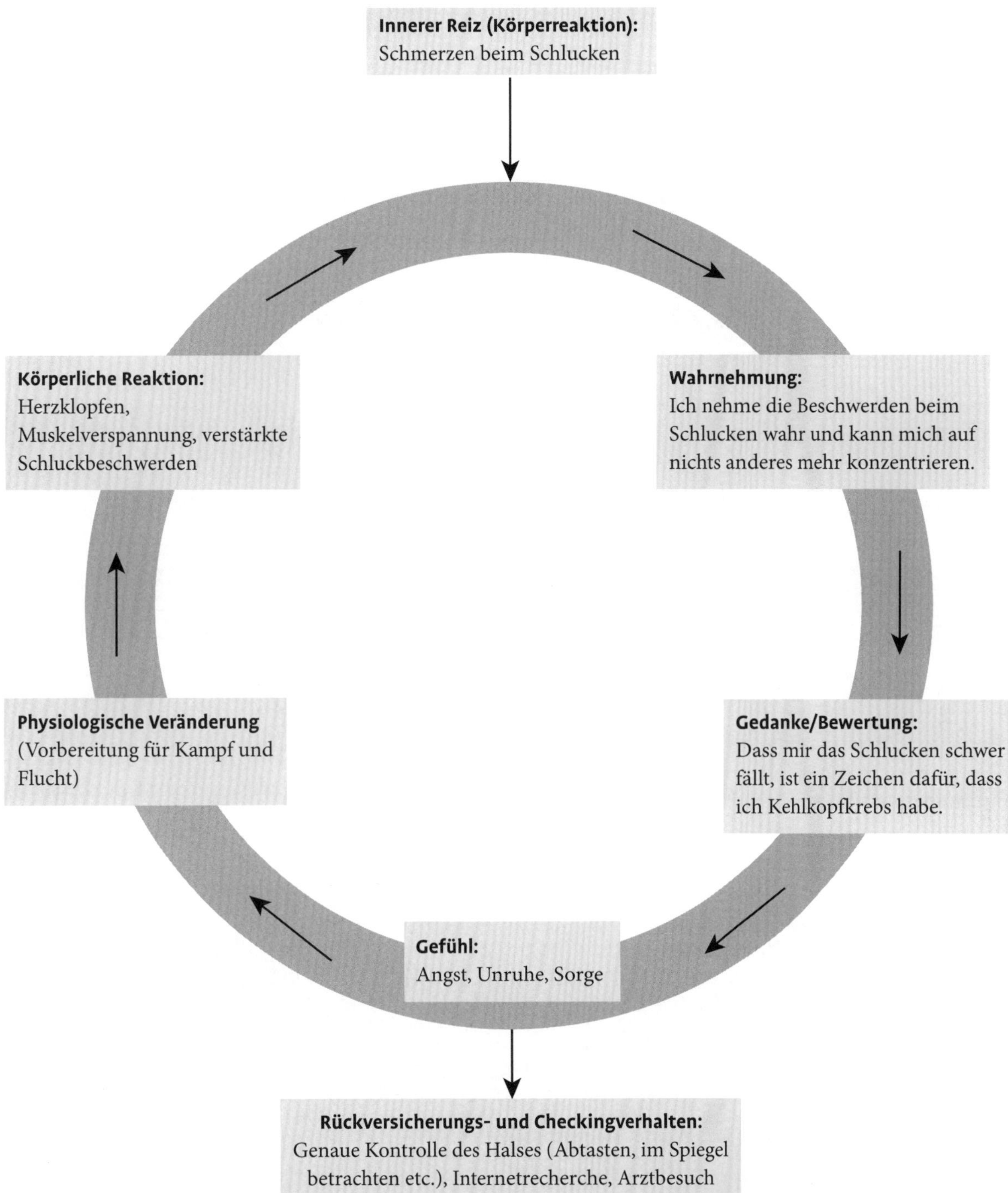

Teufelskreis der Angst

Mein persönliches Teufelskreismodell

Versetzen Sie sich nun einmal in eine Situation der letzten Tage, in der Sie starke Angstgefühle erlebten und notieren Sie auf den verschiedenen Ebenen Ihre Reaktionen (gedanklich, emotional, körperlich und auf der Verhaltensebene):

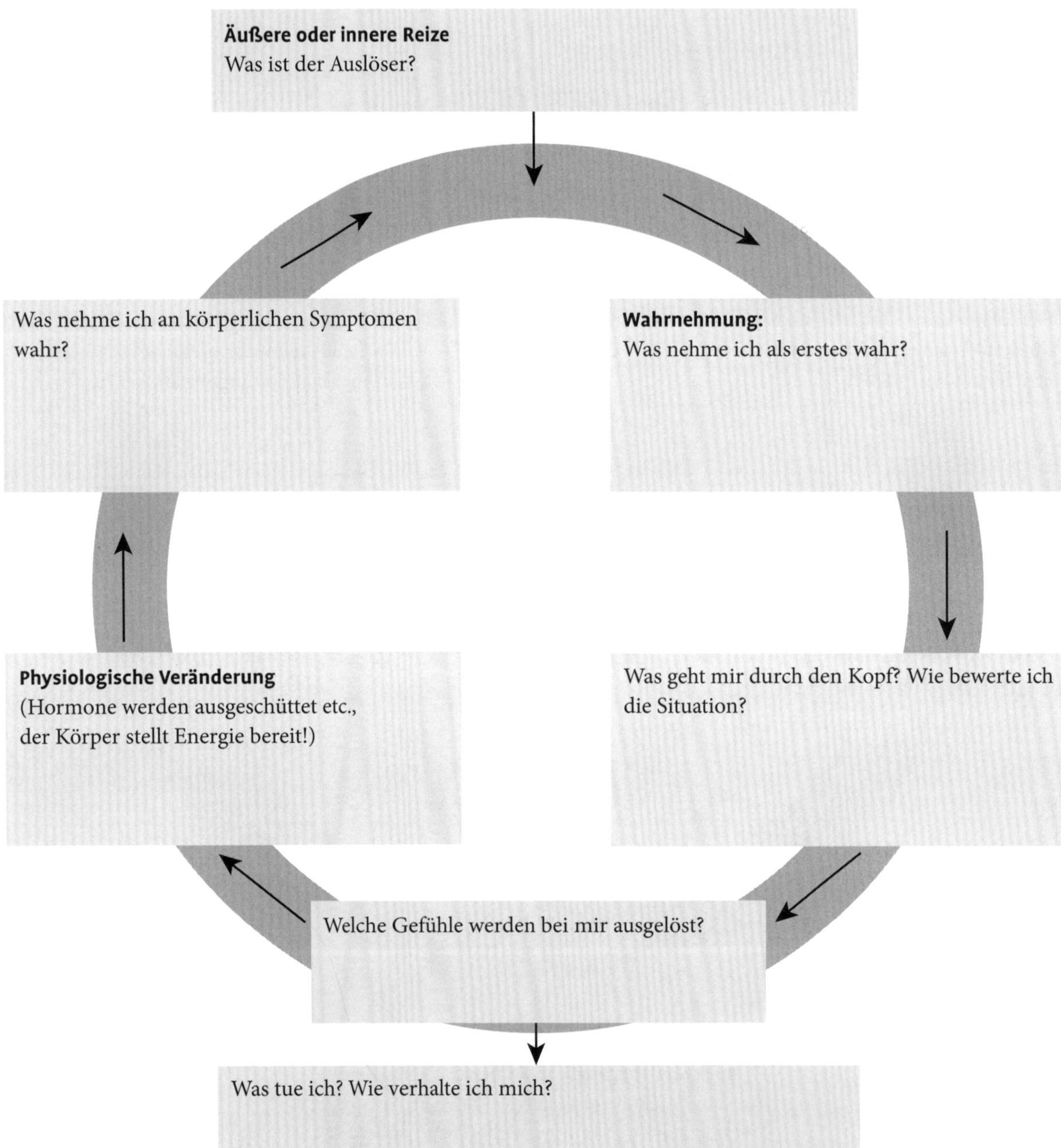

AB 10 • T

Zitronenübung

Ziel dieser Übung ist, zur Erkenntnis zu gelangen, dass …
- ▶ Gedanken und Vorstellungen einen Einfluss auf den Körper haben,
- ▶ allein die Vorstellung schon eine körperliche Reaktion auslösen kann.

Ein kleines Experiment

Übung

»Stellen Sie sich vor, Sie hätten vor sich eine reife, gelbe und saftige Zitrone liegen. Stellen Sie sich weiter vor, Sie nehmen diese in Ihre Hand und drehen sie hin und her. Sie spüren die leicht unebene Schale mit Ihren Fingerspitzen. Stellen Sie sich vor, Sie riechen nun daran. Sie können durch die Schale hindurch das Säuerliche der Zitrone wahrnehmen. Nun nehmen Sie ein Messer und schneiden die Zitrone in zwei Hälften. Der Zitronensaft quillt heraus und Sie sehen das saftige, glitzernde Fruchtfleisch. Sie nehmen die eine Hälfte in Ihre Hand und riechen wieder daran. Nun können Sie schon sehr viel deutlicher die Säure riechen. Sie spüren den klebrigen Saft an den Fingern, vielleicht bemerken Sie auch die Zitronensäure auf der Haut. Nun stellen Sie sich vor, Sie schneiden diese Scheibe in zwei Hälften und lutschen die eine Hälfte herzhaft aus. Kehren Sie nun wieder mit Ihrer Aufmerksamkeit zurück in unsere Sitzung.
- ▶ Konnten Sie sich diese Situation vorstellen?
- ▶ Was ist Ihnen aufgefallen?
- ▶ Welche Reaktionen haben Sie bemerkt?«

Ziel der Vorstellungsübung ist, die autonom gesteuerten und unwillentlichen körperlichen Reaktionen auf dem Boden einer Vorstellung zu veranschaulichen (Speichelbildung, Gänsehaut, Härchen stellen sich auf, Gesichtsmuskulatur spannt sich an …).

Geleitetes Entdecken

»Haben Sie eine Idee, warum ich mit Ihnen diesen Versuch gemacht habe? Was könnte das mit Ängsten und Panikattacken zu tun haben?

Dieser kleine Selbstversuch zeigt, dass Gedanken und Vorstellungen einen Einfluss auf den Körper haben. Der Körper hat so reagiert, als würden Sie tatsächlich in eine Zitrone beißen. Dabei haben Sie sich dies lediglich vorgestellt und ausgemalt und Ihr Körper reagierte spontan und automatisch, unabhängig der Einschätzung, ob das, was Sie sich in Gedanken vorstellen, der Realität entspricht oder nur Einbildung ist. In jedem Fall haben die Gedanken und Vorstellungen einen Einfluss auf den Körper, ob eingebildet oder Realität.

Genauso verhält es sich mit ängstlichen Gedanken und Katastrophenphantasien. Wenn Sie etwas als lebensbedrohlich einschätzen, dann spannen sich Ihre Muskeln an, Ihr Atem und Herzschlag beschleunigen sich, es vergeht Ihnen der Appetit und Ihr Körper macht sich zu Kampf oder Flucht bereit. Ihr Körper ist nur der Befehlsempfänger Ihrer Gedanken (Ihres Gehirns).

Dieser Zusammenhang zwischen Gedanken und Körperreaktionen erklärt auch, weshalb manchmal auch nur ein belastender Gedanke als Auslöser für starke Körperreaktionen oder Panikattacken ausreicht. Indem Sie verstehen, dass Sie mit ängstlichen Gedanken und Katastrophen-Phantasien Ihre Angst verstärken können, können Sie ein wenig mehr Kontrolle über die Angst bekommen: Die Angst ist nun nicht mehr diffus und unkontrollierbar, sondern sie hat eine Ursache (Gedanken/Bewertungen als »Gefahr«), die Sie wiederum lernen können zu beeinflussen.«

Hyperventilationsübung

Übung

»Stellen Sie sich eine Situation vor, in der Sie Stress, Aufregung, Angst oder Wut verspüren. Neben den intensiven Gefühlen verändern sich in solchen Situationen oftmals auch Ihre Körperspannung und Ihre Atmung. Die Atmung ist entweder sehr rasch und flach oder aber Sie atmen sehr schnell und tief ein – dies kann zu einer Hyperventilation (übermäßige Atmung) führen. Ich möchte Sie zur Verdeutlichung dieses Prozesses einmal zu einer Hyperventilation anleiten. Dabei atmen Sie häufiger und mehr Sauerstoff ein, als der Körper benötigt. Gleichzeitig atmen Sie verstärkt Kohlendioxid (CO_2) aus, wodurch der pH-Wert im Blut ansteigt. Damit verändern sich kurzfristig auch die Durchblutung des Gehirns, der Hände oder Füße und auch andere Stoffwechselvorgänge im Körper.«

Die Anleitung zur Hyperventilation soll zunächst mit einer Demonstration zum sehr schnellen und tiefen Atmen beginnen (am besten mit dem Sekundenzeiger ausprobieren). Danach geben Sie den Takt, in der Ihre Patient:innen atmen (ca. 120–130 Atemzüge/Minute), vor. Diese Atmung führen die Patient:innen so lange durch, bis sich körperliche Missempfindungen einstellen (längstens bis zur Zunahme von Schwindel). Diesen zeigt er durch Heben der Hand an. Die Übung dauert in der Regel nicht länger als drei Minuten, bis sich unangenehme Körperempfindungen einstellen.

Anschließend werden Symptome gesammelt, die auch im Rahmen von Panikattacken auftreten können:

- Übelkeit
- Kopfschmerzen
- Benommenheit
- Schwindelgefühle
- Kalte, feuchte Haut (Hände und Füße)
- Kribbeln und Taubheitsgefühle in den Lippen, Händen, Füßen
- Muskelverspannung, Muskelkrämpfe
- »Pfötchenstellung« der Hände, entsteht durch eine Verschiebung der Elektrolyte im Blut
- Druck und Engegefühl in der Brust
- Angst bis hin zu Todesangst

Viele Angstpatient:innen reagieren auf diese Symptome mit zunehmender Angst, wodurch wiederum der Parasympathikus aktiviert wird, um Flucht oder Kampf vorzubereiten. Der Angstkreislauf ist dann oft in vollem Gange und sie erleben unter Umständen erneut eine Panikattacke.

Eine Hyperventilation wird als sehr unangenehm und ängstigend empfunden. Trotz der subjektiv erlebten Atemnot und des Gefühls, ohnmächtig zu werden, kommt es in der Regel bei den meisten Menschen nicht zu einer Ohnmacht, selbst wenn sie für mehr als 60 Minuten hyperventilieren. Tritt dennoch eine Ohnmacht ein, so ist diese nicht gefährlich. Die Atmung normalisiert sich in der Regel automatisch und im Falle einer anfallsartigen vorübergehenden Bewusstseinsstörung würde der Betroffene schnell wieder von alleine zu sich kommen.

Hyperventilationsübung

Wichtig

Es kann jedoch zu einer »Hyperventilationstetanie« kommen: Hierbei verkrampfen sich unter anderem die Muskeln der Hände zu einer »Pfötchenstellung« (dies kann für Außenstehende manchmal wie ein epileptischer Anfall aussehen, was jedoch nicht der Fall ist!).

Wenn die Patientinnen die Atmung wieder reduzieren und normal atmen, gehen diese Symptome wieder zurück. Eine Strategie, um die Hyperventilation und Muskelkrämpfe zu beenden, besteht darin,

(a) die Atmung für kurze Zeit zu unterbrechen – z. B. in dem sie sich die Nase und Mund zu halten;
(b) das Kohlendioxid zurück zu atmen, indem sie in eine Tüte oder in ihre gewölbten Handflächen atmen;
(c) die Ausatmung zu verlängern.

Selbstbeobachtungsprotokolle

Selbstbeobachtungsprotokoll Agoraphobie

Situation, in der die Angst auftrat	Gedanken	Gefühle	Körperliche Missempfindungen	Anspannung 0–100 %	Was haben Sie getan?	Konsequenz Ihres Verhaltens
Einkauf im Supermarkt steht bevor	»Da wird eine lange Schlange vor der Kasse sein, mir wird schlecht werden, ich komme nicht schnell raus!«	Angst	Herzklopfen, Puls beschleunigt sich	60 %	Meinen Mann einkaufen geschickt!	Kurzfristig: Erleichterung Langfristig: Angst vorm nächsten Einkauf wird größer
						Kurzfristig: Langfristig:
						Kurzfristig: Langfristig:
						Kurzfristig: Langfristig:

Selbstbeobachtungsprotokolle

Selbstbeobachtungsprotokoll Panikstörung

Situation, in der die Angst auftrat	Körperliche Missempfindung	Gefühle	Gedanken	Anspannung 0–100 %	Was haben Sie getan?	Konsequenz Ihres Verhaltens
Sitze alleine zuhause	Kribbeln im Arm	Angst Sorge	»Es geht wieder los«	80 %	Notarzt/ Notärztin angerufen	Kurzfristig: Beruhigung, gesund zu sein Langfristig: Beobachte mich sehr viel
						Kurzfristig: Langfristig:
						Kurzfristig: Langfristig:
						Kurzfristig: Langfristig:

Selbstbeobachtungsprotokolle

Selbstbeobachtungsprotokoll Soziale Phobie

Soziale Situation, in der die Angst auftrat	Gedanken	Gefühle	Körper	Sicherheitsverhalten	Vermeidungsverhalten	Konsequenz Ihres Verhaltens
Teambesprechung	»Ich werde mich nicht richtig ausdrücken!« »Die werden denken, das ist doch ein inkompetenter Typ!«	Unsicherheit Sorge	Trockener Mund Schwitzige Hände	Lege mir in Gedanken Sätze zurecht	Sage gar nichts	Kurzfristig: Anspannung sinkt Langfristig: Angst vor nächster Teamsitzung nimmt zu
						Kurzfristig: Langfristig:
						Kurzfristig: Langfristig:
						Kurzfristig: Langfristig:

Selbstbeobachtungsprotokolle

Selbstbeobachtungsprotokoll Spezifische Phobie

Situation, in der die Angst auftrat	Körperliche Missempfindung	Gefühle	Gedanken	Anspannung 0–100 %	Was haben Sie getan?	Konsequenz Ihres Verhaltens
Vor dem Flug	Herz schlägt schnell Puls rast Hände schwitzen	Angst Panik	»Wenn es Probleme mit dem Triebwerk gibt, stürzen wir ab«	80 %	Hin und Her gelaufen Darüber nachgedacht, den Flug zu stornieren Mit meinem Partner einen Streit angefangen	Kurzfristig: Anspannung nimmt weiter zu Langfristig: Angst bei jedem neuen Flug. Fliege nicht mehr
						Kurzfristig: Langfristig:
						Kurzfristig: Langfristig:
						Kurzfristig: Langfristig:

Selbstbeobachtungsprotokolle

Selbstbeobachtungsprotokoll Generalisierte Angststörung

Situation, in der die Angst auftrat	Sorge	Gefühle	Körper	Rückversicherung	Vermeidungsverhalten	Konsequenz Ihres Verhaltens
Alleine zuhause Mein Sohn ist mit dem Fahrrad zur Schule gefahren	»So viele Fahrradunfälle in den letzten Wochen!« »Er setzt bestimmt den Helm ab!«	Unruhe Sorge Angst	Herzschlag beschleunigt Nackenverspannung	Versuche ihn auf dem Handy zu erreichen	Sage Termin bei Freundin ab und laufe unruhig in der Wohnung rum, bis ich ihn endlich erreiche.	Kurzfristig: Anspannung steigt Als ich ihn erreiche, sinkt die Angst Langfristig: Angst bleibt bei jeder neuen Situation bestehen Weitet sich aus
						Kurzfristig: Langfristig:
						Kurzfristig: Langfristig:

Selbstbeobachtungsprotokolle

Selbstbeobachtungsprotokoll Krankheitsängste

Situation, in der die Angst auftrat	Körperliche Symptome	An welche Krankheit haben Sie gedacht:	Gefühle	Grad der Überzeugung 0–100 %	Was haben Sie getan?	Konsequenz Ihres Verhaltens
Beim Spaziergang	Seiten-stechen	Pankreas-krebs Siechtum Pflege-bedürftig-keit Qualvoller Tod	Sorge	90 %	Urinkontrol-le (1) Lymphkno-ten abgetas-tet (1) Internet-recherche (1) Arztbesuch vereinbart (2)	Kurzfristig: Sorge steigt leichte Beruhigung Langfristig: Wöchentli-che Arzt-besuche
						Kurzfristig: Langfristig:
						Kurzfristig: Langfristig:
						Kurzfristig: Langfristig:

Selbstbeobachtungsprotokolle

Selbstbeobachtungsprotokoll Bodychecking

Tageszeit	Welchen Körperbereich untersuche ich?	An welche Krankheit habe ich gedacht?	Wie untersuche ich mich?	Wie lange?	Konsequenz meines Verhaltens
Morgens nach dem Aufstehen	Haare Gallenblase	Pankreaskrebs	Ausgefallene Haare zählen Abtasten der Organbereiche Leber und Galle	20 Minuten	Kurzfristig: Bei wenigen Haarausfall beruhigt. Bei Schwellungsanzeichen besorgt Langfristig: Angst, krank zu sein, begleitet mich den ganzen Tag
					Kurzfristig: Langfristig:
					Kurzfristig: Langfristig:
					Kurzfristig: Langfristig:

Vulnerabilitäts-Stress-Modell

Der Begriff der Vulnerabilität beschreibt eine Anfälligkeit für eine bestimmte Krankheit. Diese kann unter anderem genetisch (biologische Diathese) oder auch lerngeschichtlich (psycho-soziale Diathese) sein und wird als Anlage eines Menschen interpretiert, auf eine bestimmte Weise auf Belastungen zu reagieren. Unter den *Stressoren* versteht man belastende Umweltereignisse oder Lebenssituationen. Sind die Belastungen (Disposition und Stressoren) zu groß und übertreten eine Schwelle, kommt es zur Symptombildung bzw. zum Krankheitsausbruch. Diese Grenzüberschreitung wird jedoch durch besondere Risiko- und Schutzfaktoren (z. B. soziale Unterstützung) beeinflusst.

Nicht nur die Anzahl der *belastenden Ereignisse* spielt für den Ausbruch einer psychischen Erkrankung eine Rolle, sondern auch die Art und Weise, wie diese zusammenwirken.

Kein Faktor für sich allein genommen stellt eine notwendige oder hinreichende Bedingung für den Ausbruch einer Angststörung dar. Häufig führt erst das Zusammentreffen mehrerer dauerhafter Belastungsfaktoren (1) sowie akuter Stress (2) zum Ausbruch einer Angststörung. Jeder Mensch hat eine Schwelle, d. h. eine Grenze der individuellen Belastbarkeit (hier Angstschwelle).

Vulnerabilitätsfaktoren

Vulnerabilität bedeutet Verletzbarkeit oder Anfälligkeit. Damit sind alle länger andauernden Belastungen gemeint, wie z. B. eine genetische Anlage zu psychischen Erkrankungen oder ein Angst förderndes Klima in der Familie, in der man aufgewachsen ist. Eine Anfälligkeit kann aber auch durch eine dauerhaft anstrengende Arbeitssituation in Verbindung mit fehlenden sozialen Kompetenzen im Bereich Angrenzung/Nein-Sagen entstehen, durch einen unausgeglichenen Lebensstil, chronische Konflikte, zu wenige Entspannungskompetenzen oder eine körperliche Erkrankung. Diese Faktoren führen zu einer Erhöhung des allgemeinen Stressniveaus und machen den Ausbruch einer Erkrankung »wahrscheinlicher«!

Aktuelle (akute) Belastungsfaktoren

Hier sprechen wir von akuten »Stressoren«, wie z. B. Ärger mit dem/der Chef:in, Streit in der Familie, eine Hochzeit oder die Geburt eines Kindes. Im Alltag sind wir kleinen (Fahrradreifen platt), mittleren (Streit mit Partner:in) und großen (drohender Arbeitsplatzverlust) Stressoren ausgesetzt. Es sich kann dabei grundsätzlich um negative, aber auch um positive Ereignisse handeln.

- ▶ Aktuelle Ereignisse können unterschiedlich belastend sein.
- ▶ Die Einschätzung der eigenen Bewältigungskompetenz (z. B. »Ich werde es nicht schaffen« versus »Ich kann es zumindest versuchen«) ist ausschlaggebend für das Ausmaß der Anspannung.

Vulnerabilitäts-Stress-Modell

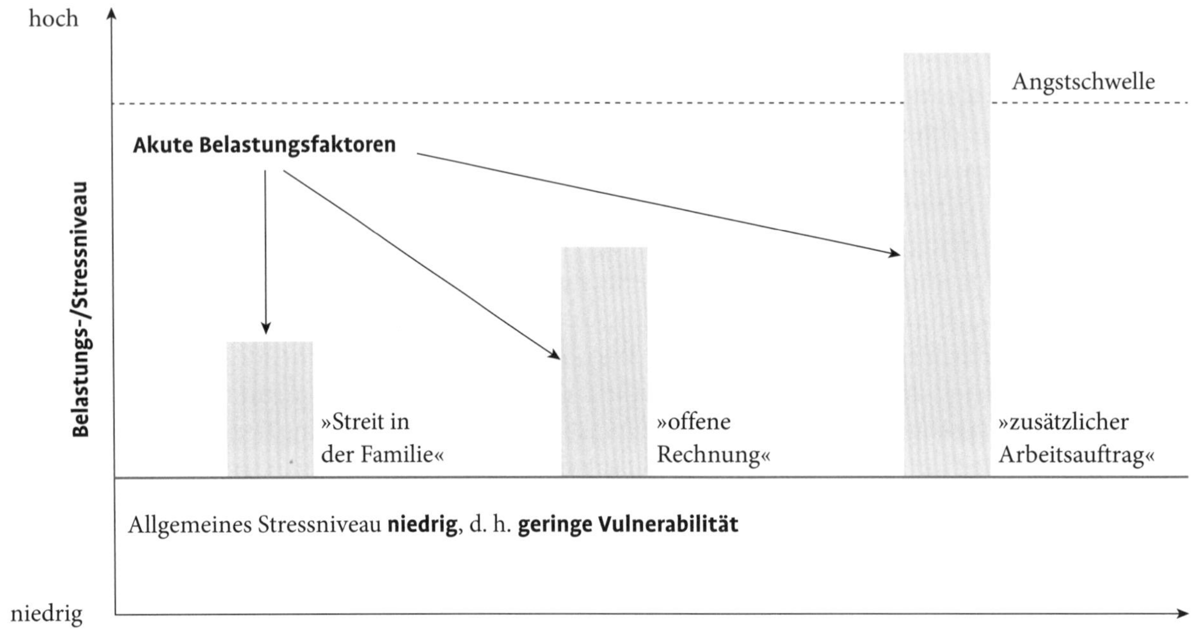

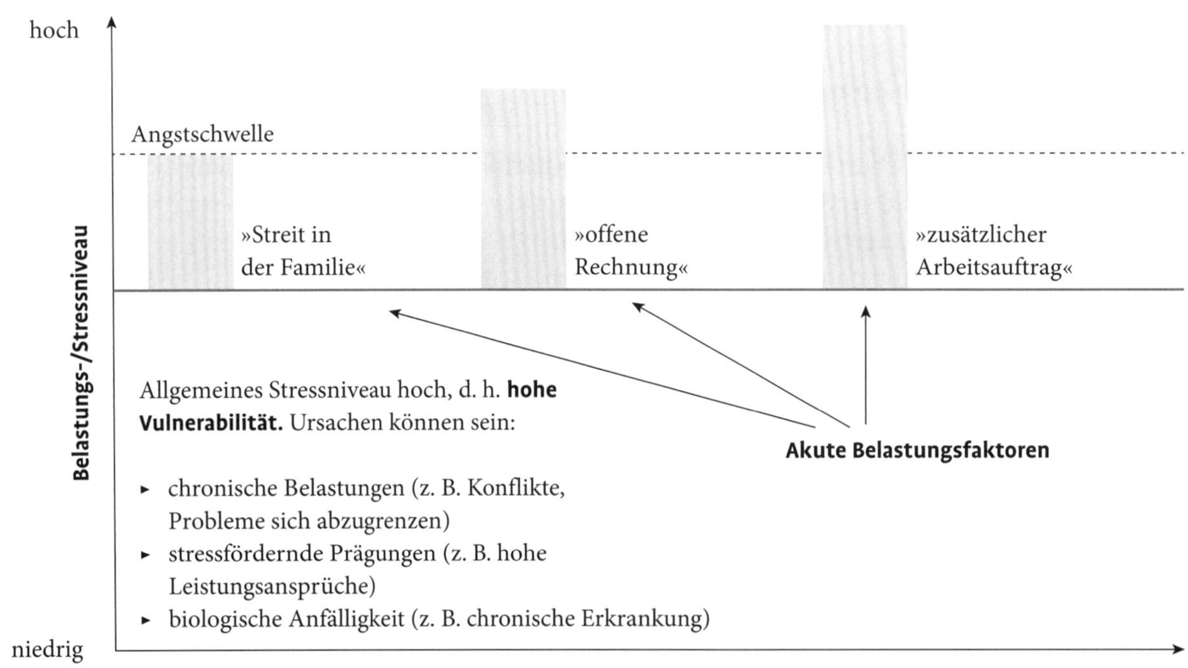

(In Anlehnung an Zubin & Spring, 1977)

Vulnerabilitäts-Stress-Modell

Das folgende Modell soll Ihnen die möglichen Ursachen Ihrer Störung und die Zusammenhänge von akuten Belastungen (Balken mit den Ziffern 1 bis 3) und den Faktoren, die unter Umständen bewirken, dass Ihr allgemeines Erregungsniveau »von Haus aus« schon erhöht ist, verdeutlichen. »Vulnerabilität« bedeutet dabei Verletzlichkeit oder Anfälligkeit, eine Erkrankung zu bekommen.

Bitte überlegen Sie, welche **aktuellen Ereignisse** Sie in der letzten Zeit belastet haben (z. B. Streit, berufliche Veränderungen etc.).

Aktuelle Belastungsfaktoren:

(1) ....

(2) ....

(3) ....

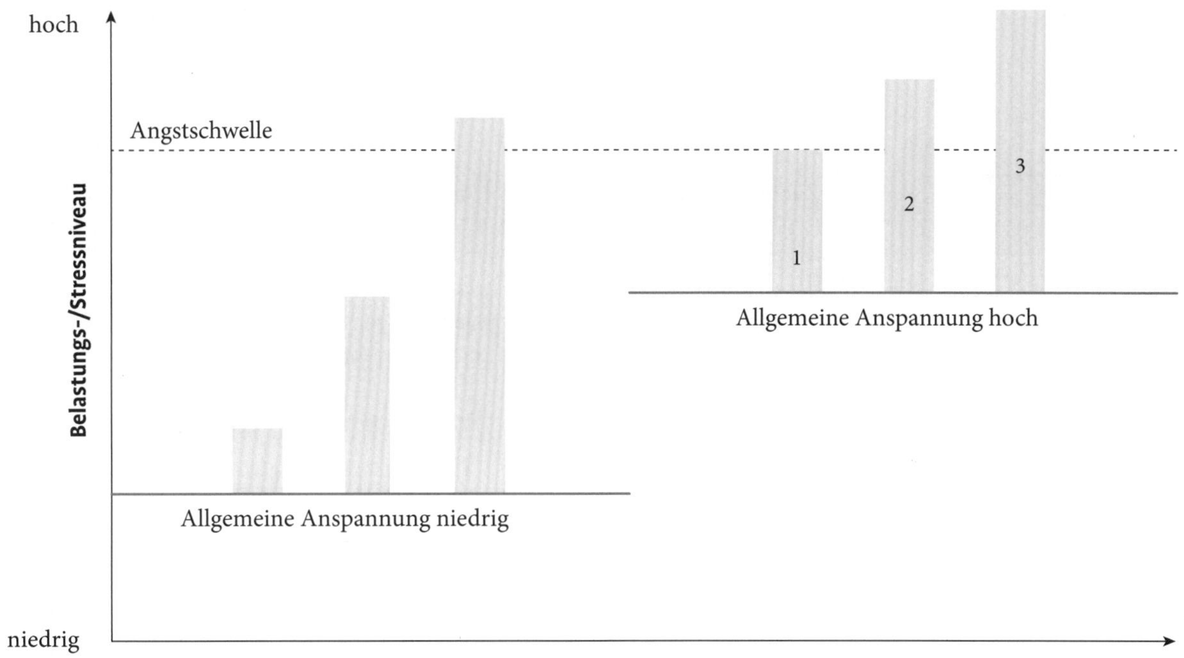

Bitte überlegen Sie nun, welche *lang andauernden Belastungen* dazu geführt haben könnten, dass Ihre *allgemeine Anspannung* bzw. Ihr *Erregungsniveau* schon vor Ausbruch des akuten Stresses erhöht war (z. B. chronischer Stress, ungünstige Denkmuster, hohe Leistungsansprüche, unerfüllte Wünsche etc.).

Chronische Belastungsfaktoren:

....

....

....

Kognitiv-behaviorale Gesamtmodelle

Soziophobie

Das hier dargestellte Modell soll verdeutlichen, wie bestimmte Verhaltensweisen, Körpersymptome und Denkmuster zusammenwirken und dadurch die Angst in sozialen Situationen weiter verstärken. Besonderes Augenmerk sollte dabei auf das Sicherheitsverhalten als indirekte Vermeidung, auf die Denkmuster und auf die Selbstaufmerksamkeit gerichtet werden. In diesem Gesamtmodell werden die Grundannahmen und Prägungen als Entstehungsbedingungen bereits mit einbezogen.

Charakteristisch für eine Soziophobie ist, dass der Betroffene die Situation im Nachhinein noch einmal analysiert und sich die vermeintlichen »Fehler« oder »Peinlichkeiten« noch einmal ins Gedächtnis ruft (»Fehler-Suche«). Dadurch vergrößert sich die Erwartungsangst vor der nächsten Situation und das Sicherheitsverhalten nimmt unter Umständen auch zu.

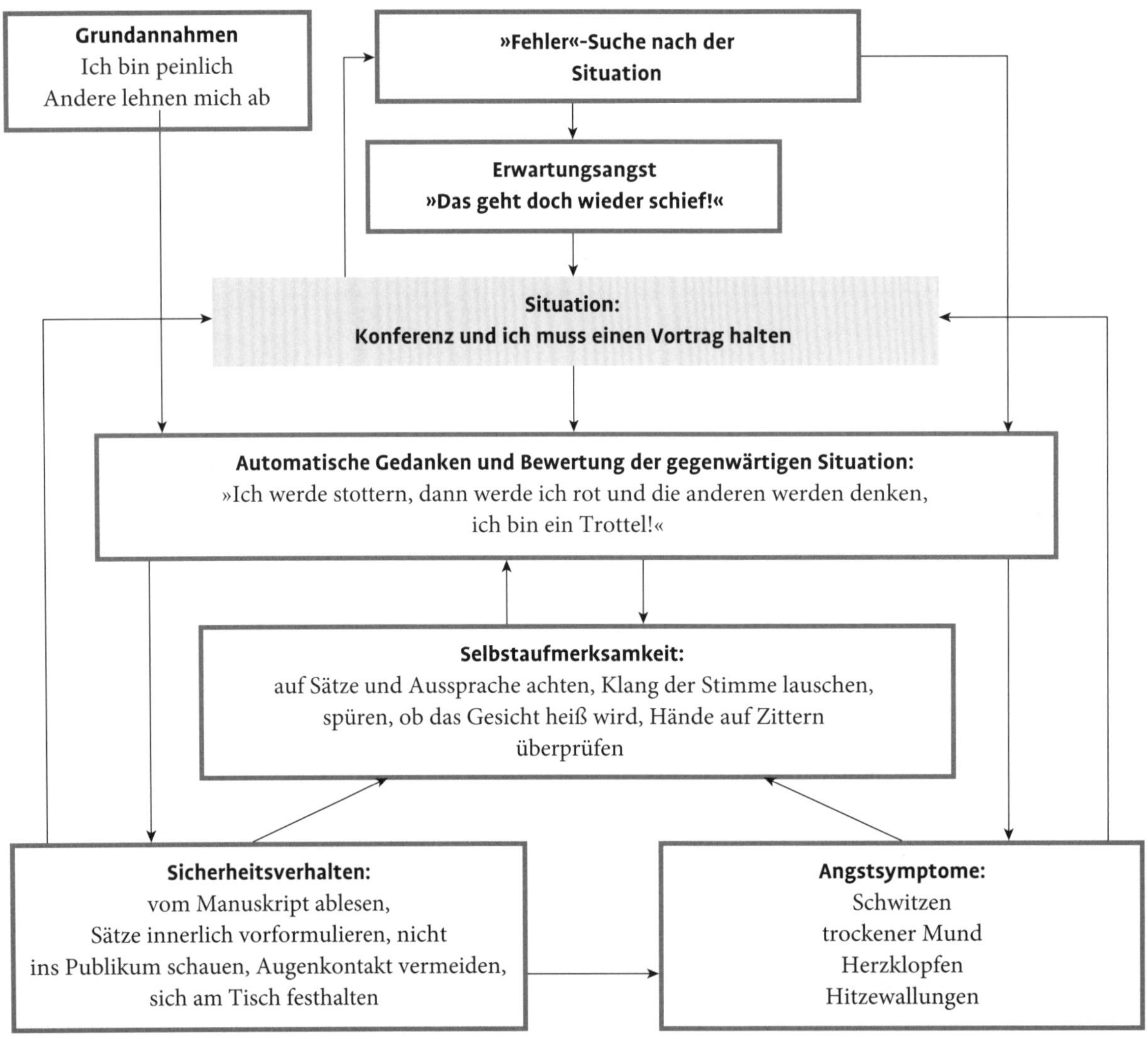

(angelehnt an Clark & Wells, 1995)

Kognitiv-behaviorale Gesamtmodelle

Mein persönliches Modell – Soziophobie

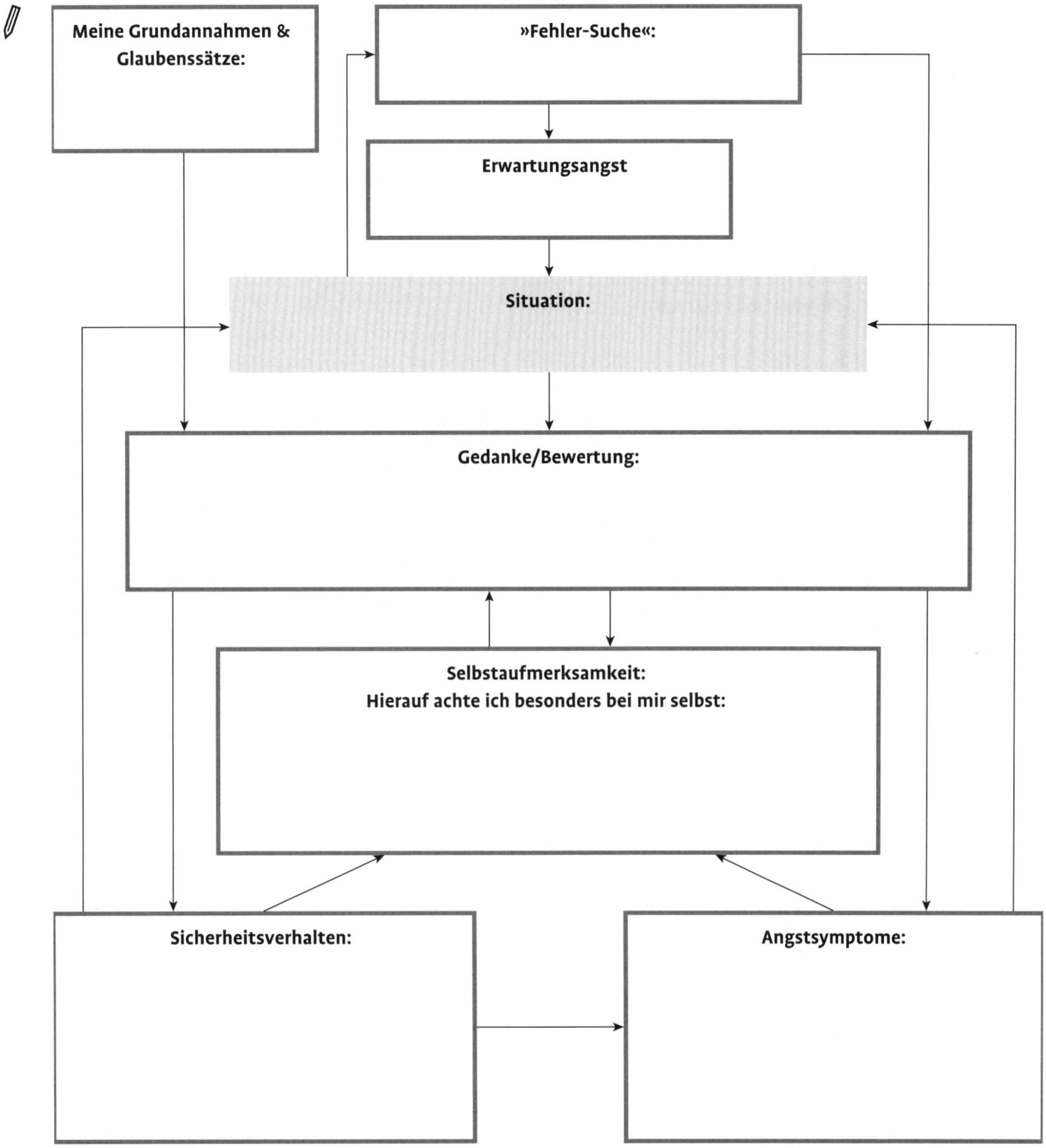

Kognitiv-behaviorale Gesamtmodelle

Generalisierte Angststörung

Bei der Generalisierten Angststörung stehen permanente Sorgen um mögliche Katastrophen oder »schlimme« Geschehnisse im Vordergrund. Menschen, die unter einer Generalisierten Angststörung (GAS) leiden, machen sich Sorgen um ihre Unversehrtheit und die ihrer Angehörigen, oder um zukünftige Probleme, die das eigene Leben erschweren. Dadurch sind sie fast immer sehr angespannt. Als Folge versuchen sie, die Sorgen zu kontrollieren, sich bei Mitmenschen rückzuversichern oder auch Sorgenthemen zu vermeiden. Nur steigt dadurch nicht langfristig ihr Sicherheitsgefühl. Der unten dargestellte Teufelskreis soll verdeutlichen, wie bestimmte Verhaltensweisen und Denkmuster zusammenwirken und damit die Sorgen noch verstärken. Besonderes Augenmerk sollte dabei auf Denkmuster und Metakognitionen, auf Rückversicherungs- und Kontrollverhalten gerichtet werden.

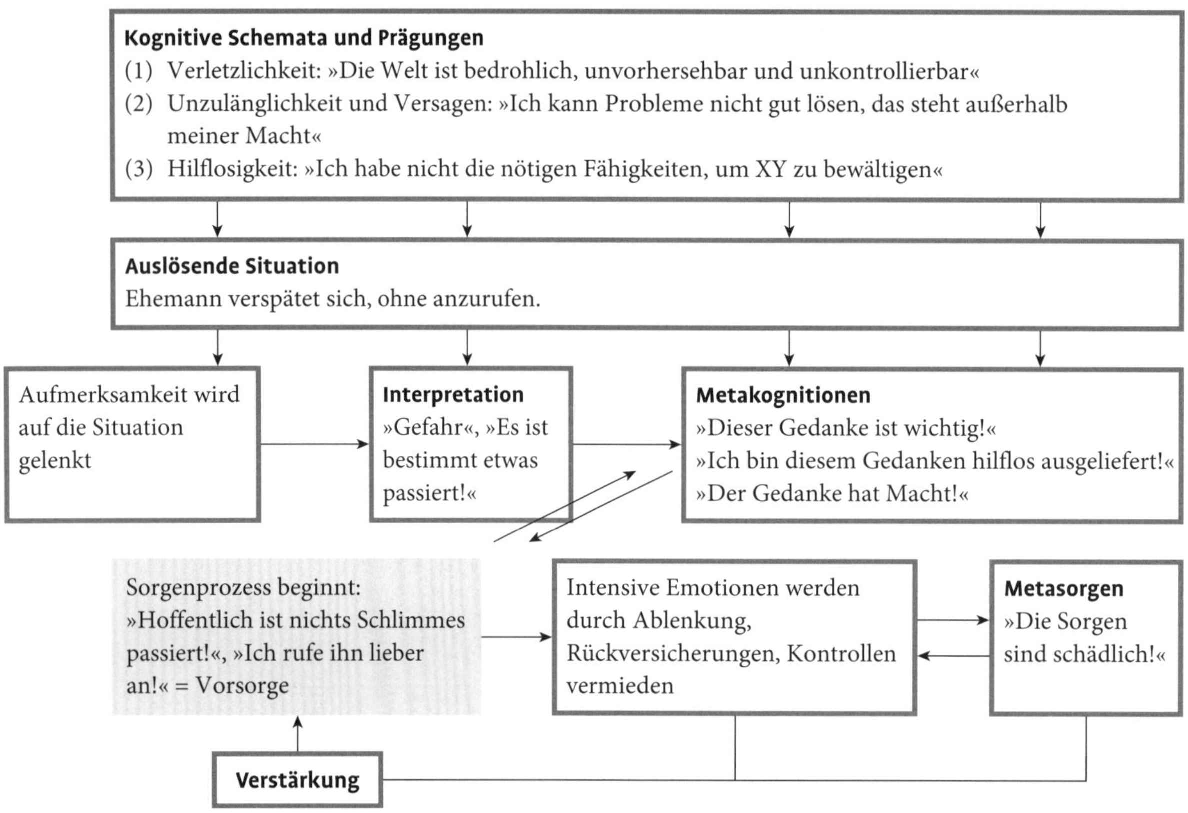

Kognitiv-behaviorale Gesamtmodelle

Mein persönliches Modell – Generalisierte Angststörung

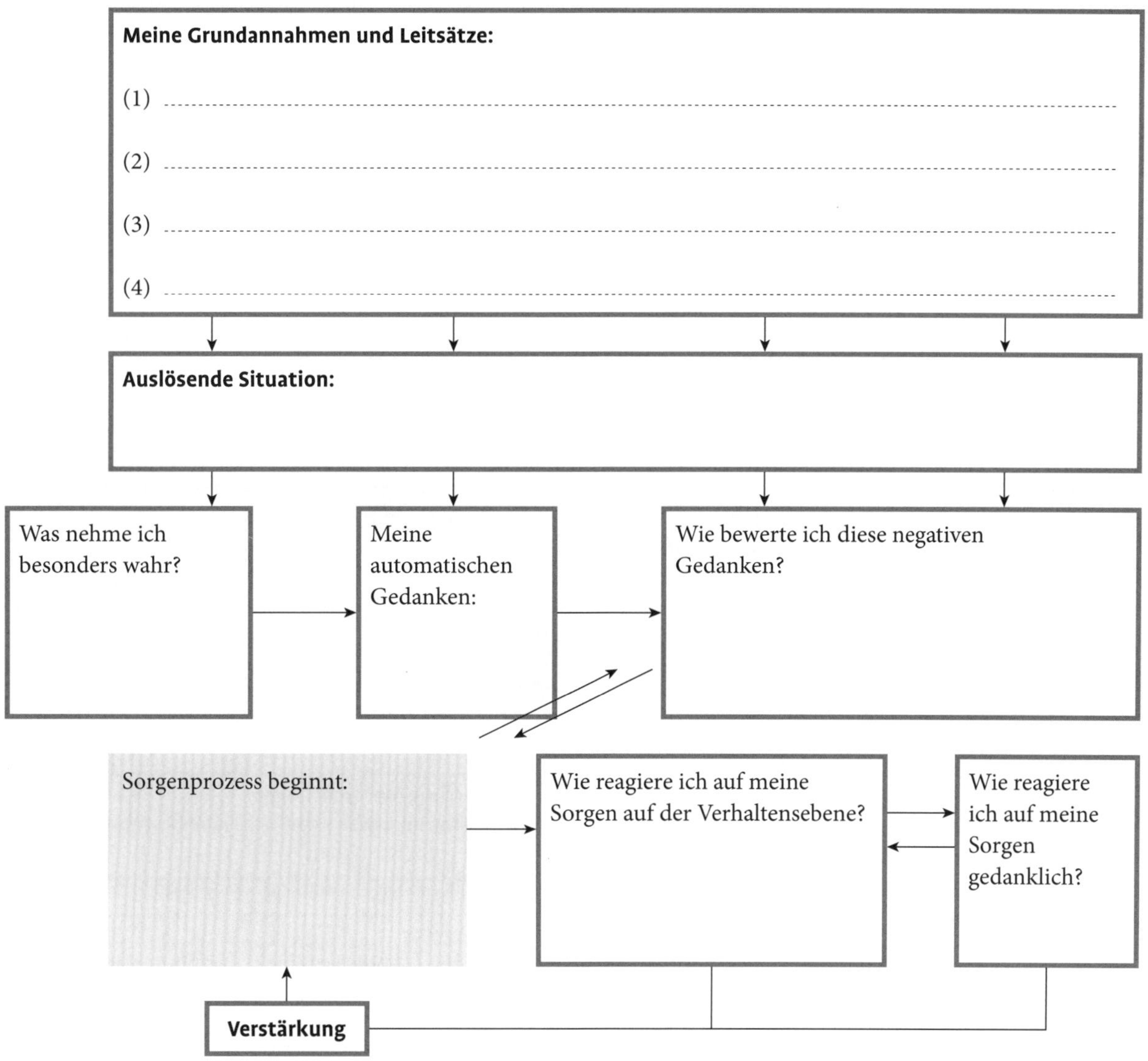

Hypochondrie

Bei der Hypochondrie (Krankheitsangst) besteht die Sorge, an einer ernsthaften Krankheit zu leiden. Missempfindungen im Körper werden als vermeintliche Symptome einer schweren Erkrankung fehlgedeutet. Als Folge suchen Betroffene Ärzt:innen auf, um »auf Nummer sicher zu gehen«. Leider beruhigt es sie nur für kurze Zeit, wenn die Untersuchungen keine Befunde liefern. Der unten dargestellte Teufelskreis verdeutlicht, wie bestimmte Verhaltensweisen, Körpersymptome und auch Denkmuster zusammenwirken und so die Angst verstärken. Besonderes Augenmerk sollte dabei auf Denkmuster, Rückversicherungs- und Checkingverhalten, sowie auf die Fixierung der Aufmerksamkeit auf körperliche Missempfindungen gerichtet werden.

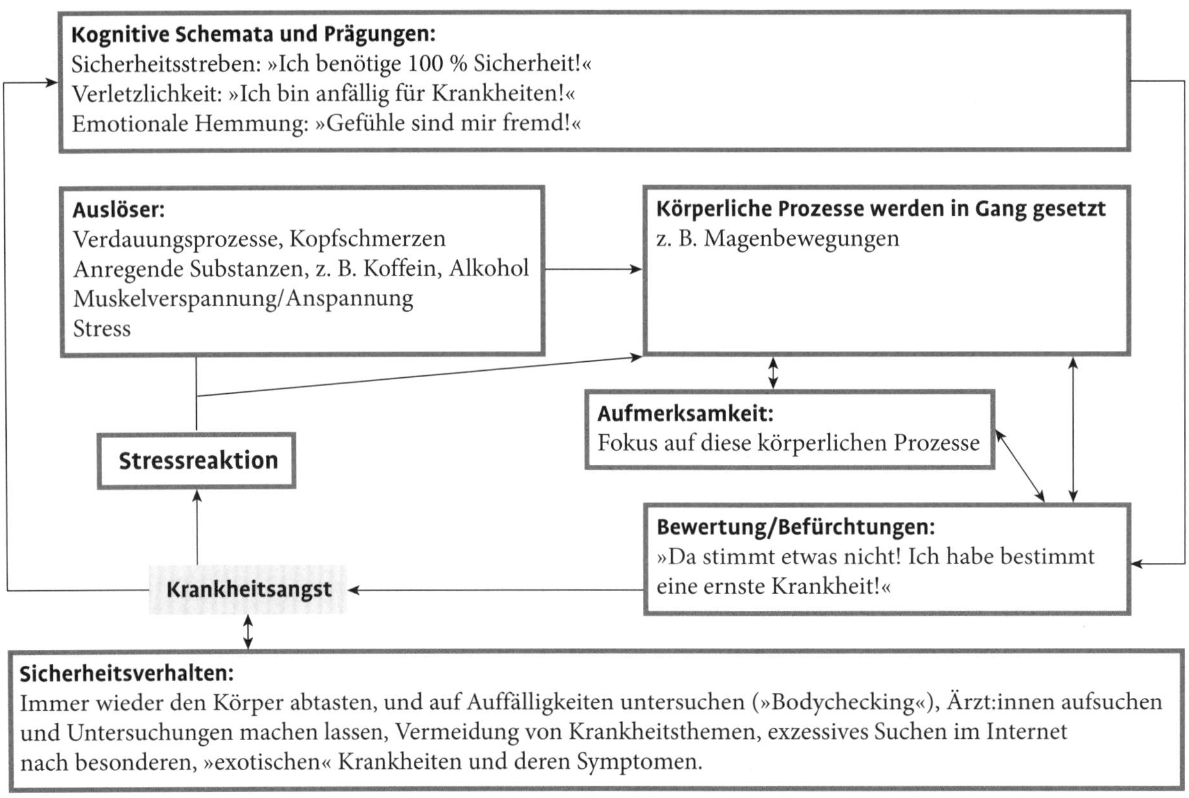

(Abbildung in Anlehnung an und modifiziert nach Bleichhardt & Weck, 2007)

Kognitiv-behaviorale Gesamtmodelle

Mein persönliches Modell – Hypochondrie

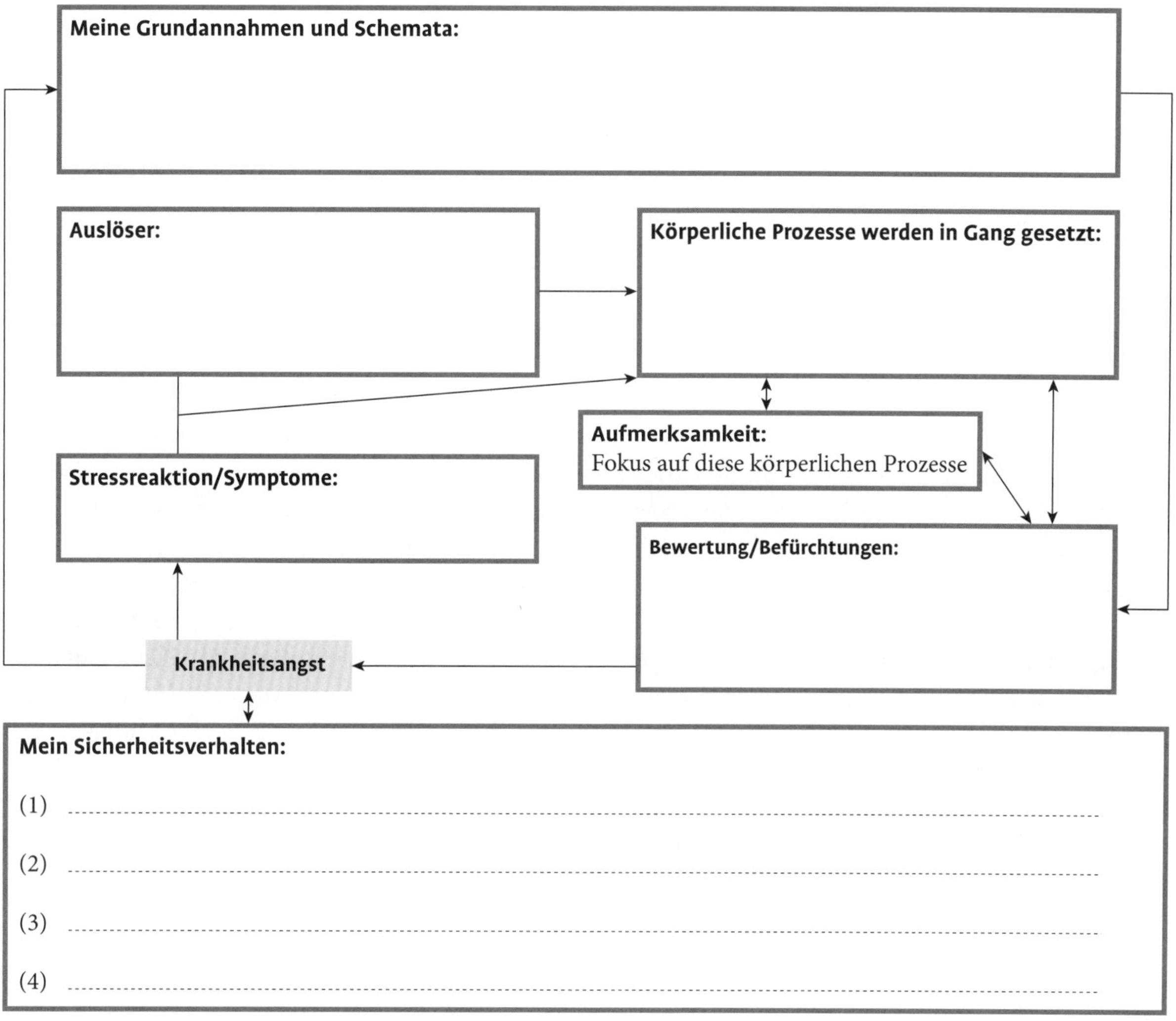

Mein Sicherheitsverhalten:

(1) ....

(2) ....

(3) ....

(4) ....

Instruktion individuelles Erklärungsmodell

Nachdem Sie die störungsspezifischen Erklärungsmodelle vermittelt und gemeinsam mit dem/der Patient:in erarbeitet haben, ist es hilfreich, ein individuelles Modell zur Erklärung von Entstehung und Aufrechterhaltung der Angsterkrankung zu entwickeln.

Viele Informationen und Aspekte wurden bereits durch den Teufelskreis, Diathese-Stress- sowie die kognitiven Modelle erarbeitet. Sie werden in diesem individuellen Erklärungsansatz wieder aufgegriffen. Darüber hinaus berücksichtigt dieses Modell jedoch verstärkt die sogenannten Organismusvariablen im Sinne von biologischen Faktoren und biographischen Leitlinien zur Erklärung von Prägungen, Grundannahmen bzw. Schemata.

Auch wenn in dieser frühen Phase einer Angsttherapie häufig kriseninterventives Handeln im Umgang mit akuten Angstzuständen erforderlich wird, ist es mittelfristig hilfreich, ein plausibles Erklärungsmodell zu einem frühen Zeitpunkt der Behandlung zu entwickeln. Es ermöglicht Ihnen als Therapeut:in, das Problemverhalten Ihrer Patient:innen in einen biografischen Gesamtzusammenhang zu stellen. So können Lern- und Modellerfahrungen der Patient:innen ein problematisches Interaktionsverhalten begreiflich machen und Ihnen aufzeigen, welche korrigierenden Beziehungserfahrungen Sie durch Ihre therapeutische Haltung anstoßen können. Dabei kann für den einen Patient bzw. die eine Patientin die Betonung von Orientierung, Grenzen und Kontrolle, für eine:n andere:n die Stärkung der Autonomie und Leistung in der Therapie sehr entscheidend sein. Das Wissen darum trägt wesentlich zum Gelingen bei, insbesondere in einer Therapie, die viel Vertrauen eines/einer Patient:in in seinen/ihren Therapeuten bzw. seine/ihre Therapeutin (z. B. während der Expositionsphase) voraussetzt.

Die Annahme einer Erkrankung wird mithilfe dieses Erklärungsmodells durch die Plausibilität für ihre Entwicklung sehr gefördert. Diese Akzeptanz schafft eine weitere Grundlage für Veränderungsmotivation und Expositionsübungen. Einen wichtigen Beitrag leistet das individuelle Erklärungsmodell mit seinem Fokus auf biografisch bedingte Prägungen und Kompetenzdefizite jedoch für die Ableitung von **Hintergrundzielen**. Hieraus lassen sich Ziele wie Aufbau sozialer Kompetenzen, emotionaler Kompetenzen, Autonomieentwicklung, Selbstfürsorge, Selbstwertstabilisierung neben der Bearbeitung der symptomorientierten Ziele erkennen und in den Behandlungsplan einplanen.

Individuelles Erklärungsmodell

Was sind Faktoren, die im **Vorfeld** die Entstehung meiner Krankheit **begünstigt** haben?

- Sehr anhängliche und abhängige Persönlichkeitsstruktur
- Eltern haben mich oft alleine gelassen
- Wenig Belohnung in der Erziehung
- Mutter hatte auch schon Depressionen, Ängste etc.
- Schwieriges Familienklima
- Wenig Freunde und Hobbys
- ...

Was sind **akute Ereignisse/ Belastungen**, die zum aktuellen Ausbruch meiner Krankheit geführt haben?

- Streit mit meinem Partner
- Verlust des Arbeitsplatzes
- Akuter Stress auf der Arbeit
- ...

Aktuelle Probleme und Symptome:

Panikattacken

Vermeidung sämtlicher sozialer Situationen

Niedergestimmtheit

Was sind **akute Ereignisse/ Belastungen**, die zum aktuellen Ausbruch meiner Krankheit geführt haben?

- Mutter erkrankt
- Überstunden auf der Arbeit
- Ein Freund zieht weg
- ...

Was sind Bedingungen/Verhaltensweisen/Gedanken, die zur **Aufrechterhaltung** meiner Krankheit beitragen?

- Meine Familie ist ganz besorgt und kümmert sich sehr viel um mich
- Mein Partner nimmt mir viel Arbeit ab
- Ich brauche mich dem Stress auf der Arbeit nicht aussetzen
- Ich vermeide Situationen, die mir Angst machen
- Ich frage immer, was ich tun soll
- ...

Individuelles Erklärungsmodell

Mein persönliches Erklärungsmodell

Was sind Faktoren, die im **Vorfeld** die Entstehung meiner Angststörung **begünstigt** haben?

Was sind **akute Ereignisse/ Belastungen**, die zum aktuellen Ausbruch meiner Krankheit geführt haben?

Aktuelle Probleme und Symptome:

Was sind **akute Ereignisse/ Belastungen**, die zum aktuellen Ausbruch meiner Krankheit geführt haben?

Was sind Bedingungen/Verhaltensweisen/Gedanken, die zur **Aufrechterhaltung** meiner Angststörung beitragen?

4 Kontrollerleben und Angstbewältigung

Das subjektive Erleben von Kontrollverlust über den Körper, die Gedanken und nicht zuletzt die Gefühle werden von Angstpatient:innen als zentrales Symptom beschrieben. Die Patient:innen schildern häufig die Erfahrung von Hilflosigkeit und Überforderung in angstbesetzten Situationen oder im Rahmen von Panikattacken. Hinzu kommt der Verlust des Vertrauens in die Selbstwirksamkeit und Kompetenz, angstbesetzte Situationen und Symptome bewältigen zu können. Nicht selten reichen dabei Erfahrungen von Hilflosigkeitserleben und Ausgeliefertsein weit in die Kindheit zurück und reaktivieren alte Emotionen und Zustandsformen.

Die klassische Verhaltenstherapie stellte die Exposition mit Reaktionsverhinderung (also auch das Unterbinden von »Hilfsstrategien«) als wirksamste Strategie in der Behandlung von Angststörungen heraus.

Der Einfluss von Strategien zur Angstkontrolle auf die Wirksamkeit von Konfrontationsübungen – ein kritischer Diskurs

Kognitiv-behaviorale Theorien betonen, dass Strategien zur Angstkontrolle wie Ablenkung und Sicherheitsverhalten die Wirksamkeit eines Expositionstrainings deutlich reduzieren. Im Modell der Habituation als zentralen Wirkfaktor wird konstatiert, dass wiederholte, anhaltende Konfrontation mit dem angstauslösenden Reiz zu einer Gewöhnung und damit Reduktion der Angstreaktion führt. Jegliche Anwendung von kognitiven und behavioralen Strategien zur Angstreduktion stelle eine Vermeidung dar und hätte somit einen negativen Einfluss auf die Effektivität. Gemäß dem Konzept des »emotional processing« (Foa & Kozak, 1986) sollen durch Konfrontationsübungen Angststrukturen (Gedanken, Gefühle und Verhaltensimpulse) voll aktiviert werden, um im nächsten Schritt durch korrigierende Erfahrungen gehemmt bzw. abgeschwächt zu werden. Dies sei entsprechend der theoretischen Modelle (Habituation, Exposition mit Reaktionsverhinderung) durch Angst abschwächende Strategien schon während der Angstanflutung nicht möglich.

Diesen Konzepten stehen jedoch andere Theorien, klinische Erfahrungen und Studien entgegen: Albert Banduras Theorie des sozialen Lernens (1969, 1976) legt beispielsweise dar, dass Aktivitäten, welche die emotionale Anspannung senken und damit ein Gefühl der Selbstkontrolle vermitteln, den Menschen ermöglichen, sich länger angstbesetzten Situationen auszusetzen und diese letztendlich zu bewältigen. Jürgen Margraf und Silvia Schneider (2009) griffen diese Vorstellung auf und verwiesen auf eine Studie von Rachmann et al. (1986), die zeigen konnte, dass Patient:innen, die während einer Expositionsbehandlung sogar die Möglichkeit erhielten, aus der Situation zu fliehen, nach einer tatsächlichen Flucht im späteren Verlauf von folgenden Konfrontationsübungen kein erhöhtes Vermeidungsverhalten zeigten. Diese Patient:innen gaben in den nachfolgenden Expositionen an, niedrigere Angst zu empfinden und weniger den Wunsch zu verspüren, die Situation zu verlassen. Margraf und Schneider (2009) bewerteten diese Ergebnisse als einen möglichen Hinweis darauf, dass neben der Habituation auch das Kontrollerleben über die angstaktivierende Situation ein wichtiger therapeutischer Faktor sein könnte und verwiesen auf das Konzept der Selbstwirksamkeit (Bandura, 1977), das auch bei anderen psychischen Störungen, wie z. B. der Depression, seine Anwendung findet. Letztendlich konstatierten Margraf und Schneider, die Verhaltenstherapie der Gegenwart sei problem- und lösungsorientiert und solle die Patient:innen motivieren, neue Verhaltensweisen und Problemlösestrategien zu erproben. Diese Lehrmeinung lässt sich auch auf moderne Behandlungsansätze von Angsterkrankungen anwenden.

Parrish et al. (2008) gingen in ihrer Übersichtsarbeit über ausgewählte Studien dieser kontrovers diskutierten Frage, inwieweit Strategien zur Angstkontrolle in Expositionsverfahren zielführend oder kontraproduktiv seien, nach. Sie untersuchten, unter welchen Bedingungen – wenn überhaupt – Strategien zur Angstkontrolle die Expositionsbehandlung unterstützen und welche Mechanismen dabei wirksam werden. Sie kamen dabei zu folgenden Ergebnissen:

(1) Strategien, die Patient:innen zur Kontrolle ihrer Angst nutzen, bergen die Gefahr, durch ihre Fehlattribuierung von Sicherheit die Selbstwirksamkeitserfahrung zu untergraben. Dadurch sind diese Kontrollstrategien für die emotionale Verarbeitung und damit für die langfristige Angstreduktion kontraproduktiv. Diese Beurteilung lässt sich aus unserer klinischen Erfahrung mit folgenden Beispielen von indirektem Vermeidungsverhalten, die allesamt nicht als funktionale Coingstrategien zu bewerten sind, untermauern. Alle Strategien, die auf eine Hilfe von außen ausgerichtet sind oder die Aktivierung der Angst bereits im Keim ersticken (= indirektes Vermeidungsverhalten), sind hier beispielhaft genannt und werden im Kapitel 6 (»Exposition zur Angstbewältigung«) ausführlich dargestellt. Dazu gehört zum Beispiel das Mitnehmen eines Handys, das jederzeit eine Hilfe durch Dritte ermöglicht, die Planung einer Wegstrecke, die an vielen Arztpraxen, Kliniken oder Apotheken vorbeiführt und eine Flucht in Sicherheit als Option vorsieht. Ebenso untauglich ist eine starke Ablenkung von der angstbesetzten Situation z. B. durch Zeitung lesen oder kognitiver Vermeidung im Sinne von »Augen zu und durch!«. In diesen Fällen wird der Angststimulus ausgeblendet und die emotionale Verarbeitung verhindert. Auch Sicherheitsverhalten – wie in sozialen Angstsituationen oft gezeigt (Hände in den Taschen vergraben, bestimmte Platzwahl) – lässt die Angst erst gar nicht anfluten und untergräbt damit eine kognitive und emotionale Verarbeitung und korrigierende Erfahrung.

(2) Strategien zur Angstbewältigung – so die Ergebnisse der Untersuchung von Parrish et al. (2008) – sind aber nicht zwangsläufig mit negativen Effekten verbunden. Vielmehr hängt der Erfolg einer Expositionsübung ab vom Ausmaß der Ablenkung, von der Konzentration, die die Anwendung einer Bewältigungsstrategie beansprucht und letztendlich vom Niveau der Aufmerksamkeitsfokussierung auf den Angst auslösenden Reiz. Es konnte in den Studienergebnissen herausgearbeitet werden, dass Expositionen unter leichten Ablenkungsbedingungen zu größerer Angstreduktion als ohne diese führten. Es zeigte sich weiterhin, dass eine exzessive Fokussierung auf Angststimuli die Wahrnehmung der subjektiven Bedrohung und das Angstniveau erhöhte und damit eine emotionale Verarbeitung behinderte, Allerdings konnten die Probanden auch unter starker Ablenkung keinerlei korrigierende und selbstwirksame Informationen zulassen.

Zusammenfassend wurde dabei festgehalten, dass Copingstrategien zur Angstbewältigung dann als funktional zu bewerten sind, wenn sie zu größtmöglicher Selbstwirksamkeit führen, zu stärkerem Annäherungsverhalten motivieren und korrigierende Erfahrungen verinnerlichen. Somit scheint eine »gut dosierte«, geleitete Ablenkung der effektivste Mittelweg zur erfolgreichen Angstreduktion zu sein.

Der Einsatz funktionaler Kontrollstrategien zur Förderung von Selbstwirksamkeitserfahrungen

Vor dem Hintergrund der eingangs erwähnten frühen Erfahrungen von Ohnmacht und Hilflosigkeit durch verschiedene biographische Erlebnisse und mögliche Traumata betonen wir in unserem Vorgehen in der Behandlung von Angststörungen ebenfalls den Aspekt der Selbstwirksamkeit. Dabei erlaubt sind die Anwendung von Selbstberuhigungstechniken, die unsere Patient:innen einerseits aus sich selbst generieren können (Atemübung, Lippenbremse, PME, Emotionsregulationstechnik) und andererseits ihnen dennoch untersagt, der Angst auslösenden Situation auszuweichen (Wahrnehmungslenkung statt Ablenkung) und letztendlich gänzlich auf Neutralisierungsverhalten verzichtet (indirektes Sicherheitsverhalten bei Soziophobie, Handys und Begleitung bei Agoraphobie). Die Stärkung des Kontrollerlebens und der Autonomieentwicklung sind dabei wesentliche Ziele, die es zu verfolgen gilt.

Verhaltenstherapie soll »Hilfe zur Selbsthilfe« sein, was bedeutet, dass sich der/die Therapeut:in durch die Vermittlung von wirksamen Bewältigungsstrategien »überflüssig« macht und den/die Patient:in befähigt, sein/ihr Leben wieder selbst in die Hand zu nehmen. Die in diesem Kapitel beschriebenen Bewältigungsstrategien sind ein wichtiger Baustein auf dem Weg zu diesem Ziel.

Begreift man darüber hinaus, in Anlehnung an Hans Morschitzky (2009), die Angstattacke selbst als ein traumatisches Ereignis, mit dem ein Kontrollverlust und eine tiefe Verunsicherung über die eigene Bewältigungskompetenz einhergehen, so wird die Bedeutung des Wiedererlangens von Kontrolle über das eigene Leben und Kompetenzerfahrungen im Umgang mit belastenden Situationen deutlich.

> »Ich behandle meine Panikpatienten wie Menschen mit einer posttraumatischen Belastungsstörung, d. h. wie Menschen mit unbewältigten Unfällen, Überfällen, Misshandlungen, Vergewaltigungen, Technik- oder Naturkatastrophen. Ich gehe davon aus, dass die (zumeist erste) Panikattacke wie eine todesähnliche Erfahrung zu werten ist. Die traumatische Erfahrung von einer oder mehreren Panikattacken mit massivem Herzrasen, starkem Blutdruckanstieg, beängstigender Atemnot, heftigem Schwindel usw. ist wie ein Unfall, Überfall usw. unauslöschlich im Gedächtnis gespeichert. Man kann diese Erinnerungen nicht löschen wie bei einem Computer die Festplatte, sondern nur emotional und mental in die Gesamtpersönlichkeit integrieren.«
>
> (Hans Morschitsky, www.panikattacken.at)

Vor dem Hintergrund dieser Sichtweise ist die Vermittlung von konkreten Bewältigungsstrategien, wie etwa Atemübungen und Wahrnehmungslenkung, und die damit verbundene Stärkung des Kontrollerlebens und des Wiederaufbaus von Vertrauen in die eigene Bewältigungskompetenz, ein wichtiger Faktor zur Genesung der Patient:innen.

In diesem Kapitel werden wir unterschiedliche Interventionen zur Angstbewältigung und Stärkung des Kontrollerlebens in angstbesetzten Situationen vorstellen, die sich in unserer Arbeit mit Angstpatient:innen bewährt haben. Die jeweiligen Interventionen sind dabei nach »Basistechniken« und »nach Abhängigkeit vom Anspannungsniveau des/der Patient:in« geordnet, sodass ein Einsatz in unterschiedlichen Erregungszuständen möglich ist. Die Basisinterventionen können dabei als Grundvoraussetzung für die Angstbewältigung aller unter dem Begriff der Angststörungen subsummierten Subtypen angesehen werden. Gleichzeitig verfolgen die Strategien das Ziel, das Kontrollerleben des/der Patient:in durch die Erfahrung von Selbstwirksamkeit zu fördern. Die vorgestellten Interventionen stellen eine gute und notwendige Vorbereitung auf das Konfrontationstraining dar.

Arbeits- und Informationsmaterial

INFO 18 Interventionsleitfaden Angstbewältigungsstrategien
Das Informationsblatt ist ein Tool, in dem vermittelt wird, warum Bewältigungsstrategien entsprechend des jeweiligen Anspannungszustandes ausgewählt werden sollten. Es werden in einem Schaubild unterschiedliche Interventionen aufgelistet mit einer Empfehlung für einen bestimmten Anspannungsgrad. In der Praxis hat sich gezeigt, dass dieser Fahrplan auch für Patient:innen sehr hilfreich sein kann, da sie eine Rationale für den Einsatz konkreter Interventionen enthält und damit zur Sicherheit in der Auswahl einer geeigneten Technik beiträgt.

AB 16 Merkmale meiner Anspannung
Das Arbeitsblatt ist ein Reflexionsinstrument für Patient:innen, das sie unterstützen soll, achtsam ihren Spannungszustand wahrzunehmen und einzuordnen. Es werden darin Anspannungssituationen mit den entsprechenden Gedanken, Gefühlen, Körperreaktionen und Verhaltensimpulsen analysiert. Es soll das Bewusstsein des/der Patient:in für das Thema Anspannung schärfen und als Vorbereitung auf nachfolgende Techniken dienen. Diese Fähigkeit stellt eine Voraussetzung dafür dar, eine geeignete Strategie auszuwählen und möglichst frühzeitig den Anstieg des Spannungslevels zu erkennen und gegenzusteuern.

INFO 19 Prinzipien der Achtsamkeit
Das Informationsblatt (angelehnt an Kabat-Zinn, 1990; Zarbock et al., 2012) gibt eine Einführung in das Thema Achtsamkeit und verdeutlicht den hohen Stellenwert, den die Achtsamkeit insbesondere bei der Behandlung von Angststörungen heute hat.

INFO 20 Regeln der Achtsamkeit
Das Informationsblatt (angelehnt an Kabat-Zinn, 1990; Zarbock et al., 2012) fasst die Regeln und konkrete Verhaltensanweisungen zusammen.

AB 17 Achtsamkeitsübungen
Dieses Arbeitsblatt verweist auf Anwendungsbereiche und -regeln bei dem Einsatz von Achtsamkeitsübungen. Es wird exemplarisch geschildert, wie die Basis- und Aufbauübungen angeleitet und nachexploriert werden. Es richtet sich an Therapeut:innen und Patient:innen und enthält verschiedene Achtsamkeitsübungen. Der Body-Scan ist dabei angelehnt an Segal et al. (2008). Der Merkzettel (angelehnt an Kabat-Zinn, 1990; Zarbock et al., 2012) enthält die wesentlichen Prinzipien der Achtsamkeit und ist als Memo für Patient:innen geeignet. Sie können den Merkzettel ausschneiden und mit sich tragen. Das Protokoll dient der systematischen Protokollierung der Übungen und Reflexion der Wirkung. Es sollte in den ersten Wochen der Behandlung konsequent eingesetzt werden.

INFO 21 Angstbewältigungsstrategien
Das Arbeitsblatt richtet sich an Therapeut:innen und gibt Tipps für die Durchführung der einzelnen Strategien zur Angstbewältigung.

AB 18 Atemübungen
Das Arbeitsblatt vermittelt eine Basistechnik für die Angstbewältigung und gibt konkrete Hinweise zur Durchführung. Es enthält Varianten von Atemtechniken und ein Protokoll für Patient:innen. Hier sollten verbindlich Zeitpunkt, Dauer und Effekt der Übung für einige Zeit notiert werden. Es schafft Verbindlichkeit und Unterstützung für die Patient:innen beim Üben und lenkt gleichzeitig das Augenmerk auf die Fortschritte bei der Anwendung einer Angstbewältigungsstrategie.

AB 19 Wahrnehmungslenkung
Das Arbeitsblatt stellt eine weitere zentrale Technik der Angstbewältigung vor. Es ist eine Handlungsanleitung für Therapeut:innen. Hier geht es um den Wechsel der gelenkten Wahrnehmung zum Körper und Außenwelt. Besonders für die Bewältigung von körperlichen Missempfindungen geeignet. Es stellt zudem zwei Übungen für Betroffene dar. Das Protokoll dient der Unterstützung der Patient:innen beim Üben.

AB 20 Gedankenstopp
Das Arbeitsblatt (angelehnt an McKay et al., 2009) vermittelt eine weitere wirksame Technik in der Angstbewältigung. Angstgedanken oder Kreisen um bestimmte Themen werden dabei gestoppt, um die Gedanken auf andere Inhalte zu lenken. Diese Methode ist besonders geeignet für Angststörungen, deren Leitsymptom das Sich-Sorgen ist (GAS/Hypochondrie).

INFO 22 Emotionsakzeptanz und -regulation
Das Informationsblatt stellt eine Technik vor, die dazu dient, unangenehme Gefühle achtsam und akzeptierend zu bewältigen. Zusätzlich gibt es die Möglichkeit, einen kleinen Handzettel mit den Übungen auszuschneiden, um ihn im Alltag bei sich tragen zu können.

AB 21 Meine Angstbewältigungsstrategien
Das Arbeitsblatt unterstützt Patient:innen, ihre individuell erlernten Hilfsmittel dem jeweiligen Anspannungsniveau zuzuordnen und dient gleichzeitig als Handlungsfahrplan. Patient:innen können hier Techniken und Strategien festhalten, die ihnen bei der Bewältigung ihrer Angst helfen.

Interventionsleitfaden Angstbewältigungsstrategien

In der Arbeit mit Angstpatient:innen hat sich gezeigt, dass das Anspannungsniveau der Patient:innen – sei es im Alltag, in Krisensituationen oder während einer Panikattacke – eine wichtige Rolle spielt. In Abhängigkeit vom Grad der Anspannung steht auch die Wirksamkeit der Bewältigungsstrategien bzw. die Wahrscheinlichkeit, mit der Patient:innen die erlernten Strategien erfolgreich umsetzen.

Betroffenen ist es zum Beispiel bei hoher Anspannung (> 70 %) selten möglich, auf kognitive Strategien (z. B. Disputationstechniken) zuzugreifen. Wir wollen nun nachfolgend diesen Aspekt aufgreifen und anhand unterschiedlicher Anspannungsniveaus entsprechende Bewältigungsstrategien vorstellen. Dieser Leitfaden gibt Therapeut:innen und Patient:innen gleichermaßen eine Orientierung für die Vielzahl der erlernten Methoden und verschafft damit einen guten Überblick, indem die Strategien unterschiedlichen Situationen oder Zuständen zugeordnet werden können.

Zur Vermittlung des Konzeptes des Anspannungsniveaus an den/die Patient:in kann die unten dargestellte Grafik dienen: Wir teilen dabei das Anspannungs-Angstniveau auf einer Skala von 0 % = »keine Anspannung« bis 100 % = »maximale Anspannung« ein.

Zur Veranschaulichung unterteilen wir das Anspannungsniveau in vier Anspannungsbereiche.

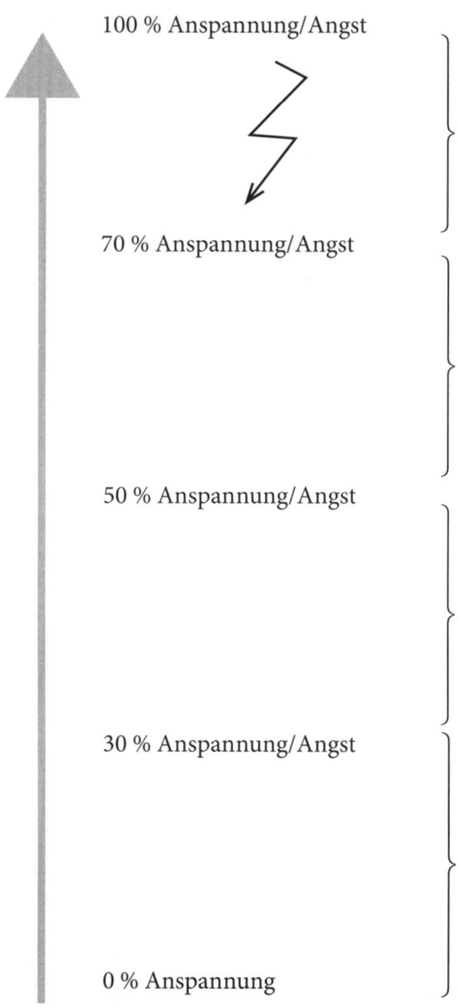

Angstbewältigungsstrategien:
- Atemübungen
- Wahrnehmungslenkung
- Progressive Muskelentspannung

Angstbewältigungsstrategien:
- Emotionsregulation (Akzeptanz und Atmung)
- Umgang mit belastenden Gedanken ohne inhaltliche Beschäftigung (Metakognitive und Akzeptanz- und Commitmentstrategien (wie Luftblasen, Monster, Gedankenlabeling, Gedankenstopp etc.)

Therapiestrategien:
- Strategien zur kognitiven Umstrukturierung (Nutzen-Kostenanalyse, Pro-Contra)
- Emotions- und Bedürfnisanalysen

Therapiestrategien:
- Achtsamkeitstraining
- Biographie-Arbeit
- Leitsätze reflektieren

Interventionsleitfaden Angstbewältigungsstrategien

Wir möchten einen konkreten Überblick über die Interventionen geben, die für die einzelnen Anspannungsniveaus sinnvoll sein können:

(1) 70–100 % Anspannung bzw. bei Panikattacke

Info

In diesem Zustand existiert ein Tunnelblick, die Umwelt wird ausgeblendet. Das Denken fällt schwer, die Gedanken rasen, man möchte nur noch schnellstmöglich diesen Zustand beenden.

Die nachfolgenden grundlegenden Strategien im Umgang mit starken psychovegetativen Symptomen stellen das Handwerkszeug zur Selbsthilfe in akuten Angstsituationen dar. Patient:innen sollten diese Techniken gut beherrschen, bevor mit Expositionen begonnen wird, da sie hierdurch ihr Kompetenz-, Kontroll- und Selbstwirksamkeitserleben stärken.
Techniken zur Anspannungsregulation sind hier:

- Atemübungen
- Wahrnehmungslenkung
- Progressive Muskelentspannung

(2) 50–70 % Anspannung

Info

In diesem Zustand werden Umgebungsfaktoren bereits wieder wahrgenommen und man kann sich auf Gespräche konzentrieren. Komplexe kognitive Leistungen sind allerdings durch die starke emotionale Aktivierung noch nicht möglich.

Auf diesem Anspannungsniveau gelingt es Patient:innen daher gut, erste kognitive Bewältigungsstrategien anzuwenden, ohne sich vertiefend inhaltlich mit den Befürchtungen auseinanderzusetzen. Hier geht es nicht um ein tiefgehendes Verständnis der Motive und Hintergründe des Angstgeschehens, sondern vordringlich um Akzeptanz, Gefühls- und Anspannungsregulation.
Gut anwendbare Techniken zur Anspannungsregulation sind hier:

- Emotionsregulation (Akzeptanz und Atmung)
- Gedankenstopp
- Metakognitive und Akzeptanz- und Commitment-Strategien (Luftblasen, Monster, Gedankenlabeling, Gedankenstopp etc.)

Interventionsleitfaden Angstbewältigungsstrategien

(3) 30–50 % Anspannung

Info

In diesem Zustand sind komplexe Denkleistungen wieder möglich. Es herrscht eine starke emotionale Ladung, die jedoch die kognitiven Strukturen nicht mehr hemmt.

Hier ist die Auseinandersetzung mit negativen Gedanken und belastenden Emotionen nicht nur möglich, sondern auch sinnvoll. Emotionale Aktivierung fördert Einspeicherprozesse und stellt damit eine gute Basis für die Entwicklung funktionaler Gedanken und Selbstinstruktionen dar. Die unterstützenden Techniken sind:

- Strategien zur kognitiven Umstrukturierung (Nutzen- Kostenanalyse, empirisches, etymologisches Disputieren etc.)
- Situationsanalysen
- Emotions- und Bedürfnisanalysen

(4) Niedrige Anspannung (0–30 %)

Tipp

In diesem Zustand befindet man sich im idealen Spannungszustand, um neue Entspannungs- und Achtsamkeitsverfahren zu erproben.

- Achtsamkeitstraining
- Biographische Arbeit

Merkmale meiner Anspannung

Woran merke ich, dass meine Anspannung steigt?
Bitte notieren Sie Ihre persönlichen Symptome in dem vorliegenden Arbeitsblatt. Es kann helfen, wenn Sie sich eine Situation aus der letzten Zeit vorstellen, bei der Sie sehr stark angespannt waren und überlegen, was Sie bemerkt haben.

Folgende **Gedanken** sind typisch, wenn meine Anspannung steigt: (z. B. »Ich halte das nicht aus.«)

....

....

....

....

Diese **Gefühle** (z. B. Angst) kommen dann stärker hoch:

....

....

....

....

Meine **Körperwahrnehmungen** (z. B. innere Unruhe, Schwitzen):

....

....

....

....

Mein **typisches Verhalten** (z. B. Flucht, Rückzug, vermehrtes Streiten) in einer Anspannungssituation:

....

....

....

....

....

Prinzipien der Achtsamkeit

Wir möchten Ihnen an dieser Stelle eine weitere Methode zur Angstbewältigung nahebringen – die Achtsamkeit. Dabei ist Achtsamkeit im eigentlichen Sinn nicht als Methode, sondern als Haltung dargestellt. Sie hilft, mit Alltagsgeschehnissen umzugehen. Kabat-Zinn (1990) beschreibt Achtsamkeit als eine Form der Aufmerksamkeitslenkung, bei der man sich auf die im aktuellen Moment erlebbaren Erfahrungen konzentriert. Das bedeutet, die Aufmerksamkeit wird auf das »Hier und Jetzt« gelenkt, *ohne* dabei die Ereignisse (z. B. Gefühle, Gedanken, Körperempfindungen etc.), die man registriert, zu bewerten.

Wenn Sie sich im Alltag genauer beobachten, werden Sie bemerken, wie schwer es uns in unserem Kulturkreis fällt, uns auf die unmittelbare Gegenwart zu konzentrieren. Wir unterziehen teilweise automatisiert alle Erlebnisse und Erfahrungen sofort einer Bewertung.

Vielleicht erleben Sie auch, dass Sie, während Sie im Alltag Tätigkeiten verrichten, mit Ihren Gedanken abschweifen zu Ereignissen, die in der Vergangenheit schief gelaufen sind oder die Sie vergessen haben. Oder aber Sie sind gedanklich und mit Ihrer Aufmerksamkeit schon zwei Schritte voraus und planen, was Sie noch alles erledigen müssen oder ja nicht vergessen dürfen.

Besonders bei Angstpatient:innen zeigt sich, dass diese gedanklich oft mit Sorgen, Grübeln und Katastrophenszenarien beschäftigt sind. Sorgeninhalte sind dabei in aller Regel auf die Zukunft, Grübelinhalte auf die Vergangenheit gerichtet.

Achtsamkeitsübungen haben auch eine weitere Funktion: Sie trainieren eine bewusste und aktive Lenkung Ihrer Aufmerksamkeit, dabei werden Sie sich gleichzeitig bewusst, worauf sie gerichtet ist.

Ziel von Achtsamkeitsübungen ist es, die Aufmerksamkeit aktiv immer wieder in die Gegenwart zu führen. Dabei beschreiben Sie Ihre Eindrücke möglichst detailgetreu und ohne zu bewerten. Auch wenn Sie vielleicht oftmals abdriften, wieder gedanklich in der Vergangenheit oder Zukunft »hängen«, Ihre Erlebnisse und momentanen Erfahrungen wieder bewerten, so ist dies kein Versagen. Die Wahrnehmung des Abschweifens erfordert Achtsamkeit, die Sie dazu anleitet, Ihre Aufmerksamkeit erneut ins »Hier und Jetzt« zu lenken. Es ist nicht leicht, achtsam zu sein!

Achtsamkeit bedeutet, …

- die Aufmerksamkeit aktiv auf das Hier und Jetzt zu richten, bewusst im jetzigen Augenblick zu sein;
- offen für Erfahrungen zu sein, ohne diese zu bewerten;
- den Zustand zunächst erst einmal zu akzeptieren, ohne ihn sofort ändern zu müssen;
- mit allen fünf Sinnen (hören, sehen, riechen, schmecken, fühlen), mit allen Gefühlen und Gedanken wahrzunehmen, was jetzt gerade in diesem Moment passiert.

Man unterscheidet bei der Achtsamkeit **drei Fertigkeiten**:

(1) Wahrnehmen
(2) Beschreiben
(3) Teilnehmen

Zu einem bestimmten Zeitpunkt kann von diesen jeweils eine verwirklicht werden.

Prinzipien der Achtsamkeit

Prinzipien der Achtsamkeit

Die erste Fertigkeit ist das Wahrnehmen. Wahrnehmen heißt, seine Sinne auf die Situation, die Tätigkeit oder Empfindung zu richten. Es bedeutet, alle damit verbundenen Eindrücke aufzunehmen. Wahrnehmen heißt auch – ungeachtet der Qualität der Empfindung –, nicht zu handeln. Das bedeutet, sich Empfindungen, Gedanken und Emotionen zuzuwenden, ohne zu versuchen, ihnen auszuweichen, wenn sie schmerzhaft sind und ohne sie festzuhalten, wenn sie angenehm sind. Um dies zu erreichen, müssen wir von einem Ereignis, einem Gedanken oder einem Gefühl ein Stück zurücktreten.

Beispiel

Gehen an sich und das Beobachten des Gehens sind zwei verschiedene Dinge, der Herzschlag selbst und seinen eigenen Herzschlag zu beobachten sind zwei verschiedene Reaktionen.

Die zweite Fertigkeit ist das Beschreiben. Beschreiben bedeutet die Wahrnehmung in Worte zu fassen, um darzustellen, was man empfindet oder registriert. Achtsam-Sein heißt, das Wahrgenommene zu beschreiben, ohne es dabei zu bewerten. Dieses Prinzip angewendet auf einen Gedanken, bedeutet, ihn nicht wörtlich nehmen. Wir unterscheiden dabei zwischen Tatsachen und Wahrnehmungen.

Beispiel

Der Gedanke »Ich **fühle** mich ungeliebt« wird mit einer Tatsache verwechselt (»Ich **werde** nicht geliebt«).

Die dritte Fertigkeit ist das Teilnehmen. Um teilzunehmen ist es notwendig, sich einer Situation, einem Gegenstand oder einer Empfindung vollständig zuzuwenden. Die Aufmerksamkeit wird ungeteilt auf die gegenwärtige Situation gerichtet. Dies funktioniert nur, wenn ich bereit bin, von der Betrachtung der eigenen Person oder Gedanken an Vergangenheit oder Zukunft abzulassen.

Beispiel

Eine sehr erfahrene Sportlerin (z. B. Skirennen) kann flexibel und gleichzeitig besonnen auf die jeweiligen Anforderungen der Situation reagieren, sie ist wach und bewusst und denkt an nichts anderes; ihre Aufmerksamkeit ist ganz bei der Situation.

Beispiel

Gegenbeispiel: Unachtsam handeln wir, wenn wir ohne Aufmerksamkeit teilnehmen. Ein Beispiel dafür ist das Autofahren. Wir fahren eine Wegstrecke und wissen am Ziel eigentlich gar nicht mehr, wie wir dorthin gekommen sind.

Prinzipien der Achtsamkeit

Wie genau funktioniert Achtsamkeit?

- ▶ **konzentriert:**
  - Beschäftigen Sie sich nur mit einer Sache zu einer Zeit.
  - Lassen Sie sich nicht ablenken.
  - Kehren Sie immer wieder zur Übung zurück, wenn Sie abgelenkt wurden.
- ▶ **nicht wertend:**
  - Nehmen Sie wahr, ohne zu beurteilen.
  - Nehmen Sie Ihre Gedanken und Gefühle wahr, ohne sie zu verurteilen.
  - Lassen Sie Bewertungen vorbeiziehen, ohne sie festzuhalten.
- ▶ **wirkungsvoll:**
  - Achten Sie darauf, was möglich ist.
  - Tun Sie etwas so, dass es funktionieren kann.
  - Setzen Sie alle notwendigen Fertigkeiten ein.
  - Lassen Sie nicht-hilfreiche Gedanken und Gefühle vorüberziehen.

Warum ist das Erlernen von Achtsamkeit sinnvoll?

Das Beobachten und Beschreiben des eigenen Verhaltens ist sinnvoll, wenn man ein neues Verhalten erlernen will.

Beispiel • Klavier spielen

Anfänger:innen achten sehr auf die Stellung der Hände und Finger, zählen den Takt, benennen Noten und Akkorde, die sie gerade spielen. Wenn sie besser werden, hören sie meist mit dem Beobachten und Beschreiben auf. Wenn aber dann ein Gewohnheitsfehler auftaucht, nachdem das Stück erlernt wurde, muss man wieder auf Beobachten und Beschreiben zurückgreifen, bis das Stück wirklich »sitzt«.

- ▶ *Mangelnde Achtsamkeit* kann dazu führen, dass automatisiertes Verhalten (wie der Fehler beim Klavierspielen), auch wenn es nicht hilfreich ist, nicht mehr gestoppt werden kann. So ist Teilnehmen ohne Aufmerksamkeit typisch für impulsives und stimmungsabhängiges Verhalten.
- ▶ *Ziel der Achtsamkeit* ist es, sich seiner selbst bewusst zu sein, und dadurch mehr Kontrolle über sich selbst zu erleben.

Zusammenfassung

Achtsamkeit unterstützt also folgende Bereiche:

- ▶ Erlernen neuen Verhaltens: »Ich kann mein Verhalten beeinflussen!«
- ▶ Stoppen nicht hilfreicher Verhaltensmuster: »Ich durchbreche automatisiertes Verhalten durch Gewahrwerden«
- ▶ Kontrolle über körperliche Empfindungen, Gedanken und Gefühle: »Indem ich meine Gedanken, Empfindungen und Gefühle beschreibe, fühle ich mich ihnen nicht mehr wehrlos ausgeliefert!«
- ▶ Besserer Zugang zur Realität und mir selbst: »Ich nehme die Umwelt und mich bewusster und deutlicher wahr, wenn ich beschreibe, ohne zu bewerten und ohne mich dagegen zu stemmen!«

Regeln der Achtsamkeit

Sie werden im Folgenden einige Achtsamkeitsübungen kennenlernen. Wir möchten Sie bitten, etwas Geduld mitzubringen– erfahrungsgemäß braucht Achtsamkeit einige Übung!

Die unten stehende Grafik soll Ihnen nochmals vereinfacht darstellen, wie eine achtsame Aufmerksamkeitslenkung aussehen kann.

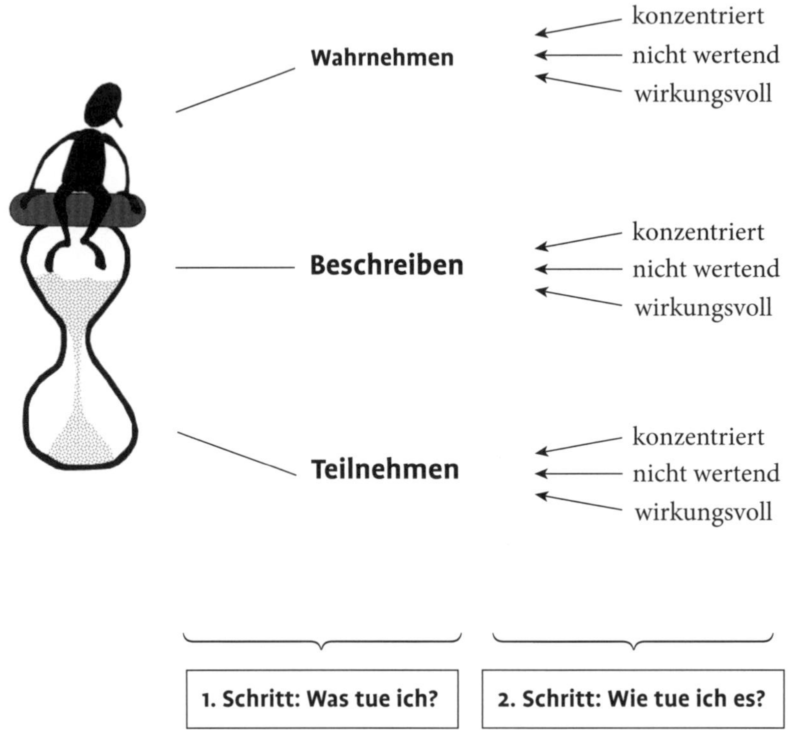

Beispiel: Sitzen – Sitzachtsamkeit

	1. Schritt		2. Schritt
Wahrnehmen	Ich sitze auf dem Stuhl.	**Konzentriert**	Ich spüre, wo ich den Stuhl berühre
Beschreiben	Ich sitze auf der Kante.	**nicht wertend**	Mein Po drückt ein wenig
	Mein Rücken ist leicht gekrümmt.		Meine Schultern sind angespannt
Teilnehmen		**wirkungsvoll**	Mein Atem ist flach
	Ich wringe meine Hände.		Meine Hände fühlen sich verkrampft an, sind schwitzig

Nun könnten Sie z. B. ausprobieren, was sich ändert, wenn Sie Ihre Sitzhaltung verändern – z. B. sich ganz auf den Stuhl setzen, Rücken gerade und anlehnen, Hände auf die Lehnen legen … und dann wieder beschreiben.

Achtsamkeitsübungen

Instruktionen

»Bei Angstzuständen kann eine achtsame und nicht-wertende Haltung helfen, nicht in Katastrophengedanken »abzudriften« und dadurch den Teufelskreis der Angst zu unterbrechen. Indem Sie Ihre Körpersymptome wahrnehmen, ohne sie zu bewerten, bleiben Sie im »Hier und Jetzt«, Sie wirken damit unmittelbar Ihrer Befürchtung (z. B »Ich werde sterben!«, »Mein Herzrasen ist der Vorbote eines Herzinfarkts!«) entgegen. Bleiben Sie bei den »Fakten« (»Mein Puls schlägt schnell, ich schwitze, mir ist schwindelig«), indem Sie möglichst detailliert beschreiben.«

Es bewährt sich, Achtsamkeitsübungen wiederholt zusammen mit Patient:innen durchzuführen und insbesondere zu Beginn eine Anleitung und Hilfestellung zu geben. So ist es ratsam, nach Einführung des Themas die folgenden Therapiesitzungen mit einer Achtsamkeitsübung (z. B. Atemachtsamkeit, Sitzachtsamkeit) zu beginnen. Patient:innen haben dadurch die Möglichkeit, im Hier und Jetzt der Therapiestunde »anzukommen« und sich auf die Inhalte der folgenden Therapiestunde zu fokussieren. Viele Patient:innen empfinden es als angenehm, sich durch die Achtsamkeitsübung zu »sammeln« und Abstand vom Alltag zu erhalten. Gleichzeitig üben die Patient:innen damit konsequent weiter und der Transfer der Übungen in den Alltag kann besser gelingen.

»Durch ›Achtsamkeit‹ können Sie im ersten Schritt lernen, frühzeitig zu erkennen, wann Sie wieder in alte Muster verfallen. Im nächsten Schritt lenken Sie Ihre Aufmerksamkeit aktiv weg von den vergangenheits- und zukunftsbezogenen Grübelinhalten hin zum Hier und Jetzt der Gegenwart. So stärken Sie auch wieder ein Gefühl von Kontrolle und Kompetenz im Umgang mit Ihren Sorgen und Ängsten.«

Gut umsetzbar als Eingangsritual zur Steigerung der Achtsamkeit sind die auf diesem Arbeitsblatt beschriebenen Übungen (z. B. Sitz-, Geh-Achtsamkeit). Sie benötigen dafür nicht mehr als 5 bis 10 Minuten Zeit und sie lassen sich gut zu Beginn der Therapiestunde einbauen. Zu Einstieg in das Thema können auch folgende Übungen dienen, indem Sie die Patient:innen wie folgt anleiten:

- **Übung zum Wahrnehmen:** »Fahren Sie mit dem Zeigefinger gerade oberhalb der Oberlippe entlang, hören Sie dann damit auf und beobachten, wie lange es dauert, bis Sie Ihre Oberlippe nicht mehr spüren.«
- **Übung zum Beschreiben:** »Beschreiben Sie die Postkarte, die Sie in der Hand haben (dabei achten auf den Unterschied zwischen beschreiben und beurteilen).«

Achtsamkeitsübungen

Unterschiedliche Übungen

(1) Sitz-Achtsamkeit (5–10 Minuten)

»Setzen Sie sich auf einen Stuhl, ein Sofa oder auf eine Bank. Nehmen Sie sich Zeit für die Übung und wählen Sie einen Ort, an dem Sie nicht gestört werden.

Schließen Sie nun die Augen und konzentrieren sich langsam auf die Übung. Wenn Sie die Augen nicht schließen möchten, suchen Sie sich einen Punkt am Boden, durch den Sie hindurch blicken.

Nehmen Sie nun wahr, ohne dass Sie Ihre Sitzposition verändern, wie Sie sitzen.

Lenken Sie Ihre Aufmerksamkeit auf einzelne Körperpartien: Wo berührt Ihr Po die Sitzfläche, wo spüren Sie noch die Fläche, vielleicht an der Unterseite der Oberschenkel?

Wie stehen Ihre Füße? Berühren beide den Boden? Sind die Beine übereinander geschlagen? Stehen beide Füße ganz auf dem Boden, oder vielleicht nur die Fußballen? Wo ist das meiste Gewicht zu spüren? Sind Ihre Waden entspannt oder angespannt?

Wenn Sie die Beine übereinandergeschlagen haben – welches Bein ist oben, welches unten? Wo spüren Sie das obere Bein, wo spüren Sie Druck oder Wärme? Hängt das obere Bein locker über dem unteren?

Richten Sie nun ihre Aufmerksamkeit auch auf den Rücken – ist Ihr Rücken krumm oder gerade, berührt Ihr Rücken die Lehne? Wo an Ihrem Rücken spüren Sie die Lehne? Wie fühlen sich Ihre Schultern und Ihr Nacken an, sind sie angespannt oder entspannt?

Achten Sie auf Ihre Arme, hängen Sie herunter oder liegen sie auf der Lehne auf. Vielleicht berühren sie auch Ihre Oberschenkel. Spüren Sie, wo Ihre Hände liegen. Sind sie zu Fäusten geballt oder liegen sie offen auf?

Wenn Sie merken, dass Sie in Gedanken abschweifen, nehmen Sie dies wahr, ohne es zu bewerten. Das ist nicht weiter schlimm, lassen Sie die Gedanken ziehen und lenken Sie bewusst und langsam Ihre Aufmerksamkeit wieder auf die Übung.

Versuchen Sie zu spüren: Ist das eine angenehme, entspannte Sitzhaltung? Ist es bequem, wie Ihre Füße und Beine stehen? Wie fühlen sich Ihr Rücken und der Nacken in dieser Haltung an? Versuchen Sie nichts zu verändern, einfach nur registrieren und beschreiben.

Kommen Sie langsam zum Schluss der Übung. Kommen Sie nun mit der Aufmerksamkeit nach und nach wieder in den Raum. Öffnen Sie die Augen und strecken sich einmal.«

(2) Geh-Achtsamkeit (10 Minuten)

»Beginnen Sie mit Ihrem Spaziergang für einige Minuten und nehmen wahr, wie Ihre Füße den Boden berühren, wie nehmen Sie den Boden, den Ihre Füße berühren, wahr? Rollen Sie Ihre Füße ab oder setzen Sie den ganzen Fuß beim Gehen auf?

Schreiten Sie weit aus oder machen Sie kleine Schritte, federn Sie in den Beinen, bewegt sich Ihr Becken, Ihre Hüfte beim Gehen?

Ist Ihr Rücken gerade beim Gehen oder etwas gebeugt?

Wo sind Ihre Schultern, liegen Ihre Arme eng am Körper, sind sie angewinkelt oder in den Manteltaschen vergraben, oder holen die Arme und Hände beim Gehen aus und bestimmen den Schwung?

Wie ist Ihre Kopfhaltung: Halten Sie den Kopf gesenkt oder ist er erhoben? Wohin ist der Blick gerichtet, nach unten oder nach vorne?

Gehen Sie noch einmal alle Bereiche durch und beobachten und beschreiben Sie achtsam, ohne etwas zu verändern. Machen Sie sich bereit, langsam und in Ihrem Tempo die Übung zu beenden.«

Varianten Geh-Achtsamkeit:
(1) Körperhaltung, Blick:
»Ich möchte Sie zunächst bitten, für einige Minuten beim Gehen nur vor sich auf dem Boden zu schauen. Achten Sie dabei darauf, was Ihnen durch den Kopf geht, wie Sie sich fühlen, welche körperlichen Empfindungen sich einstellen …

Leiten Sie nun Ihren Patient:innen dazu an, den Blick zu heben und während einiger Minuten die Umgebung in den Blick zu nehmen.

Nun heben Sie bitte Ihren Blick und nehmen Ihre Umgebung, während Sie gehen, wahr. Achten Sie erneut darauf, wie sich diese Art zu gehen auf Ihre Gedanken, Gefühle und Körperempfindungen auswirkt!«

Im Anschluss kurze Nachbesprechung über die Erfahrungen der Patient:innen und die Unterschiede, die sie erlebt haben.

(2) Schritttempo
»Nun möchte ich Sie bitten, Ihr Schritttempo zu erhöhen. Achten Sie dabei darauf, was Ihnen durch den Kopf geht, wie sie sich fühlen, welche körperlichen Empfindungen sich einstellen …

Nun bitten Sie ihn, das Gehtempo bewusst zu verlangsamen und dabei wieder alle inneren Wahrnehmungen (gedanklich, emotional, physiologisch …) zu beobachten.

Nun reduzieren Sie Ihr Schritttempo und werden immer langsamer, so langsam wie es Ihnen möglich ist. Was verändert sich gedanklich und in Bezug auf Ihre körperlichen Empfindungen, auf Ihre Gefühle? Beschreiben Sie, ohne zu bewerten.«

Nachbesprechung: Gab es Unterschiede zwischen den beiden Spaziergängen? Worin bestanden diese? Welche Erfahrungen bezüglich der Körperempfindungen, Gedanken und Gefühle wurden jeweils bei den einzelnen Übungen gemacht, welche Unterschiede erlebt? Leiten Sie dabei eine Nachbesprechung an, die möglichst ohne Bewertungen auskommt.

(3) Atem-Achtsamkeit (5 Minuten)
»Lassen Sie sich für einige Minuten Zeit, spüren Sie Ihren Atem, wie er ein- und ausströmt, wie sich Ihre Brust und der Bauch mit jedem Atemzug bewegen. Lassen Sie den Atem kommen und gehen, Sie brauchen nichts dafür zu tun, er kommt von ganz alleine.

Richten Sie weiter Ihre Aufmerksamkeit auf den Atem und verweilen Sie eine Zeitlang bei ihm. Achten Sie wieder darauf, wie sich Ihre Brust hebt und senkt, wie der Atem von ganz alleine kommt und geht. Wie sich die Bauchdecke beim Einatmen hebt und beim Ausatmen wieder senkt …

Nehmen Sie wahr, wie beim Einatmen die kühle Luft durch die Nase einströmt, die kleinen Härchen streift … Zählen Sie einen Moment lang Ihren Atem: 1 einatmen und wieder ausatmen, 2 einatmen und wieder ausatmen … 10 einatmen und wieder ausatmen …

Wenn Sie können, stellen Sie sich vor, wie der Atem durch die Nase Ihren Körper hinab bis zu Ihren Zehen fließt … Beenden Sie nun die Übung in Ihrem Tempo und kehren mit der Aufmerksamkeit in diesen Raum zurück.«

(4) Achtsamer Spaziergang (20 Minuten)
»Ich möchte Sie nun bitten, loszugehen und den Blick auf Ihre Umwelt zu richten, während wir zusammen spazieren gehen.

Ich werde Sie zwischendurch bitten, mir bestimmte Dinge zu beschreiben, versuchen Sie dann mir möglichst genau zu beschreiben, wonach ich Sie frage. Dabei beziehe ich mich auf das, was Sie sehen, hören, riechen, spüren.

Dabei möchte ich Sie bitten, zu versuchen nur zu beschreiben, ohne das, was Sie sehen zu bewerten – also z. B. »Ich sehe ein rotes Backsteinhaus mit weißen Fenstern, davor steht eine Eiche und eine Bank …«

(1) **Sehen**: Schauen Sie bewusst in eine beliebige Richtung und benennen alle Farben, die Sie sehen. Gibt es eine Farbe, die immer wieder auftaucht? [*5 Min.*]
(2) **Hören:** Achten Sie genau auf alle Geräusche, die Sie wahrnehmen. Was hören Sie in der Nähe, welche Geräusche kommen von weit her? Was sind Geräusche der Natur, was sind Geräusche, die durch Maschinen oder Gegenstände erzeugt werden? Welche Geräusche nehmen Sie leichter wahr? [*5 Min.*]
(3) **Haut:** Was nehmen Sie auf den unbedeckten Stellen Ihrer Haut wahr und wo sind die Wahrnehmungen am intensivsten? Wo ist es am wärmsten und wo am kältesten? Können Sie den Wind, die Regentropfen, die Sonne auf Ihrer Haut spüren? [*5 Min.*]
(4) **Riechen:** Achten Sie nun genau darauf, was Sie riechen. Es kann unter Umstanden etwas länger dauern, bis Sie einen Geruch bemerken. Sollten die Patient:innen nichts riechen, leiten Sie dies an, indem Sie ihnen z. B. an einem Busch, Baum etc. riechen lassen. [*5 Min.*]

Lassen Sie den Patient:innen im Anschluss an den Spaziergang noch einige Minuten das Erlebte »Revue passieren«, bevor Sie die Erfahrungen nachbesprechen.

(5) Body-Scan
»Setzen oder legen Sie sich bequem hin und wählen einen Ort, an dem Sie ungestört sind. Nehmen Sie sich Zeit für die Übung. Schließen Sie nun die Augen und konzentrieren sich langsam auf die Übung.

Lassen Sie sich für einige Minuten Zeit, spüren Sie zunächst Ihren Atem, wie er ein- und ausströmt, wie sich Ihre Brust und der Bauch mit jedem Atemzug bewegen. Lassen Sie den Atem kommen und gehen, Sie brauchen nichts dafür zu tun, er kommt von ganz alleine.

Richten Sie nun Ihre Aufmerksamkeit auf Ihren Körper: Spüren Sie, wo Ihr Körper den Untergrund berührt, wie er aufliegt.

Lassen Sie Ihren Körper mit jedem Ausatmen ein wenig schwerer werden und lassen Sie sich immer tiefer gegen den Untergrund sinken. Spüren Sie nach, wie sich der Druck verändert. Lenken Sie auch Ihre Aufmerksamkeit auf einzelne Körperpartien: Wo liegen die Füße auf, wo die Beine? Wie liegt der Po auf und der untere Rücken? Wo spüren Sie den Untergrund an den Händen, den Unterarmen, den Schultern?

Wenn Sie merken, dass Sie in Gedanken abschweifen, nehmen Sie dies wahr, ohne es zu bewerten. Das ist nicht weiter schlimm, lassen Sie die Gedanken ziehen und lenken Sie bewusst und langsam Ihre Aufmerksamkeit wieder auf die Übung.

Richten Sie nun Ihre Aufmerksamkeit wieder auf den Atem und verweilen Sie eine Zeitlang bei ihm. Achten Sie wieder darauf, wie sich Ihre Brust hebt und senkt, wie der Atem von ganz alleine kommt und geht. Lenken Sie nun allmählich Ihre Aufmerksamkeit auf Ihre Füße: Spüren Sie nach, wie sich die Zehen anfühlen … Vielleicht spüren Sie eine angenehme Wärme oder ein leichtes Kribbeln. Wenn Sie können, stellen Sie sich vor, wie der Atem durch den Körper hinab bis zu Ihren Zehen fließt. Verweilen Sie einen Augenblick bei Ihren Zehen.

Wandern Sie dann weiter, den Fuß entlang, die Beine hinauf. Lassen Sie sich Zeit und spüren Sie die Vorgänge in Ihren Gliedern.

Wandern Sie langsam mit der Aufmerksamkeit aufwärts, hin zum Gesäß … dann zum unteren Rücken … den Händen. Spüren Sie Ihre Fingerspitzen, den Handballen und die Handgelenke. Nehmen Sie wahr, wie sich die Körperteile anfühlen, ohne zu bewerten, konzentrieren Sie sich ganz auf Ihre Empfindungen.

Wenn Sie bemerken, dass Ihr Körper an manchen Stellen verspannt ist, stellen Sie sich vor, wie sich mit jedem Ausatmen die Anspannung ein wenig löst. Lassen Sie sich Zeit, verweilen Sie so lange bei den einzelnen Körperteilen, wie Sie benötigen.

Kommen Sie langsam zum Schluss der Übung. Verweilen Sie dazu noch einige Zeit bei Ihrer Atmung, nehmen Sie wieder wahr, wie Ihr Atem ganz von alleine ein- und ausströmt, wie sich Ihr Brustkorb hebt und senkt oder wie sich Ihr Bauchraum mit Luft füllt und wieder leert.

Kommen Sie nun mit der Aufmerksamkeit langsam wieder in den Raum. Öffnen Sie die Augen, recken und strecken Sie sich.«

(6) Achtsamkeit für innere Vorgänge

»Nehmen Sie sich Zeit für die Übung und wählen Sie einen Ort, an dem Sie nicht gestört werden. Setzen Sie sich bequem auf einen Stuhl. Schließen Sie nun die Augen oder suchen Sie sich einen fixen Punkt am Boden, durch den Sie hindurchsehen können und konzentrieren sich langsam auf die Übung.

Lassen Sie sich einige Minuten Zeit, spüren Sie zunächst Ihren Atem, wie er ein- und ausströmt, wie sich Ihre Brust und der Bauch mit jedem Atemzug bewegen. Lassen Sie den Atem kommen und gehen, Sie brauchen nichts dafür zu tun, er kommt von ganz alleine.

Richten Sie nun Ihre Aufmerksamkeit auf die Vorgänge in ihrem Körper: Lassen Sie sich jeweils ein wenig Zeit, um nachzuspüren, welche *Empfindungen Sie in Ihrem Körper* wahrnehmen.

- Spüren Sie, ob und wo Sie in Ihrem Körper Wärme empfinden …
- Spüren Sie, wie ihr Herz schlägt, spüren Sie Ihren Puls …
- Spüren Sie, wie sich Ihre Brust anfühlt, Ihre Schultern und der Nacken …
- Spüren Sie, wie sich Ihre Arme und Hände anfühlen …
- Spüren Sie, wie sich Ihre Beine und Füße anfühlen …

Wenn Sie bemerken, dass Ihr Körper an manchen Stellen verspannt ist, stellen Sie sich vor, wie sich mit jedem Ausatmen die Anspannung ein wenig löst. Lassen Sie sich Zeit, verweilen Sie so lange bei den einzelnen Körperteilen, wie Sie benötigen.

Wenn es Ihnen schwerfällt, etwas in Ihrem Körper zu spüren, oder auch wenn Sie meinen, nichts zu spüren, so ist dies nicht weiter schlimm … Nehmen Sie dies zur Kenntnis, ohne es zu bewerten oder erzwingen zu wollen.

Wenden Sie sich nun mit Ihrer Aufmerksamkeit Ihren **Gedanken** zu.

Nehmen Sie wahr, was Ihnen gerade durch den Kopf geht … Lassen Sie Ihre Gedanken kommen und gehen, ohne sie zu bewerten oder festzuhalten …

Wenn Sie merken, dass Sie in Gedanken abschweifen, nehmen Sie dies wahr, ohne es zu bewerten. Das ist nicht weiter schlimm, lassen Sie die Gedanken ziehen und lenken Sie bewusst und langsam ihre Aufmerksamkeit wieder auf die Übung. Lenken Sie nun Ihre Aufmerksamkeit auf Ihre **Gefühle** …

Versuchen Sie wahrzunehmen, was Sie fühlen, ohne es zu bewerten.

Kommen Sie langsam zum Schluss der Übung. Verweilen Sie dazu noch einige Zeit bei Ihrer Atmung, nehmen Sie wieder wahr, wie Ihr Atem ganz von alleine ein- und ausströmt, wie sich Ihr Brustkorb hebt und senkt oder wie sich Ihr Bauchraum mit Luft füllt und wieder leert.

Kommen Sie nun mit der Aufmerksamkeit langsam wieder in den Raum. Öffnen Sie die Augen, recken und strecken Sie sich.«

Achtsamkeitsübungen

Merkzettel

Auf diesem Merkzettel wird zusammengefasst, worauf Sie bei den Achtsamkeitsübungen achten sollten. Zur Verinnerlichung können Sie diesen Merkzettel in der ersten Zeit mit sich führen und z. B. jeweils vor den Mahlzeiten (oder auch öfter) durchlesen. So lernen Sie automatisch die Regeln auswendig und haben sie parat.

Merkzettel Achtsamkeit
Innere Achtsamkeit: Ich bin weit weg von mir?!?
▶ Ich konzentriere mich darauf, was meine Sinne in diesem Moment wahrnehmen. ▶ Ich beschreibe, was meine Sinne in diesem Moment wahrnehmen. ▶ Ich lasse es zu, halte es nicht fest und schiebe es nicht zur Seite. ▶ Ich bewerte es nicht – es gibt kein »gut« oder »schlecht«. ▶ Ich konzentriere mich voller Aufmerksamkeit auf eine einzige Tätigkeit.

(Zarbock et al., 2012)

Tipp

Schneiden Sie den Merkzettel aus und lassen Sie ihn in einem Copy-Shop laminieren, so hat er Gesäßtaschengröße und bleibt Ihnen lange erhalten!

Protokoll

Wie Sie bereits erfahren haben, muss man Achtsamkeit lernen, deshalb ist sinnvoll, Achtsamkeitsübungen konsequent mehrmals am Tag zu üben – am besten, wenn Sie sich gerade entspannt fühlen. Nur durch konsequentes Üben automatisiert sich eine achtsame Haltung und schärft sich Ihre Wahrnehmung allmählich. Haben Sie ein wenig Geduld, es bedarf einer gewissen Zeit, bis Sie eine Wirkung verspüren.

Nehmen Sie sich mindestens dreimal 10 Minuten am Tag Zeit für Ihre Achtsamkeitsübungen. Es kann hilfreich sein, sich im Vorfeld feste Zeiten dafür einzuplanen. Nutzen Sie das folgende Protokoll, um Ihre Übungen einzutragen. Das schafft Verbindlichkeit und Sie haben zugleich die Möglichkeit, Ihre Fortschritte abzubilden.

Reflektieren Sie in der letzte Spalte Ihre Übungen, indem Sie sich fragen:

- ▶ Welche Erfahrungen haben Sie gemacht?
- ▶ Wie gut ist es gelungen?
- ▶ Gab es Schwierigkeiten?
- ▶ Wurden Sie unterbrochen?
- ▶ Ist diese Übung besonders angenehm, schwer …?

Achtsamkeitsübungen

Datum/ Uhrzeit	Welche Übung?	Empfindungen vor der Übung	Empfindungen nach der Übung	Reflexion

Angstbewältigungsstrategien

Angstbewältigungsstrategien sollten zunächst gut und sicher von den Patient:innen beherrscht werden, bevor in der Therapie mit Expositionsübungen begonnen wird.

Mögen manche Übungen auch auf den ersten Blick als leicht verständlich und in »Eigenregie« zu erlernen scheinen, hat sich jedoch in unserer alltäglichen Praxis gezeigt, dass es unerlässlich ist, diese mit Patient:innen konsequent zusammen zu üben. Sie sollten ebenfalls im Therapieverlauf wiederholt überprüfen, ob die Bewältigungsstrategien noch »korrekt« ausgeführt werden.

Besonders in der Anwendung von Übungen zur Wahrnehmungslenkung treten manchmal Missverständnisse auf. Patient:innen gehen häufig dazu über, den Wechsel zwischen Innen- und Außenwahrnehmung zu vernachlässigen und konzentrieren sich zunehmend auf die Ablenkung von Angstsymptomen, was einer Vermeidung gleichkommt. Vermitteln Sie Ihren Patient:innen, dass sie nicht vermeiden, sondern ihre Angstsymptome wahrnehmen und beschreiben sollten. Ermutigen Sie die Patient:innen, ihre Wahrnehmung kontrolliert zu lenken und so den Gipfel der Angst zu überwinden. Auch soll diese Übung grundsätzlich auf der Ebene der Binnenwahrnehmung (auf die Missempfindungen, Angstkognitionen und Emotionen) *beginnen* und ebenfalls dort *enden*!

Hilfreich ist es, eine Anspannungsskala von 0 (= keine Anspannung) bis 10 (= maximale Anspannung) einzuführen, um die Veränderungen quantifizierbar zu machen und somit Patient:innen zu ermöglichen, Veränderungen in der Anspannungsstärke zu erkennen und benennen. Atemübungen sollten ebenfalls in den ersten Stunden nach Einführung konsequent (z. B. zu Beginn der Stunde) zusammen mit den Patient:innen geübt werden.

Die Gedankenstopp-Technik sollte ebenso wie die oben beschriebenen Techniken eingeführt und gemeinsam geübt werden. Besonders bei der Entwicklung angenehmer Gedanken und Bilder benötigen Patient:innen zu Beginn Ihre Unterstützung. Dabei kann der Einsatz erlebnisaktivierender Methoden (Imagination zu Erinnerungen, Einbezug möglichst vieler Sinneseindrücke, konkrete Details, Farben, Gerüche, Gefühle schildern lassen etc.) hilfreich sein.

Atemübungen

Instruktion

Atemübungen stellen eine zentrale Bewältigungsstrategie für jede Form von Hochstress dar und werden als wirkungsvolle Intervention in Akutsituationen eingesetzt. Daher sollten Sie mindestens eine Atemübung als Angstbewältigungsstrategie in Ihr Repertoire als Therapeut:in mit aufnehmen. Sie stellt eine sehr wirkungsvolle Intervention während oder kurz vor einer sich anbahnenden Panikattacke dar.

Atemübungen sind deswegen so wichtig, weil sie ein sehr wirksames Mittel sind, um Angstsymptome wie erhöhter Herzschlag, rasender Puls, Anspannung und Übelkeit willentlich und bewusst zu beeinflussen. Somit implementieren Sie eine erste Selbstwirksamkeits- und Kontrollerfahrung für Patient:innen im Umgang mit starker Angst.

Für alle nachfolgenden Übungen gilt: Leiten Sie Ihre Patient:innen an, sich Zeit zum Üben zu nehmen, vermitteln Sie die Notwendigkeit, zunächst Geduld und Disziplin zum Üben aufzubringen, bis die Wirksamkeit beobachtet und als Handlungskompetenz erlebt wird. Die Übungen sollten zunächst konsequent mehrmals am Tag trainiert werden (s. Übungsprotokolle), möglichst zu Beginn in Momenten, in denen sie ungestört und entspannt sind.

Atemübungen

Durchführung

(1) Lippenbremse und Ausatmen verlängern

Vielleicht kennen Sie das: In Anspannungssituationen atmen Sie flach und hektisch ein und aus, vielleicht wird Ihnen schwindelig und Sie haben das Gefühl, Sie bekommen keine Luft. Die Lippenbremse soll Ihnen helfen, die Atmung wieder zu normalisieren, indem Sie die Aufmerksamkeit von der Einatmung ablenken und das Ausatmen mit jedem Atemzug verlängern.

Damit Sie wieder tiefer und langsamer ein- und ausatmen, machen Sie Folgendes:

- Öffnen Sie die Lippen nur einen winzigen Spalt weit und pressen Sie die Luft durch den Spalt wieder hinaus.
- Begleiten Sie das Ausatmen nun durch zählen, indem Sie beim ersten Mal bis 3 ausatmen (1–2–3), holen Sie so viel Luft, wie Sie benötigen, um beim nächsten Mal bis 4 auszuatmen (1–2–3–4).
- Nun atmen Sie bis 5 aus (1–2–3–4–5).
- Das verlängern Sie schrittweise bis 8 (1–2–3–4–5–6–7–8).
- Nun beginnen Sie wieder bei 3 (1–2–3), auf 4 (1–2–3–4), auf 5 (1–2–3–4–5), auf 6 (1–2–3–4–5–6), auf 7 (1–2–3– 4–5–6–7), auf 8 (1–2–3–4–5–6–7–8).
- Beginnen Sie erneut, bis 3 auszuatmen usw. Diese Übung wiederholen Sie, bis sich ein deutlicher Spannungsabfall zeigt.
- Achten Sie bitte während der Übung ausschließlich auf die Länge Ihres Ausatmens, wie Sie einatmen (Nase oder Mund), ist dabei nicht zu beachten.
- Das Einatmen reguliert sich nun, ohne zu verspannen, automatisch und wird tiefer.
- Kurzzeitig auftretender Schwindel reduziert sich automatisch durch das langsam einsetzende Gleichgewicht des O_2/CO_2-Haushaltes.

Wichtig

Führen Sie die Atemübung in der Übungsphase mehrmals am Tag durch, wenn Sie leichte Anspannung empfinden und nehmen Sie sich auch bewusst Zeit zum Üben, bis Sie die Übung sicher beherrschen.

(2) Tiefe Bauchatmung

Um die Atmung zu »normalisieren« und zu verlangsamen, können Sie auch versuchen, bewusst in den Bauch zu atmen: Zur Unterstützung legen Sie sich eine Hand auf den Bauch und machen Sie sich bewusst, wie sich Ihre Hand hebt und senkt, wenn Sie in den Bauch atmen.

Es kann auch helfen, wenn Sie sich zusätzlich vorstellen, wie die Luft ein- und ausströmt. Achten Sie darauf, nach dem Ein- bzw. Ausatmen jeweils kurz inne zu halten. Warten Sie, bis der Impuls kommt, wieder ein- bzw. auszuatmen – das passiert automatisch, ohne Ihr Zutun.

(3) Imagination

Entspannende Bilder oder positive Vorstellungen beruhigen. Sie können dies auch in Verbindung mit einer Atemübung nutzen. Stellen Sie sich intensiv vor, dass Sie mit jedem Einatmen frische, reine Luft aufnehmen, die Ihre Sinne belebt und mit jedem Ausatmen die Anspannung und das Unwohlsein ausatmen, bis die Anspannung allmählich nachlässt.

Atemübungen

(4) Atem zählen

Versuchen Sie, drei Sekunden lang ein- bzw. auszuatmen. Zählen Sie dazu, während Sie Luft holen bzw. die Luft ausstoßen, innerlich in Gedanken bis 3:

Einatmen (1 … 2 … 3) – Ausatmen (1 … 2 … 3) – Einatmen (1 … 2 … 3) – Ausatmen (1 … 2 … 3) … usw.

Wichtig

Führen Sie die Atemübungen in der Übungsphase mehrmals am Tag durch, wenn Sie leichte Anspannung empfinden und nehmen Sie sich auch bewusst Zeit zum Üben, bis Sie die Übungen sicher beherrschen.

Atemübungen

Protokoll

Gerade zu Beginn ist es sinnvoll, Ihre Atemübungen konsequent mehrmals am Tag durchzuführen. Nehmen Sie sich mindestens dreimal 10 Minuten am Tag Zeit für Ihre Atemübungen. Es kann hilfreich sein, sich im Vorfeld feste Zeiten dafür einzuplanen.

Nutzen Sie das folgende Protokoll, um Ihre Übungen einzutragen. Das schafft Verbindlichkeit und hilft Ihnen, Ihre Fortschritte abzubilden. Den Verlauf Ihrer Anspannungskurve können Sie ggf. auch in die Grafik unter der Tabelle einzeichnen.

Datum: ....

Uhrzeit	Dauer der Übung	Anspannung vor der Atemübung (0–100)	Anspannung nach der Atemübung (0–100)

So sah meine **Anspannungskurve** während der Übung aus:

Wahrnehmungslenkung

Instruktion

Angstpatient:innen sind in ihrer Wahrnehmung und Aufmerksamkeit häufig sehr auf die körperlichen und emotionalen Merkmale der Angst eingeengt. Ähnlich eines Bühnenscheinwerfers im Theater, der nur einen bestimmten Bereich der »Bühne« ausleuchtet, werden die körperlichen Missempfindungen und Angstsymptome in der Wahrnehmung fixiert. Alle anderen Eindrücke aus der Umgebung bleiben außerhalb des Lichtkegels im Dunkeln und werden nicht wahrgenommen. Durch diese Fokussierung nehmen wir innere Prozesse (Gedanken, Gefühle, Körpersymptome oder körperliche Veränderungen) viel intensiver wahr, was die Verstärkung der Angstsymptome zur Folge hat.

An dieser Stelle sollen Strategien vermittelt werden, mit denen der »Scheinwerfer der Aufmerksamkeit« bewusst auf andere Bereiche der gegenwärtigen Situation gelenkt werden kann. Dadurch wird die selbstverstärkende Feedbackschleife unterbrochen.

Wichtig

Ziel dieser Methode ist es jedoch nicht, sich abzulenken und die Situation zu vermeiden!
Aus diesem Grund ist ein *Wechsel* zwischen Innen- und Außenwahrnehmung von besonderer Bedeutung. Während und besonders im Anschluss an die Wahrnehmungsübung sollten Sie Ihre Patient:innen dazu anleiten, stets zur Binnenwahrnehmung zurückzukehren und bewusst wahrzunehmen, was sich verändert hat.

Folgende Leitfragen sind dabei hilfreich:
- Was ist mit meiner Anspannung? Ist sie gestiegen oder gesunken?
- Welche Gefühle sind da?
- Welche Körpersymptome spüre ich? Haben diese sich in ihrer Intensität verändert?

Würden Sie diese Leitfragen, die auf die Angstempfindung gerichtet sind, weglassen und sich nur auf die äußere Umwelt konzentrieren, so würde dieses einer indirekten Vermeidung gleichkommen, bei der Ihre Patient:innen sich nicht direkt der Angst stellen, sondern sich ablenken. Dies würde langfristig die Angst aufrechterhalten und nicht zur Angstbewältigung führen.

Auf der folgenden Seite werden zwei konkrete Übungen vorgestellt, die zunächst angeleitet und begleitet, später in Eigenregie trainiert werden sollten.

Wahrnehmungslenkung

Durchführung

Im Folgenden werden zwei konkrete Übungen vorgestellt, die zunächst angeleitet und begleitet, später in Eigenregie trainiert werden sollten.

Übung 1 – Orientierungsübung

In Situationen, in denen Sie sehr angespannt sind, sagen Sie sich laut STOPP, klatschen in die Hände oder setzen Sie sich einen anderen abrupten und starken Reiz (z. B. Kneifen, Gummiband an Handgelenk schnippen lassen, scharfer Bonbon etc.).

Sagen Sie sich unmittelbar danach jeweils *drei Dinge* aus Ihrer Umwelt, die Sie *sehen, hören, riechen, schmecken* und *fühlen*.

Danach kehren Sie mit Ihrer Wahrnehmung wieder zurück zu Ihren Angst- und Anspannungssymptomen. Überprüfen Sie erneut Ihre Anspannung. Die Wiederholung dieser Übung trägt zur deutlichen Reduktion der Anspannung bei.

Übung 2 – Wahrnehmungslenkung

(1) Beginnen Sie mit der Lenkung der Wahrnehmung auf Ihren Körper, Ihre Gefühle und Gedanken und führen Sie eine »Bestandsaufnahme« der aktuellen Befindlichkeit durch:
   - Wie hoch ist meine Anspannung auf einer Skala von 0 = entspannt bis 10 = maximale Anspannung?
   - Welche Körpersymptome spüre ich? (z. B. Schwitzen, Herzrasen, Atemnot etc.)?
   - Welche Intensität haben diese Symptome auf einer Skala von 0 = Minimum bis 10 = Maximum?
   - Welche Gedanken gehen mir durch den Kopf? Welche Gefühle nehme ich wahr?

(2) Stellen Sie sich nun vor, Sie hätten einen unsichtbaren blinden Begleiter bei sich, der keine Vorstellung davon hat, wie es um ihn herum aussieht. Fangen Sie nun an, diesem »blinden« Begleiter genau und detailliert zu beschreiben, was Sie sehen: Wie sieht der Baum aus, an dem Sie gerade vorbeigehen? Welche Farbe hat die Rinde? Wie viele Äste hat er? Sind sie dick oder dünn? etc.

Machen Sie dies für einige Minuten und kommen Sie dann mit ihrer Aufmerksamkeit zurück zu Ihren inneren Prozessen – führen Sie eine erneute Bestandsaufnahme durch:

- Wie hoch ist meine Anspannung *nun* auf einer Skala von 0 bis 10?
- Welche Körpersymptome spüre ich? (z. B. Schwitzen, Herzrasen, Atemnot etc.)
- Welche Intensität haben diese Symptome auf einer Skala von 0 = Minimum bis 10 = Maximum?
- Welche Gedanken gehen mir durch den Kopf? Welche Gefühle nehme ich wahr?

Danach lenken Sie Ihre Aufmerksamkeit wieder bewusst nach außen und beschreiben wieder, was Sie sehen.

Diesen Wechsel der Aufmerksamkeit von Innen- und Außenwahrnehmung sollten Sie einige Male wiederholen, bis Sie einen deutlichen Abfall bezüglich ihrer Anspannung feststellen.

Wichtig ist hierbei, dass Sie die Übung damit *beginnen*, Ihre Aufmerksamkeit auf Ihren Körper zu lenken und abschließend mit der Bestandsaufnahme Ihres inneren Zustands die Übung wieder *beenden*.

Wahrnehmungslenkung

Protokoll

Wahrnehmungslenkung müssen Sie üben, damit diese automatisch in einer starken Angstsituation abrufbar wird. Trainieren Sie die Wahrnehmungslenkung mehrmals am Tag, möglichst wenn Sie ängstlich und angespannt sind, aber noch auf einem erträglichen Level.

Haben Sie ein wenig Geduld, es benötigt eine gewisse Zeit, bis Sie eine verlässliche Wirkung der Übung verspüren. Nehmen Sie sich mindestens dreimal täglich bei gewisser Anspannung Zeit für Ihre Übung.

Nutzen Sie das folgende Protokoll, um Ihre Übungen einzutragen. Das schafft Verbindlichkeit und Sie haben zugleich die Möglichkeit, Ihre Fortschritte abzubilden.

Zur Orientierung hier noch einmal die Anspannungsskala:

0	**25**	**50**	**75**	**100**
keine Spannung	sehr entspannt		sehr angespannt	extreme Spannung

Datum/ Uhrzeit	Dauer der Übung	Anspannung vor der Übung (0–100)	Anspannung nach der Übung (0–100)	Bemerkungen/Erfahrungen Gab es Schwierigkeiten? Wie gut ist es Ihnen gelungen?

Gedankenstopp

Die folgende Technik soll helfen, wiederkehrende unerträgliche Gedanken, Befürchtungen, Grübelprozesse oder Bilder zu stoppen und Ihnen ermöglichen, sich auf andere Vorstellungen zu konzentrieren.

Diese Methode sieht vor, dass Sie sich kurz auf einen unangenehmen Gedanken konzentrieren, ihn dann abrupt stoppen und mit Ihrer Aufmerksamkeit sofort zu angenehmen Gedanken oder Bildern wechseln. Es geht hierbei nicht darum, Ihre Sorgen oder negativen Gedanken »kleinzureden« oder nicht ernst zu nehmen. Wir wollen Ihre Fähigkeiten nutzen, sich auch an schöne Dinge zu erinnern und genau dies zu fokussieren: angenehme Gedanken, die nichts mit den Sorgen zu tun haben.

Wie alle Techniken sollten Sie die unten genannten Schritte mehrmals täglich üben, um gute Erfolge zu erhalten. Gehen Sie der Reihenfolge nach vor:

(1) Unangenehme Themen sammeln

- Sammeln Sie zunächst Ihre unangenehmen oder unerwünschten Themen und erstellen Sie daraus eine Liste (z. B. abgelehnt werden, Sorgen um meine Familie oder die Zukunft, Selbstvorwürfe).
- Danach sollten Sie ein »Szenenprotokoll« entwickeln. Das funktioniert folgendermaßen: Schreiben Sie zu jedem Thema eine typische Situation auf und notieren Sie dazu einen typischen Gedanken, der Ihnen in einer solchen Situation durch den Kopf geht.

Beispiel

Szene: Meine Frau verspätet sich nach der Arbeit.
Typischer Gedanke: »Ihr ist bestimmt etwas Schlimmes passiert!«
Eine Tabelle für das Szenenprotokoll finden Sie nachfolgend.

(2) Angenehme Themen sammeln

- Nun notieren Sie angenehme Themen, mit denen Sie positive Gedanken und Gefühle verbinden und über die Sie gerne nachdenken. Dies können z. B. Hobbys, Urlaubserinnerungen, Kindheitserinnerungen oder schöne Erlebnisse, Orte etc. sein.
- Den nächsten Schritt kennen Sie bereits: Schreiben Sie zu jedem Thema eine typische Situation auf und notieren Sie auch dazu einen typischen Gedanken, der Ihnen in einer solchen Situation durch den Kopf geht.

Beispiel

Szene: Mein Urlaub im Sommer in Venedig
Typischer Gedanke: »La dolce vita – gut essen, Sonne, abends draußen sitzen, Musik auf dem Markusplatz – so kann man es sich gut gehen lassen!«

(3) Entspannung und unangenehme Gedanken aktivieren

Nun beginnt die Übungsphase. Üben Sie zunächst in ruhigen Momenten und planen Sie dafür mehrmals am Tag Zeit ein, möglichst in einer ruhigen Umgebung, wo sie nicht gestört werden.

Nehmen Sie sich die Liste mit den **unerwünschten Gedanken/Szenen** vor:

Beginnen Sie nun mit dem Gedanken, der für Sie am wenigsten belastend ist. Schließen Sie die Augen und konzentrieren Sie sich auf den Gedanken und die damit verbundenen Gefühle. Versuchen Sie, sich die Situation möglichst lebhaft vorzustellen (Geräusche, Gerüche …). Machen Sie so lange weiter, bis Ihnen die Szene sehr deutlich vor Augen steht und bleiben Sie bei der Vorstellung, bis die damit verbundenen Gedanken für Sie unangenehm werden.

(4) Gedanken unterbrechen

Rufen Sie nun lauft »Stopp!« – Sie dürfen auch schreien, brüllen und dabei mit dem Fuß aufstampfen, mit den Fingern schnippen oder in die Hände klatschen (ein lautes Geräusch verstärkt die Gedankenunterbrechung). Später können Sie *innerlich* brüllen oder schreien.

(5) Angenehme Gedanken aufrufen

Wechseln Sie sofort nach dem »Stopp!« zu den angenehmen Bildern, Erinnerungen, die Sie im Voraus gesammelt haben. Bleiben Sie für ca. 30 Sekunden bei diesen Gedanken. Nutzen Sie hier auch wieder Ihre Vorstellungskraft und versuchen Sie sich intensiv Gerüche, Eindrücke, Bilder und Geräusche vorzustellen. Sollten trotzdem wieder unangenehme Bilder oder Gedanken hochkommen, rufen Sie nochmals laut »Stopp!«

(6) Üben …

Nun geht es darum, diesen Ablauf zu trainieren:

- Laut »Stopp!« brüllen und die Übung wiederholen, bis Sie mit dem lauten »Stopp!« die unerwünschten Gedanken und Bilder zuverlässig unterbinden können und Sie sich lebhaft die positiven Bilder vorstellen können.

… dann …

- gleiche Übung, nur »Stopp!« in normaler Sprechlautstärke einsetzen, bis auch dies zuverlässig funktioniert …
- nächster Schritt: »Stopp!« flüstern – bis auch dies wieder zuverlässig die unangenehmen Gedanken unterbricht …

… und zu guter Letzt wird es »alltagskompatibel«

- »Stopp!« nur noch in Gedanken bzw. »innerlich« brüllen/rufen.

Sie können dazu auch die Stimmbänder anspannen, den Mund geschlossen lassen und die Zunge bewegen, als wenn Sie »Stopp!« rufen wollten.

Wichtig

Wenn sich beim Üben eine positive Erinnerung/Szene langsam abnutzt und Sie merken, dass sie nicht mehr gut gegen die unangenehmen Gedanken wirkt, wählen Sie eine andere angenehme Szene.

Gedankenstopp

(7) Gedankenstopp im Alltag anwenden
Wenn Sie nun die Schritte 1 bis 6 konsequent geübt haben und der Gedankenstopp in entspannten Situationen zuverlässig funktioniert, können Sie beginnen, die Technik auch im Alltag anzuwenden.

Variante: Gedankenstopp und Atemübung
Effektiv ist es auch, wenn Sie die Stopp-Technik mit einer Atemübung kombinieren.

Dazu rufen Sie wieder innerlich »Stopp!« (oder nutzen die oben genannten Varianten) und fokussieren danach sofort Ihre Aufmerksamkeit auf Ihre Atmung:

- Atmen Sie langsam und tief in den Bauch (Sie können auch Ihre Hand auf den Bauch legen, so merken Sie, ob Sie richtig in den Bauch atmen)
- Zählen Sie Ihre Atemzüge: Ausatmen = 1, Einatmen, Ausatmen = 2, … bis 4 und wieder von vorn.
- Machen Sie so lange weiter, bis Sie sich entspannt fühlen.

Szenenprotokoll – unangenehme Themen
Bitte tragen Sie in dieses Protokoll typische Sorgen-Situationen und dazu gehörende Gedanken ein.

Typische Situation	Typischer Gedanke
Mein Mann verspätet sich	»Ihm ist bestimmt etwas Schlimmes passiert.«
(1)	
(2)	
(3)	
(4)	

Gedankenstopp

Szenenprotokoll – angenehme Themen
Bitte tragen Sie hier angenehme Situationen ein, an die Sie sich gerne erinnern. Schreiben Sie möglichst genau und detailliert auf, welche angenehmen Gedanken Ihnen in diesen Situationen durch den Kopf gehen.

Angenehme Situation	Gedanke
Urlaub in Venedig	»La dolce vita – gut essen, Sonne, abends draußen sitzen, Musik auf dem Markusplatz – so kann man es sich gut gehen lassen!«
(1)	
(2)	
(3)	
(4)	

INFO 22 • P

Emotionsakzeptanz und -regulation

Die unten dargestellte Technik soll helfen, mit unangenehmen oder negativen Gefühlen umzugehen, ohne ihnen durch Problemverhalten (Vermeidung) auszuweichen. Bei der Methode geht es darum, das Gefühl zu benennen, ohne es zu bewerten und es zu akzeptieren. Mithilfe der tiefen Bauchatmung und gleichzeitigem Wiederholen eines »Akzeptanzsatzes« können Sie beobachten, wie sich das Gefühl allmählich abschwächt.

Gehen Sie wie folgt vor:

(1) Benennen Sie das Gefühl, ohne es zu bewerten.
Bsp.: »Ich fühle mich traurig.« Wenn Sie den Grund für Ihre Traurigkeit kennen, benennen Sie Ihn! »Ich fühle mich traurig, weil ich kritisiert wurde.«

(2) Akzeptieren Sie das Gefühl.
Bsp.: »Ich fühle mich traurig, *weil ich kritisiert wurde* und das ist ok!«

(3) Wiederholen Sie diesen Satz in Gedanken mehrmals hintereinander.
Weichen Sie dem Gefühl nicht durch Verhalten aus.

(4) Machen Sie gleichzeitig eine tiefe und regelmäßige Bauchatmung.
Sie können sich zur Unterstützung die Hand auf den Bauch legen und spüren, wie sich Ihr Bauch hebt und senkt.

(5) Beobachten Sie achtsam, wie sich das Gefühl langsam abschwächt.
Hier noch einmal die Übung als kleiner Handzettel, den Sie ausschneiden können, um ihn mit sich zu führen:

Regulation von negativen unangenehmen Gefühlen

(1) Gefühl benennen, ohne es zu bewerten (»Ich fühle mich …«)
Bsp.: »Ich fühle mich traurig.«

(2) Grund für das Gefühl nennen (»Ich fühle mich …, weil …«)
Bsp.: »Ich fühle mich traurig, weil ich kritisiert wurde.«

(3) Akzeptieren Sie das Gefühl (»Ich fühle mich …, weil … und das ist ok!«)
Bsp.: »Ich fühle mich traurig, weil ich kritisiert wurde und das ist ok!«

(4) Verknüpfen Sie den Akzeptanzsatz mit einer tiefen Bauchatmung und

(5) wiederholen Sie ihn, bis sich das Gefühl langsam abschwächt.

AB 21 • P

Meine Angstbewältigungsstrategien

Bitte tragen Sie nun in dieses Arbeitsblatt die Strategien und Techniken ein, die Ihnen bei der Bewältigung der einzelnen Anspannungs- und Angstniveaus helfen.

100 % Anspannung/Angst

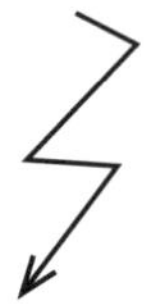

HOCHSPANNUNG

70 % Anspannung/Angst

Meine Angstbewältigungstechniken

(1) Atemübung

(2) Wahrnehmungslenkung

(3) PME

Hier hilft mir Folgendes (Gedanken, Bewältigungsstrategien etc.):

50 % Anspannung/Angst

Hier hilft mir Folgendes (Gedanken, Bewältigungsstrategien etc.):

30 % Anspannung/Angst

In diesen Situationen kann ich mich mit Folgendem auseinandersetzen:

0 % Anspannung

5 Kognitive Strategien in der Angstbewältigung

In der Bearbeitung dysfunktionaler Angstkognitionen spielen in unterschiedlichem Maße kognitive Bewertungen von inneren oder äußeren Reizen, Sorgen und Metakognitionen eine Rolle.

So werden Panikstörungen, soziale, agoraphobische oder spezifische Ängste vielfach durch ein bevorstehendes Ereignis oder durch körperliche Missempfindungen ausgelöst, die wiederum gefahrenassoziierte Gedanken und unmittelbares Fluchtverhalten induzieren. Hierbei zeigt sich die Tendenz von Angstpatient:innen, Katastrophengedanken zu stoppen, indem sie sich frühzeitig zur Vermeidung bedrohlicher Situationen entschließen. Nach einem konkreten Szenario oder einer speziellen Befürchtung in einer Angstsituation befragt, können viele der Patient:innen diese Fragen nicht konkret beantworten, da sie es bisher vermieden haben, eine Katastrophenerwartung (z. B. »Ich kippe in der U-Bahn um«, »Alle lachen mich aus!«) bis zum Ende zu durchdenken, geschweige denn, diese Situationen aktiv aufzusuchen und ihre Befürchtungen »live« in der Situation zu überprüfen.

Kognitive Umstrukturierung von dysfunktionalen Angstkognitionen und Leitsätzen

Während kognitive Strategien und Disputationstechniken zunächst darauf abzielen, eine Erwartungsangst zu durchdenken und auf die Frage hin zu überprüfen, welche eigenen Bewältigungsmöglichkeiten und Lösungswege für dieses Problem verfügbar sind, stehen im weiteren Verlauf der kognitiven Bearbeitung einer Angststörung Diskurse über das Streben nach »100-prozentiger Sicherheit« und die Unfähigkeit, problematische Situationen zu meistern (Resilienz vs. Verletzbarkeit), im Vordergrund. Hierbei bietet auch die Anleitung zur kritischen Reflexion mit den eigenen Leitsätzen, Oberplänen und deren biographischen Entstehungsbedingungen einen wichtigen Beitrag. Dabei finden empirische und funktionale Disputationstechniken (Frage nach Beweisen und Funktionalität) oder behaviorale Techniken im Umgang mit zwanghaftem Grübeln, wie z. B. der »Sorgenstuhl«, ihren Eingang in die kognitive Umstrukturierung der Problemgedanken. Diese Techniken bieten sich besonders in der Behandlung von phobischen Ängsten an.

Begründer und Theoriekonzepte der KVT

Diese Strategien fußen allesamt auf den Theorien der Kognitiven Therapie, um die sich die traditionelle Verhaltenstherapie in den 1970er-Jahren erweiterte.

Pionier der kognitiv-behavioralen Therapie war u. a. Albert Ellis, der mit seinem Konzept der rational-emotiven Therapie (RET, Ellis, 1962; Ellis & Grieger, 1977) die sogenannte kognitive Wende der Verhaltenstherapie einleitete. In Zentrum der Betrachtung standen dysfunktionale Kognitionen und deren Bedeutung für die Entwicklung von psychischen Störungen wie Angst- und Depressionserkrankungen. Dabei traf Ellis die Unterscheidung in rationale Beurteilungen, welche bei unangenehmen Ereignissen durchaus negativ sein können, aber in Ausmaß und Inhalt situationsangemessen bleiben, und in irrationale Beurteilungen. Letztere zeichnen sich dadurch aus, dass die Bewertung der Situation einer Realitätsüberprüfung nicht sicher standhalten kann oder das Unangenehme zu einer unerträglichen Katastrophe gesteigert wird.

Aaron T. Beck (1967) als weiterer Begründer der Kognitiven Therapie betrachtete psychische Störungen als Folge dysfunktionaler, also fehlangepasster Einstellungen, die er auf Denkfehler und automatische negative Gedanken zurückführte. Hinter diesen Gedanken liegen – so sein kognitives Fallkonzept – die häufig unausgesprochenen Grundannahmen oder konditionalen Überzeugungen, sogenannte früh erworbene und erlernte Erklärungsmuster über die eigene Person in Interaktion mit ihrer Umwelt.

Ebenfalls als Mitbegründer der Kognitiven Verhaltenstherapie ist Donald Meichenbaum (1975) zu nennen, der die Auswirkung von gedanklichen Prozessen auf die Bewältigung verschiedener Aufgaben untersuchte und sich mit Ursache und Wirkung positiver versus negativer Selbstverbalisation auseinandersetzte.

Aus diesen theoretischen Konstrukten entwickelte sich eine Kognitive Verhaltenstherapie, die explizit auf die Modifikation dysfunktionaler Gedanken und Grundüberzeugungen abzielt und sich unter anderem der Technik der kognitiven Umstrukturierung (s. o.) bedient.

Kognitionen und Metakognitionen bei Angststörungen

Im Gegensatz zu automatischen negativen Angstkognitionen und Erwartungsängsten stehen – insbesondere bei generalisierter oder hypochondrischer Angst – ausgeprägte Sorgen und Katastrophenszenarien mit langen Gedankenketten im Vordergrund. Diese werden durch Metakognitionen ausgelöst und münden letztendlich in einen Aufschaukelungsprozess. Erstmalig wurde der Begriff »Sorgen« (engl. »worries«) durch Borkovec et al. (1983) definiert, wonach es sich bei Sorgen um eine Gedankenkette handelt, die sich mit möglichen bedrohlichen Situationen beschäftigt. Eventuelle aversive Ereignisse werden dabei durchgespielt und gleichzeitig wird versucht, diese Gedanken zu vermeiden, z. B. durch Rückversicherungsverhalten. Während sich das Sorgenthema bei der hypochondrischen Angst auf »Krankheit« beschränkt, wird die generalisierte Angst durch vielfältige Sorgenthemen bestimmt: »Familie«, »Beruf«, »Finanzen«, »Krankheit«, »alltägliche Bagatellen«.

Die Metakognitionen, die diesen Sorgen folgen, beziehen sich vielfach auf Inhalte wie die Vorhersagekraft eines Gedankens (»Wenn ich das denke, wird es wahr«) oder auf die Schädlichkeit und Unkontrollierbarkeit von Sorgen (»Die Sorgen machen mich krank, verrückt«, »Die Sorgen kann ich nicht stoppen, beeinflussen, sie kontrollieren mich!«). Sie können aber auch positiv konnotiert sein im Sinne fast magischen Denkens, indem die Metakognition lautet: »Der Gedanke bereitet mich auf mögliche Schwierigkeiten vor und kann mich befähigen, eine Katastrophe zu verhindern.«

Beide Formen – positive wie negative Bewertungen der automatischen Gedanken – verstärken die Symptomatik und halten sie aufrecht. Negative und auch positive Metakognitionen können die Motivation zur Angstkonfrontation schwächen, darum ist es hilfreich, diese frühzeitig zu explorieren, um sie kognitiv zu bearbeiten und damit zu verringern.

Aber auch die Fixierung auf angstauslösende und -verstärkende Kognitionen ist ein wichtiger Entstehungsfaktor für zahlreiche Angsterkrankungen, insbesondere für die Störungsbilder, deren Leitsymptom »Sorgen und Katastrophisierung« ist.

Metakognitive Techniken und Verfahren der »dritten Welle«

Metakognitive Verfahren basieren im Gegensatz zu Kognitiver Therapie auf der Annahme, dass nicht der Inhalt, sondern die Funktion der Gedanken entscheidend für die Entstehung emotionaler Probleme ist. Aufbauend auf diesem Modell, welches die Steuerung des Denkens durch metakognitive Prozesse betont, entwickelte Adrian Wells beispielsweise die Metakognitive Therapie (MCT) der Generalisierten Angststörung (Wells, 1995, 1997) und Steffen Moritz das Metakognitive Training (MKT) bei Zwangsstörungen (Moritz, 2010). Hinsichtlich des therapeutischen Vorgehens nach diesem Ansatz sind als wesentliche Aspekte die Entfixierung des/der Patient:in auf seine Sorgen sowie die Modifikation negativer (»Der Gedanke weist auf eine bevorstehende Bedrohung hin«) und positiver Metakognitionen (»Die Sorge hilft mir, mich besser vorzubereiten«) zu nennen. »Losgelöste Achtsamkeit« vermittelte Wells als zu erlernende Fähigkeit, sich seiner automatischen Gedanken und Gefühle bewusst zu werden, ohne sich akribisch mit ihnen auseinanderzusetzen und ohne ihnen Verhaltensimpulse folgen zu lassen.

Negative Metakognitionen weisen in der Regel auf Gefahren und Kontrollverlust hin (»Der Gedanke könnte wahr werden«, »Ich muss die Gedanken stoppen!«, »Ich bin den Gedanken hilflos ausgeliefert«) und werden nach dieser Methode mit verbalen oder behavioralen Disputationsstrategien abgeschwächt. Ebenso wird mit positiven Metakognitionen oder dysfunktionalen Bewältigungsstrategien (z. B. Gedankenunterdrückung) verfahren.

Der sogenannten »dritten Welle« der KVT folgend, zu der auch schon die MCT nach Wells oder das Metakognitive Training nach Moritz zählen, spielen aktuell jedoch vermehrt Interventionen eine Rolle, die sich auf Achtsamkeit und Akzeptanz gründen.

Achtsamkeit als Angstbewältigungsstrategie
Die achtsamkeitsbasierten Verfahren stützen sich auf das Konzept der Achtsamkeitstherapie nach Jon Kabat-Zinn, indem eine gerichtete Aufmerksamkeit definiert wird, welche zwar absichtsvoll sei, aber den gegenwärtigen Moment nicht bewerte (Kabat-Zinn, 2003). Diese Theorie wurde durch Bishop et al. (2004) mithilfe des »Zwei-Komponenten-Modells« operationalisiert:
(1) Die Übung der Achtsamkeit im Sinne einer bewussten Aufmerksamkeitslenkung auf das »Hier und Jetzt«, einschließlich auftretender Gedanken, Emotionen und Körperempfindungen und
(2) die Haltung von Offenheit, Neugierde und Akzeptanz.

Damit unterbindet diese Regel auch jede Form der Gedanken- und Emotionsvermeidung sowie des Rückversicherungs- und Kontrollverhaltens, welches bei Angststörungen allgemein und bei der Generalisierten Angststörung und Hypochondrie im Besonderen ein ausgeprägtes Problemverhalten darstellt.

Akzeptanz- und Commitmenttherapie
Die Akzeptanz- und Commitmenttherapie (ACT) von Steven Hayes et al. (1999; Hayes, 2004) konzentriert sich auf die Funktionen und Bedeutungen von Gedanken und Gefühlen und nicht auf ihre Inhalte. Die ACT akzeptiert Gedanken als Teil unseres Erlebens, ohne sie zu verändern oder positiv zu gestalten. Stattdessen liegt der Fokus darauf, negative Gedanken und Gefühle anzunehmen und gleichzeitig nach unseren Werten und Zielen zu handeln. Ob wir einem Gedanken folgen, hängt von Situation und Kontext ab und davon, ob er unseren Werten und Zielen dienlich ist. Dieser Ansatz hat sich u. a. als hilfreich bei sogenannten. »Non-Responder«-Patient:innen mit generalisierten und hypochondrischen Ängsten erwiesen.

Der ACT-Ansatz beinhaltet u. a. die zentralen Grundsätze des Achtsamkeitsbasierten Vorgehens: »Nehme wahr, beschreibe, akzeptieren und folge keinem Impuls.« Weitere Interventionen aus diesem Ansatz werden im Buch behandelt, einschließlich motivationaler Interventionen, Werte- und Zielklärungen und Emotionsakzeptanz.

Gedankendefusion meets dysfunktionale Metakognitionen. An dieser Stelle seien noch einmal typische angstverstärkende Metakognitionen, wie u. a. bei der GAS beschrieben, genannt, dem die Akzeptanz- und Commitmenttherapie mit Gedankendefusion begegnet:
- die Beeinflussbarkeit des eigenen Handelns (»Dieser Gedanke könnte zur Tat werden«),
- die Gleichsetzung von Gedanken mit Eigenschaften (»Wenn ich aggressive Gedanken habe, bin ich ein aggressiver Mensch«),
- Vorhersagbarkeit von Ereignissen durch Gedanken (»Wenn ich an eine mögliche Katastrophe denke, wird sie auch eintreffen«),
- die Vermeidungsversuche negativer Gedanken als Möglichkeit der 100-prozentigen Kontrolle (»Meine Sorgen helfen mir, Katastrophen zu verhindern, indem ich kontrolliere und mich rückversichere«).

Aber auch negative, lähmende Gedanken oder Grübelschleifen, wie sie bei allen affektiven und Angstspektrumsstörungen vorkommen, beinhalten Metakognitionen:
- Gedanken sind Tatsachen
- Gedanken müssen kontrolliert werden
- Gedanken können über mein Verhalten, meine Ziele und Pläne bestimmen.
- Gedanken können mich daran hindern, zu tun, was ich tun möchte.

Demgegenüber gestellt werden die zentralen ACT-Botschaften an den Verstand (Strohsal et al., 2004, übersetzt durch M. Wengenroth):
- Dein Verstand ist nicht dein Feind und auch nicht dein Freund.
- Wo liegt die Verantwortung für dein Leben – bei deinem Verstand oder bei dir?
- Gedanken und Gefühle sind keine Ursachen für Verhalten.

- Das Gefährlichste an der Vergangenheit ist, dass dein Verstand sie zu deiner Zukunft macht.
- Wem willst du vertrauen – deinem Verstand oder deinen Erfahrungen?
- Was ist wichtiger – Recht zu haben oder das Richtige zu tun?

Defusion versus kognitive Umstrukturierung

Defusionstechniken, so schreiben Eifert et al. (2009), sind radikaler als die Bemühungen der kognitiven Umstrukturierung. Der wesentliche Unterschied besteht darin, dass ACT nicht den Inhalt negativer Kognitionen verändern will, sondern ihre Wirkweise.

Es gehe – so Eifert und Forsyth – nicht darum, dass beispielsweise ein:e Patient:in mit Panikstörung seinen/ihren Irrglauben verändert (z. B. an einer Panikattacke zu sterben), sondern vielmehr darum, ihm/ihr zu helfen, diesen Gedanken als das zu erkennen, was er ist: ein Gedanke, nicht mehr und nicht weniger.

Wichtig

Gedanken sind »Vorschläge unseres Verstandes«, nach denen wir unser Handeln ausrichten *können*, aber *nicht müssen*. Sorgen und Gedanken können wir wahrnehmen, ohne uns davon in unserem Handeln beschränken oder beeinflussen zu lassen.

Ein:e Angstpatient:in lernt entsprechend dieser Betrachtungsweise, nicht anders oder positiver zu denken, sondern alternativ mit angstauslösenden Gedanken umzugehen, wenn sie auftreten. So zielt Defusion nicht darauf ab, zu entscheiden, ob Gedanken richtig oder falsch sind, sondern darauf, sie einfach zu beobachten, ohne sie zu bewerten, zu korrigieren oder zu bekämpfen. Das direkte Hinterfragen (Hayes & Smith, 2005) macht den Verstand nur noch aktiver und bewertender. Gedanken entsprechend der Prinzipien der Achtsamkeit (Akzeptieren, Beobachten und Beschreiben, Gegenwärtigkeit, Nicht-Reagieren und Üben) kommen und gehen zu lassen, sich dabei – unabhängig dieser Gedanken – weiter den eigenen Plänen und Zielen zu widmen, die einem wichtig sind, das ist das wesentliche Ziel von ACT und wird mit speziellen Defusionsübungen unterstützt.

Die Wahl der kognitiven Technik

In diesem umfangreichen Kapitel werden wir unterschiedliche Interventionen zur Bearbeitung von dysfunktionalen Kognitionen vorstellen und diese in eine (entsprechend unserer Praxiserfahrung) sinnvoll erscheinende Reihenfolge stellen. So finden sich zunächst Fragebögen zur Exploration dysfunktionaler Kognitionen und Sorgeninhalte. Weiterhin werden Disputationstechniken vorgestellt und praxisorientiert vertieft. Sie finden Anleitungen zur Selbstbeobachtung und Reflexion dysfunktionaler Gedanken und Leitsätze – konkret auf spezifische Angststörungen adaptiert. Im Verlauf dieses Kapitels wenden wir uns metakognitiven Techniken sowie achtsamkeits- und akzeptanzbasierten Strategien zu. In der Vorstellung der Arbeitsblätter finden Sie darüber hinaus Hinweise auf Eignung der jeweiligen Interventionen entsprechend den unterschiedlichen Angststörungen.

Seit Erscheinen der ersten Auflage dieses Therapie-Tools Angststörungen hat sich der ACT-Ansatz zunehmend im Umgang mit automatisierten dysfunktionalen Gedanken und Grundannahmen bewährt, die als Barrieren zwischen der Person und ihren eigenen Werten und Zielen erkennbar werden. So wird auch im Aufbau dieses Kapitels und in der Auswahl der hier vorgestellten Interventionen deutlich, dass wir mehr und mehr dazu übergehen, weniger in die Inhalte der Gedanken einzusteigen als Ihnen mit der Frage nach Brauchbarkeit für die eigene Lebensgestaltung zu begegnen und sie zu entmachten statt uns in dem – oft von Erfolglosigkeit gekröhnten – Versuch zu verlieren, sie zu verändern oder »loszuwerden«.

Arbeits- und Informationsmaterial

AB 22 Fragebogen zu agoraphobischen Kognitionen
Der Fragebogen (angelehnt an »ACQ«, Ehlers et al., 1993) ermöglicht einen ersten Überblick über vorherrschende Angstkognitionen.

AB 23 Fragebogen zu soziophobischen Kognitionen
Der Fragebogen (angelehnt an den Fragebogen »SPK«, Stangier et al., 2009) ermöglicht einen ersten Überblick über vorherrschende soziophobische Kognitionen.

AB 24 Fragebogen zu Sorgeninhalten bei Generalisierter Angststörung
Der Fragebogen (modifiziert nach Worry Domain Questionaire (WDQ) Stöber, 1995) bezieht sich im Wesentlichen auf Sorgeninhalte, wie sie bei der Generalisierten Angststörung bekannt sind.

AB 25 Fragebogen zu Sorgeninhalten bei Hypochondrie
Der Fragebogen (modifiziert Worry Domain Questionaire (WDQ) Stöber, 1995) bezieht sich im Wesentlichen auf Krankheitsängste und -sorgen.

AB 26 Imagination Angstkognitionen
Das Arbeitsblatt ist eine Handlungsanweisung für Therapeut:innen, um mithilfe einer Vorstellungsübung Angstgedanken zu aktivieren. Da viele Patient:innen Angstgedanken schon sehr früh durch kognitives und behaviorales Vermeidungsverhalten zu unterdrücken versuchen, gelingt es häufig zunächst nur sehr schwer, Zugang zu diesen dysfunktionalen Gedanken zu schaffen. Die Intervention ist gut geeignet, diese gedankliche und emotionale Schranke zu überwinden.

AB 27 Katastrophengedanken
Das Arbeitsblatt kann nach Abschluss der Imagination von Ihrem/Ihrer Patient:in genutzt werden, um eigene Angstgedanken wiederzuerkennen und ggf. durch weitere zu ergänzen. Sie schaffen damit eine Basis zur ersten Bearbeitung dysfunktionaler Angstgedanken.

AB 28 Kognitive Strategien im Umgang mit Katastrophengedanken
Das Arbeitsmaterial gibt Ihnen als Therapeut:in einen ersten Überblick, auf welche Art und Weise dysfunktionale Gedanken bearbeitet werden können. Erste Strategie dabei ist die Konkretisierung und das Zu-Ende-Denken von Katastrophengedanken. Diese Techniken bieten sich bei allen hier genannten Angststörungen mit Ausnahme der GAS und Hypochondrie an, da bei diesen beiden Subtypen ganze Angstketten in Grübelschleifen durchlaufen werden. Bei der Panikstörung, Agora-, Sozio- und spezifischen Phobie führt diese Intervention bereits sehr früh zur Erkenntnis, dass »Konkretisierung« und »Zu-Ende-Denken« der Befürchtung der Angst bereits den Stachel nimmt und eine diffuse »Katastrophe« auch gedanklich ausbleibt. Weiterhin werden erste Disputationsstrategien eingeführt (empirische, funktionale Disputation) und hilfreiche – im Sinne funktionaler – Kognitionen entwickelt.

AB 29 Stressmildernde Gedanken
Das Arbeitsmaterial bietet Patient:innen eine Übersicht über hilfreiche Gedankenoptionen und lässt sich durch weitere eigene Möglichkeiten ergänzen. In der frühen Phase der kognitiven Bearbeitung bedeuten diese Übersichten oft eine gute Hilfestellung, da viele Patient:innen noch nicht darin trainiert sind, dysfunktionale durch funktionale Gedankenmöglichkeiten zu ersetzen.

AB 30 Disputationstechniken

Das Arbeitsmaterial führt Sie als Therapeut:in noch einmal vertiefend in die unterschiedlichen Strategien ein, mit denen Patient:innen mit Ihrer Hilfe ihre dysfunktionalen Gedanken unter die Lupe nehmen und kognitive Dissonanzen zu den automatischen Katastrophengedanken aufbauen. Bei der Übung »Pro und Contra Angstgedanke« wird disputiert, in dem nach Beweisen für und gegen Katstrophengedanken gefragt wird. Es werden optimalerweise rationale Argumente und Erfahrungen erarbeitet. Die Kosten- und Nutzenanalyse ist eine Intervention des funktionalen Diputierens. Hier wird danach gefragt, inwieweit ein Gedanke zur Erreichung der eigene Ziele hilfreich ist oder im Wege steht.

AB 31 Gedanken im Gegensatz zu Tatsachen

Das Arbeitsmaterial unterstützt Ihre Patient:innen dabei, zu erkennen, dass es verschiedene Möglichkeiten gibt, eine Situation zu interpretieren. Das Instrument bietet sich besonders bei »voreiligen Schlussfolgerungen« an.

AB 32 Gedankenanalyse und Reflexion

Das Arbeitsmaterial stellt eine gute Möglichkeit dar, Angstkognitionen im Selbstmanagement zu bearbeiten. Es greift Fragen auf, die empirische, funktionale und hedonistische Aspekte beinhalten und schließt mit einer Schlussfolgerung ab, die noch keinen alternativen funktionalen Gedanken beinhalten muss. Es ist völlig ausreichend zur Förderung kognitiver Dissonanz (»Rauchen ist cool« / »Rauchen verursacht Krebs«), wenn Ihr:e Patient:in in dieser Reflexion erkennt, dass dieser Gedanke weder eine Tatsache darstellt noch besonders hilfreich bezüglich der eigenen Ziele und Bedürfnisse ist.

AB 33 Hinterfragen angstauslösender/-verstärkender Gedanken

Das Arbeitsmaterial stellt eine Alternative zum **AB 32** »Gedankenanalyse und Reflexion« dar und dient als Hausaufgabe der Selbstreflexion und dem Training der bereits von Ihnen in den Sitzungen eingeführten Disputationstechniken.

AB 34 Gedankentagebuch Soziophobie

Das Informationsblatt beinhaltet eine Instruktion für Patient:innen als Hilfestellung zur Erklärung des nachfolgenden »Gedankentagebuchs Soziophobie« (angelehnt an »Gedankentagebuch« aus Stangier et al., 2006), in welchem soziophobische Gedanken und rationale Antworten aus der Perspektive eines guten Freundes bzw. einer guten Freundin täglich notiert werden und die Wirkung dieses Perspektivwechsels reflektiert wird. Dadurch wird die Erfahrung ermöglicht, zu welchen konstruktiven Ansichten man durch einen Paradigmenwechsel gelangen kann. Das Eintragemöglichkeit (angelehnt an »Gedankentagebuch« aus Stangier et al., 2006) ist ein Reflexionsprotokoll für Patient:innen.

AB 35 Kognitives Erklärungsmodell

Das Arbeitsblatt führt Sie als Therapeut:in ein in die Erarbeitung von automatischen situationsabhängigen Gedanken auf dem Boden konditionaler Überzeugungen (Oberplänen) und Grundannahmen/Schemata. Sie sollten es möglichst am Flipchart zusammen mit Ihren Patient:innen erarbeiten. Es verschafft Ihnen gemeinsam einen Überblick, welche Grundüberzeugungen auf die eigene Person und die Umwelt bezogen die Angstkognitionen befeuern. Als störungsübergreifendes Tool anwendbar, ist es besonders zielführend für die Bearbeitung soziophobischer, generalisierter und hypochondrischer Angststörungen. Perfektionismus, Verletzbarkeit und Streben nach 100-prozentiger Sicherheit werden verstehbar und das Fundament für die Bearbeitung tiefer liegender Grundannahmen wird gelegt.

INFO 23 Beispiele für soziophobische Kognitionen und Grundüberzeugungen

Das Informationsblatt bietet Ihnen als Therapeut:in einen ersten Überblick über automatische Gedanken, deren zugrunde liegenden konditionalen Überzeugungen und Schemata und vertieft Ihr Verständnis für Sinn und Zweck kognitiver Fallkonzepte und möglicher Ansatzpunkte in der kognitiven Arbeit.

AB 36 Leitsätze reflektieren

Das Arbeitsblatt führt Sie in die Bearbeitung kritischer Auseinandersetzung mit Erziehungsleitlinien und Prägungen ein und gibt Beispiele für eine erlebnisaktivierende Bearbeitung der nächsten Intervention. Das Arbeitsblatt ist für Patient:innen gedacht, die unter Soziophobie, GAS oder Hypochondrie leiden und für alle, bei denen Sie o. g. Grundannahmen (Perfektionismus, unerbittliche Standards, Hilflosigkeit, Verletzbarkeit, Streben nach 100-prozentiger Kontrolle) als maßgeblich verantwortlich und aufrechterhaltend für die Angststörung einschätzen. Es regt das Verständnis für die eigene »Gewordenheit« der Persönlichkeit, aber auch für die Selbstverantwortung für den neuen Weg im Umgang mit der Angst an.

AB 37 Sorgentagebuch Generalisierte Angststörung

Das Arbeitsblatt bietet eine Handlungsanweisung für Patient:innen im Umgang mit dem Sorgentagebuch Generalisierte Angststörung (angelehnt an »Sorgentagebuch« aus Becker & Margraf, 2002), das sie für eine bestimmte Zeit regelmäßig und täglich führen. Die Reflexion belastender emotionaler Begleitumstände soll eine Einsicht in den Ventilcharakter einer unangemessenen Angst/Sorge fördern. Zusammenhänge zu reflektieren und zu interpretieren ist das Ziel, das Sie in der Nachbesprechung derartiger Selbstbeobachtungsprotokolle verfolgen. Der zweite Teil des Arbeitsblattes (angelehnt an Becker & Margraf, 2002) ist ein Reflexionsprotokoll für Patient:innen.

AB 38 Sorgenstuhl und Sorgenreflexion

Die Sorgenstuhl-Technik wirkt paradox über das Prinzip der Symptomverschreibung: Der/Die Patient:in macht im Verlauf der Übung, in der er/sie sich täglich zu festgesetzter Zeit eine volle Stunde lang mit den Sorgen beschäftigt, die Erfahrung, dass eine intensive Beschäftigung aversiv und unbequem ist. Wichtig ist hierbei, dass der/die Patient:in die volle Stunde des »Sich-Sorgens« einhält und nicht vorher abbricht. Dadurch erhöht sich die Chance, dass der/die Patient:in einen Widerstand gegen die Sorgen/das Grübeln entwickelt und es in der Folge besser abstellen kann.

AB 39 Umgang mit Krankheitssorgen

Das Arbeitsmaterial vermittelt, nach einer Instruktion für Therapeut:innen, eine Disputationsstrategie im Umgang mit auftretenden Krankheitsängsten und kann in Eigenregie zuhause durch Patient:innen weitergeführt werden. Des Weiteren bietet es eine Anleitung für Patient:innen, Symptome und körperliche Missempfindungen alternativ zu bewerten und damit eine Distanzierung von Krankheitsängsten zu erreichen.

AB 40 Metakognitions-Fragebogen

Das Arbeitsmaterial (angelehnt an Skala 2, Möbius & Hoyer, 2003) führt ein in die Bedeutung der Metakognitionen, also der Gedanken und Bewertungen von automatischen und aufdringlichen Gedanken. Er verdeutlicht, inwieweit Gedanken mit positiven (»Der Gedanke hilft mir, mich auf Katastrophen vorzubereiten«) oder mit negativen (»Der Gedanke weist auf eine reale Gefahr hin«) Interpretationen verbunden sind und in welchem Maße Gedanken handlungsbestimmend interpretiert werden. Er bietet die Grundlage für verschiedene metakognitive Behandlungskonzepte wie z. B. das »Metakognitive Training« von Steffen Moritz (Moritz et al., 2007), die »Akzeptanz- und Commitmenttherapie« von Steven Hayes und achtsamkeitsbasierte Verfahren, deren Interventionen wir gezielt und zunehmend erfolgreich in der Angstbewältigung einsetzen.

INFO 24 ACT-Strategien: Allgemeine Einführung in den Umgang mit Defusionsübungen

Das Arbeitsmaterial bietet Ihnen als Therapeut:in eine Hilfestellung in der Anleitung von Defusionsübungen: Diese unterscheiden sich dahingehend von den vorangehenden kognitiven Strategien, dass sie sich nicht mit den Inhalten der jeweiligen Gedanken und Sorgen, sondern mit ihrer Funktion auseinandersetzen und dadurch implizit alternative Metakognitionen (s. **AB 40** »Metakognitions-Fragebogen«) aufbauen.

AB 41 Metakognitive Techniken – Wie sitzen Sie vor Ihrem Gedankencomputer?

Das Arbeitsmaterial ist eine eindrückliche und bekannte ACT-Metapher von Steven Hayes et al. (1999) und wurde im Therapie-Tools-Band »ACT« von Matthias Wengenroth (2012) in dieser Form aufbereitet und als Arbeitsblatt entwickelt. Es veranschaulicht den Unterschied zwischen Verschmelzung von Kognitionen, Emotionen und Handlungsoptionen und der Fähigkeit, einen Gedanken lediglich als »Vorschlag des Verstandes an uns« zu verstehen, dem wir nicht automatisch folgen müssen.

AB 42 Metakognitive Techniken – Entgegengesetztes Handeln

Das Arbeitsmaterial unterstützt Patient:innen, sich gezielt zu einem Verhalten entsprechend ihrer Werte, Ziele und Bedürfnisse zu entscheiden anstatt dem angstauslösenden oder verstärkenden Gedanken entsprechend zu handeln. Es ermöglicht zunächst eine theoretische Reflexion und bietet damit die Möglichkeit, sich entsprechend oder entgegengesetzt eines Gedankens oder einer Sorge zu verhalten.

AB 43 Metakognitive Techniken – Angstgedanken labeln

Das Arbeitsmaterial (angelehnt an Wengenroth, 2012) bietet Alternativen an, wie mit Angstgedanken umgegangen werden kann. Es stellt eine weitere Technik dar, Gedanken zu begegnen, ohne ihnen auszuweichen oder allzu viel Bedeutung beizumessen.

AB 44 Metakognitive Techniken – Assoziationsspaltung

Das Arbeitsmaterial (angelehnt an Jelinek et al., 2009) ist eine Handlungsanleitung für Therapeut:innen und orientiert sich an der von Moritz et al. (2007) entwickelten Technik zur Behandlung von Zwangsgedanken. Wir nutzen diese Methode und transferieren sie auf die Themen und Inhalte von angstauslösenden Gedanken. Ziel dieser Intervention ist es, Patient:innen zu ermöglichen, ihre Angstkognitionen, die oft netzwerkartig verknüpft sind, abzuschwächen.

AB 45 Metakognitive Techniken – Imaginationsübungen Gedanken ziehen lassen

Das Arbeitsmaterial sind Vorstellungsbilder aus den achtsamkeitsbasierten Verfahren und als kognitive Bewältigungsstrategie anzuwenden, die vieler Wiederholungen und Übung bedürfen, aber dann von Patient:innen als sehr hilfreich beschrieben werden.

AB 46 Erfahrungen mit meinem Werkzeugkasten

Das Arbeitsmaterial ist eine Intervention zur Reflexion der vorgestellten Techniken. Das Monitoring der erlernten und eingesetzten kognitiven Strategien verfolgt das Ziel, die Selbstwirksamkeitserfahrungen der Patient:innen im Umgang mit ihren Sorgen und Ängsten wahrzunehmen

Fragebogen zu agoraphobischen Kognitionen

In diesem Fragebogen finden Sie Gedanken oder Befürchtungen aufgelistet, die Ihnen durch den Kopf gehen können, wenn Sie nervös oder ängstlich sind. Bitte markieren Sie, ob diese Gedanken häufig, manchmal oder nie vorkommen. Bitte geben Sie auch an, welche der Gedanken am häufigsten vorkommen, indem Sie jeweils den ganzen Satz unterstreichen. Die Nutzung ist rein qualitativ und ermöglicht Ihnen und Ihrem/Ihrer Therapeut:in einen Überblick über Ihre angstauslösenden Kognitionen.

Gedanken/Befürchtungen	nie	manchmal	häufig
Ich muss mich gleich übergeben.	☐	☐	☐
Ich werde in Ohnmacht fallen.	☐	☐	☐
Ich muss einen Hirntumor haben.	☐	☐	☐
Ich werde einen Herzanfall bekommen.	☐	☐	☐
Ich werde verrückt werden.	☐	☐	☐
Ich werde ersticken.	☐	☐	☐
Ich werde mich lächerlich machen.	☐	☐	☐
Ich werde sterben.	☐	☐	☐
Ich werde die Kontrolle verlieren.	☐	☐	☐
Ich werde meiner Angst hilflos ausgeliefert sein.	☐	☐	☐
Keiner wird mir zur Hilfe kommen.	☐	☐	☐
Ich werde jemandem etwas antun.	☐	☐	☐
Ich werde einen Schlaganfall bekommen.	☐	☐	☐
Ich werde verrückt.	☐	☐	☐
Ich werde schreien.	☐	☐	☐
Ich werde Unsinn reden oder stammeln.	☐	☐	☐
Ich werde das nicht aushalten.	☐	☐	☐
Ich werde vor Angst erstarren.	☐	☐	☐

Fragebogen zu agoraphobischen Kognitionen

Gedanken/Befürchtungen	**nie**	**manchmal**	**häufig**
Ich werde umkippen.	☐	☐	☐
Die Angst werde ich nicht aushalten können.	☐	☐	☐
Ich werde das nicht schaffen.	☐	☐	☐
Die Angst bestimmt mein Leben.	☐	☐	☐
Die Angst ist stärker als ich.	☐	☐	☐
Die Angst wird mich umbringen.	☐	☐	☐
Andere Gedanken, die hier nicht aufgeführt sind: [*Bitte angeben*!]	☐	☐	☐

Fragebogen zu soziophobischen Kognitionen

Auf diesem Blatt finden Sie einige Gedanken, die Menschen durch den Kopf gehen, wenn sie nervös oder ängstlich sind. Bitte notieren Sie zunächst auf der linken Seite, ob Sie den Gedanken kennen und im Anschluss auf der rechten Seite, wie überzeugt Sie von dem Gedanken sind. Dabei bedeutet:

- ▶ 1 = stimme ich zu
- ▶ 0 = stimme ich nicht zu

Die Nutzung ist rein qualitativ und ermöglicht Ihnen und Ihrem/Ihrer Therapeut:in einen Überblick über Ihre angstauslösenden Kognitionen.

0/1	Gedanken	0–100 %
....	Ich werde aggressiv behandelt.	....
....	Ich bin unsympathisch.	....
....	Meine Hände werden zittern.	....
....	Ich wirke verkrampft.	....
....	Ich bin lächerlich.	....
....	Keiner will etwas mit mir zu tun haben.	....
....	Ich werde mich vor Angst nicht bewegen können.	....
....	Ich werde etwas fallenlassen oder verschütten.	....
....	Mir wird übel werden.	....
....	Ich bin abweisend und stoße andere Leute weg.	....
....	Ich werde Blödsinn reden, keiner wird mich verstehen.	....
....	Die anderen werden sich über mich lustig machen.	....
....	Die anderen werden mich nicht ernst nehmen.	....
....	Ich bin schlechter als die anderen.	....
....	Ich werde es nicht schaffen, mich zu konzentrieren.	....
....	Ich werde vor Aufregung nicht richtig schreiben können.	....
....	Die Leute haben kein Interesse an mir.	....
....	Ich bin langweilig/habe nichts zu bieten.	....

Fragebogen zu soziophobischen Kognitionen

0/1	Gedanken	0–100 %
....	Ich bin angreifbar.	....
....	Ich werde schwitzen.	....
....	Ich werde erröten und alle bemerken das.	....
....	Ich bin komisch/anders als die anderen.	....
....	Die Leute werden sehen, dass sich unsicher bin.	....
....	Die Leute denken, dass ich langweilig bin.	....
....	Alle werden mich anstarren.	....
....	Ich fange an zu stottern.	....
....	Ich bringe kein Wort heraus.	....
....	Ich werde mich peinlich verhalten.	....
	Andere Gedanken:	
....	....	....
....	....	....
....	....	....
....	....	....

AB 24 • P

Fragebogen zu Sorgeninhalten bei Generalisierter Angststörung

Im Folgenden sehen Sie eine Reihe von Aussagen. Sie können nun bitte durch die Markierungen anzeigen, welche der aufgeführten Sorgen Ihnen vertraut sind. Die Nutzung ist rein qualitativ und ermöglicht Ihnen und Ihrem/Ihrer Therapeut:in einen Überblick über Ihre angstauslösenden Kognitionen.

Ich mache mir Sorgen, ...	kenne ich	kenne ich nicht
(1) dass mein Geld nicht reicht.	☐	☐
(2) dass ich nicht selbstsicher sein und meine Meinung zum Ausdruck bringen kann.	☐	☐
(3) dass meine Berufsaussichten nicht gut sind.	☐	☐
(4) dass meine Familie sich über mich ärgert oder mit dem, was ich tue, nicht einverstanden ist.	☐	☐
(5) dass ich meine Ziele nicht erreichen werde.	☐	☐
(6) dass ich mein Arbeitspensum nicht schaffe.	☐	☐
(7) dass finanzielle Probleme meine Urlaubspläne einschränken.	☐	☐
(8) dass ich mich nicht konzentrieren kann.	☐	☐
(9) dass ich mir nichts leisten kann.	☐	☐
(10) dass ich mich unsicher fühle.	☐	☐
(11) dass ich meine Rechnungen nicht bezahlen kann.	☐	☐
(12) dass meine Lebensverhältnisse unzulänglich sind.	☐	☐
(13) dass mein Leben vielleicht keinen Sinn hat.	☐	☐
(14) dass ich nicht fleißig genug bin.	☐	☐
(15) dass andere mich nicht anerkennen.	☐	☐
(16) dass mir etwas zustößt.	☐	☐
(17) dass meinen Angehörigen etwas zustößt.	☐	☐
(18) dass eine Katastrophe über mich und meine Lieben hereinbricht.	☐	☐
(19) dass ich an einer tödlichen Krankheit leide.	☐	☐
(20) dass ich meiner Arbeit nicht gewachsen bin.	☐	☐
(21) dass es mir schwerfällt, eine feste Beziehung aufrechtzuerhalten.	☐	☐
(22) dass ich nicht genügend Zuversicht habe.	☐	☐
(23) dass ich Arbeit liegen lasse.	☐	☐
(24) dass ich unattraktiv bin.	☐	☐
(25) dass ich gute Freund:innen verlieren könnte.	☐	☐
(26) dass ich meiner Verantwortung für die Familie nicht gewachsen bin.	☐	☐
(27) dass ich nicht geliebt werde.	☐	☐
(28) dass ich bei einer zu erledigenden Aufgabe Fehler mache.	☐	☐

Fragebogen zu Sorgeninhalten bei Hypochondrie

Im Folgenden sehen Sie eine Reihe von Aussagen. Sie können nun bitte durch das Ankreuzen anzeigen, welche der folgenden Sorgen Ihnen vertraut sind. Die Nutzung ist rein qualitativ und ermöglicht Ihnen und Ihrem/Ihrer Therapeut:in einen Überblick über Ihre angstauslösenden Kognitionen.

Ich mache mir Sorgen, …	**kenne ich**	**kenne ich nicht**
(1) dass ich möglicherweise eine ernsthafte Krankheit habe.	☐	☐
(2) dass die Missempfindungen in meinem Körper auf eine schwere Krankheit hinweisen.	☐	☐
(3) dass ich mich nicht ausreichend um meine Gesundheit kümmere.	☐	☐
(4) dass die Symptome immer wieder auftreten.	☐	☐
(5) wenn ich auf eine Krankheit aufmerksam gemacht werde (durch Radio, Fernsehen, Zeitung oder einen Bekannten), dass ich diese Krankheit auch bekommen könnte.	☐	☐
(6) wenn ich mich krank fühle oder jemand mir sagt, dass ich müde aussehe.	☐	☐
(7) dass der Arzt/die Ärztin etwas übersehen hat.	☐	☐
(8) dass man meine Beschwerden und Symptome nicht ernst nimmt.	☐	☐
(9) und weiß, dass ich mir mehr Sorgen über meine Gesundheit mache als die meisten anderen Leute.	☐	☐
(10) dass mit meinem Körper ernsthaft etwas nicht in Ordnung ist.	☐	☐
(11) dass ich krank werde.	☐	☐
(12) dass der Arzt/die Ärztin mir nicht die Wahrheit sagt.	☐	☐
(13) dass der Arzt/die Ärztin mich nicht gründlich genug untersucht hat.	☐	☐
(14) dass ich, wenn ich im Internet auf neue Krankheiten und Symptome hingewiesen werde, sie kurze Zeit später auch bei mir entdecke.	☐	☐

Imagination Angstkognitionen

Nehmen Sie eine bequeme und entspannte Haltung ein und lassen Sie die Augen locker zufallen oder richten Sie Ihren Blick nach unten auf den Fußboden und schauen durch den Punkt, den Sie dort fixiert haben, hindurch.

Wenden Sie nun die Aufmerksamkeit nach innen und kehren – wie durch einen Zeittunnel – zu der letzten und jüngsten Situation zurück, in der Sie große Angst, vielleicht sogar eine Panikattacke, erlebt haben.

Verdeutlichen Sie sich dabei noch einmal die Situation, in der Sie sich befunden haben. Führen Sie sich die Umgebung genau vor Augen. Welche Tageszeit, welche Lichtverhältnisse, wie war die Temperatur, das Wetter, welche Kleidung trugen Sie?

Waren Sie alleine, wer war bei Ihnen? Können Sie sich an Geräusche oder Gerüche in dieser Angstsituation erinnern?

Welche Körperreaktionen haben Sie in Ihrem Körper erlebt, achten Sie für einen Moment auf diese Missempfindungen in Ihrem Körper, vielleicht können Sie diese auch jetzt, wo Sie die Erinnerung an diese Angstgefühle wachrufen, wieder spüren?

Nun möchte ich Sie bitten, Ihre Erinnerung und Aufmerksamkeit auf Ihre Gedanken zu richten. Was ging Ihnen in dieser Situation spontan durch den Kopf? Lassen Sie alle Gedanken in dieser Angst-/Paniksituation noch einmal an sich vorbeiziehen …

Nun kehren Sie mit Ihrer Aufmerksamkeit wieder zurück in unser Therapiezimmer … Öffnen Sie die Augen … Spannen Sie einmal alle Muskeln an und lassen Sie sie wieder los … Vielleicht möchten Sie einen Moment aufstehen und sich strecken …

Jetzt möchte ich Sie bitten, mithilfe des AB 27 »Katastrophengedanken« alle negativen Gedanken anzukreuzen, die Ihnen in Ihrer letzten Angstsituation begegnet sind. Wenn diese nicht (alle) in der Auflistung vermerkt sind, notieren Sie diese unten dazu.

Katastrophengedanken

In angstauslösenden oder emotional belastenden Situationen tauchen fast immer automatische Gedanken auf, die uns den hilfreichen Umgang mit diesen Situationen erschweren. Diese Gedanken entstammen möglicherweise tatsächlichen negativen Erfahrungen, die jedoch nun als Erwartung auf viele andere Situationen übertragen und ausgeweitet werden. In diesen negativen automatisierten Gedanken wird eine Befürchtung nicht selten zur Katastrophe gesteigert oder die Vorstellung der eigenen Fähigkeit, diese Situation zu bewältigen, liegt fast bei Null. Diese Gedanken lassen oft Situationen, in denen Sie erwarten, mit Angst zu reagieren, wie eine unlösbare Katastrophe erscheinen und lösen bereits in der Vorstellung eine Stressreaktion aus.

Versuchen Sie mit diesem Arbeitsblatt herauszufinden, welche der folgenden Gedanken für Sie in schwierigen Situationen typisch sind, und kreuzen Sie diese an.

- ☐ Um Gottes willen!
- ☐ Das kann ich nicht.
- ☐ Das schaffe ich nicht.
- ☐ Das ist zu schwierig für mich.
- ☐ Hoffentlich werde ich nicht rot, schwitze, zittere nicht.
- ☐ Was denken die anderen?
- ☐ Die lachen mich aus.
- ☐ Die werden ärgerlich und reagieren aggressiv.
- ☐ Ich muss unbedingt so tun, als ob es mir nichts ausmacht.
- ☐ Es ist eine Katastrophe, ein Wahnsinn, schrecklich, nicht auszuhalten.
- ☐ Ich bin völlig fertig, gelähmt, untauglich.
- ☐ Warum nur immer ich?
- ☐ Wie sehe ich nur aus!
- ☐ Ich werde mich total blamieren.
- ☐ Alle sehen mir meinen schrecklichen Zustand an.
- ☐ Ich bin meiner Angst ausgeliefert.
- ☐ Ich werde ohnmächtig werden.
- ☐ Ich verliere die Kontrolle.
- ☐ Oh je, es passiert gleich etwas ganz Fürchterliches.
- ☐ Ich werde verrückt.
- ☐ Ich kippe gleich um.
- ☐ Keiner hilft mir.

Katastrophengedanken

- ☐ Alle lassen mich völlig allein.
- ☐ Alle werden mich anstarren.
- ☐ Nichts wie weg, raus, abhauen, auf und davon.
- ☐ Ich halte die Angst nicht aus.
- ☐ Ich bin zu schwach.
- ☐ Ich bin krank.
- ☐ Mit meinem Körper stimmt etwas nicht.
- ☐ Meinen Angehörigen wird etwas zustoßen.
- ☐ Die Welt ist gefährlich.
- ☐ Eigene Gedanken: ....

....

....

....

....

....

....

Kognitive Strategien im Umgang mit Katastrophengedanken

Bitten Sie Ihre/n Patient:in hier, seine/ihre Katastrophengedanken einmal gemeinsam mit Ihnen unter die Lupe zu nehmen.

(1) Befürchtungen konkretisieren:

»Was heißt genau umfallen?« »Wie stellen Sie sich das vor?« »Was heißt es für Sie, wenn Sie davon sprechen, die Kontrolle zu verlieren, verrückt zu werden etc.?« An dieser Stelle kann es beispielsweise ganz hilfreich sein, anhand einer typischen Stressreaktion die Phase des »Umkippens« zu markieren. Dabei wird vielen Angstpatient:innen erstmalig bewusst, dass eine Ohnmacht nicht in der Phase höchster Anspannung zu erwarten ist, sondern unmittelbar danach, wenn der Parasympathikus aktiviert ist. Dabei können Patient:innen auch den Prozess der Ohnmacht nachspielen und erkennen, dass eine Ohnmacht im Rahmen einer Angstreaktion einen Menschen selten (bis gar nicht) wie einen gefällten Baum zu Boden gehen, sondern zusammensinken lässt.

Diese Erkenntnis ist für viele Angstpatient:innen nicht nur neu, sondern wirkt auch sehr entängstigend. Ähnliche Erfahrungen vermitteln sich bei Befürchtungen anderer Angststörungen »Ich könnte mich blamieren!«, »Ich könnte im Flugzeug ausrasten!«

(2) Gedanken zu Ende denken:

»Was könnte schlimmstenfalls passieren?« »Stellen Sie sich bitte den schlimmsten Fall vor, Sie kippen um, entdecken einen Knoten in Ihrer Brust, schreien laut rum, werden wütend, blamieren sich während einer Gruppensitzung, wie würde die Situation sich weiterentwickeln, was würde als nächstes passieren?«

Angstpatient:innen zeigen in der Regel ein ähnliches kognitives Vermeidungsverhalten wie Menschen, die unter Zwängen leiden. Sie versuchen aufkommende Angstgedanken zu unterdrücken und brechen diese ab. Dadurch entwickeln Angstkognitionen eine große Macht, einerseits dadurch, dass sie sich bei bevorstehenden angstauslösenden Situationen immer wieder aufdrängen, andererseits dadurch, dass sie nicht zu Ende gedacht, keinerlei Kontroll- und Bewältigungsmöglichkeiten zulassen.

Wird eine Angstsituation, aufbauend auf einer Befürchtung, durchgespielt, werden Angstpatient:innen dadurch auch angeregt, verschiedene Möglichkeiten eines Ausgangs der Situation durchzuspielen und sie werden unterstützt, ihre eigenen Bewältigungsstrategien zu reflektieren. »Was würden Sie als erstes/nächstes tun, wenn Sie tatsächlich umgekippt wären?« »…, wenn Sie tatsächlich von Kollegen ausgelacht werden würden?« »Sie würden aufstehen, was würden Sie den Umstehenden sagen können, wenn alle Augen auf Sie gerichtet sind? Wie würden die meisten Ihrer Meinung und Erfahrung nach darauf wohl reagieren?«, »Wie würden Sie darauf reagieren können, wenn eine Kollegin Sie auslacht?« »Genau, Sie könnten sagen, dass Lachen an dieser Stelle nicht besonders feinfühlig ist und in der Sachlage auch nicht weiterhilft. Wie, glauben Sie, würden sich Ihre Kollegen nach dieser Reaktion fühlen?«

(3) Katastrophengedanken disputieren:

- **Empirisches Disputieren**: »Wie oft ist das schon passiert?«, »Gibt es Beweise für oder gegen diese Befürchtung?«
- **Hedonistisches Disputieren**: »Wie fühle ich mich mit diesem Gedanken?«
- **Funktionales Disputieren**: »Hilft mir der Gedanke, mich besser darauf vorbereiten zu können?«, »Was könnte ich in diesem Fall tun?«

(4) Entwicklung hilfreicher Gedanken

Bei der Entwicklung funktionaler Gedanken geht es nicht darum, Angstsymptome zu bagatellisieren oder kleinzureden, sondern eher darum, alternative Selbstinstruktionen zu entwickeln, die helfen, einen klaren Kopf zu bekommen und Mut zu schöpfen.

AB 29 • P

Stressmildernde Gedanken

In dieser Liste finden Sie Vorschläge für selbstberuhigende Gedanken. Vielleicht finden Sie einige gedankliche Hilfen. Es bietet sich an, hilfreiche Gedanken, die Sie in emotional belastenden Situationen anwenden wollen, aufzuschreiben und mit sich zu führen.

- Jetzt gilt es, klar zu denken, mach erst mal einen Plan.
- Worum geht es hier eigentlich?
- Nichts überstürzen, ich verschaffe mir erst mal einen Überblick.
- Ruhe bewahren.
- Ich werde es schon schaffen.
- Ich weiß, dass ich es kann.
- In der Ruhe liegt die Kraft.
- Ich lasse mich nicht verrückt machen.
- Hier wird auch nur mit Wasser gekocht.
- Ich lasse die Angelegenheit laufen.
- Ich habe keinen Grund, an mir selbst zu zweifeln.
- Ich kann mir auch mal einen Fehler leisten.
- Andere vor mir haben es auch geschafft.
- Aufregung nützt mir nichts.
- Ich nehme es nicht so wichtig.
- Lass das Grübeln, das bringt dir nichts.
- Die Suppe wird nur halb so heiß gegessen, wie sie gekocht wird.
- Eins nach dem anderen.
- Ich konzentriere mich nur auf das Wichtigste.
- Andere machen auch Fehler.
- Ich muss nicht immer alles 100-prozentig machen.
- Auch ein Misserfolg oder eine Kritik kann mir nützen.
- Ich konzentriere mich nur auf meine Aufgaben.
- Es gibt Schlimmeres.
- Ich werde keine dauernden Nachteile davon haben.
- Kein Beinbruch.
- Alles halb so wild.
- Ich werde es durchstehen.
- Ich lasse mich nicht unter Druck setzen.
- Ich bin durchgecheckt und für gesund befunden worden.
- Nerven bewahren.
- Meinem Herzen fehlt nichts.
- Der Arzt/Die Ärztin wird mir heute auch nichts Neues sagen.
- Katastrophen kann man nicht durch Sorgen verhindern.
- Ohne Risiko keinen Spaß.
- Ich werde stolz auf mich sein, wenn ich es durchgestanden habe.
- Den schlimmsten Fall werde ich auch überleben.
- Tief durchatmen, entspannen.

Eigene hilfreiche Gedanken:

....

....

....

Disputationstechniken

Instruktion

In diesem Arbeitsblatt werden verschiedenen Disputationsstrategien der kognitiven Umstrukturierung von Angstgedanken, Befürchtungen und Sorgen vertieft.

Nicht jede Disputationstechnik eignet sich für jede Angstkognition gleichermaßen. Manchmal ist die empirische Disputation (Frage nach den Beweisen) sehr ergiebig und es lassen sich viele Erfahrungen und Argumente auf beiden Seiten finden. Nicht selten sind Patient:innen jedoch derart in ihren Befürchtungen und Sorgen gefangen, dass eine funktionale Disputation (Frage nach Nutzen und Kosten dieses negativen Gedankens) zielführender erscheint.

Die Disputationstechniken sollten in den Einzelsitzungen eingeführt werden und eignen sich zur weiterführenden Selbstreflexion sehr gut auch als Hausaufgabe. Grundsätzlich sei an dieser Stelle noch einmal erwähnt, dass die Nachbesprechung von Hausaufgaben unerlässlich ist, sollen diese Interventionen in ihrer Wirkung nicht verpuffen.

Die nachfolgend vorgestellten Interventionen zielen vorrangig auf die automatischen Gedanken und Erwartungsängste ab und führen in der Regel zur Entschleunigung des Gedankenkarussells.

Disputationstechniken

Pro und Contra Angstgedanke

Angstauslösender Gedanke:

....

....

....

....

Was spricht für die Gültigkeit des Gedankens?	Was spricht gegen die Gültigkeit des Gedankens?
....	....
....	....
....	....
....	....
....	....
....	....
....	....

Schlussfolgerung:

....

....

....

....

Disputationstechniken

Kosten-Nutzen-Analyse

Angstauslösender Gedanke/Sorge:

....

....

....

....

Wobei hilft Ihnen dieser Gedanke?
z. B.: Ich vermeide Risiken.

- ....
- ....
- ....
- ....
- ....

Worin behindert Sie dieser Gedanke?
z. B.: Ich kann meine Freundinnen nicht mehr besuchen.

- ....
- ....
- ....
- ....
- ....

Schlussfolgerung:

....

....

....

AB 31 • P

Gedanken im Gegensatz zu Tatsachen

Notieren Sie hier alle angstauslösenden oder verstärkenden Gedanken, die Sie mithilfe Ihrer Selbstbeobachtungsprotokolle ermittelt haben und versuchen Sie, eine Tatsache zu formulieren, die dem jeweiligen Gedanken widerspricht. Dabei ist es zunächst nicht notwendig, dass Sie von diesem alternativen Gedanken auch überzeugt sind.

Situation, in der der Gedanke auftrat	Automatischer Gedanke	Andere Tatsachen
Warte auf die Bahn	Ich werde umkippen!	Ich bin nur einmal umgekippt bei 30 Grad, ohne etwas getrunken zu haben!

Gedankenanalyse und Reflexion

Bitte beschreiben Sie **genau die Situation,** in der die Angst auftrat:

....

....

Was waren **Ihre ersten Gedanken und Bewertungen** in dieser Situation (möglichst in wörtlicher Rede)?

....

....

Was entstanden für **Gefühle** nach diesen Gedanken und in welcher **Intensität (0–100 %)?**

....

....

Woher wissen Sie zu diesem Zeitpunkt, dass der Gedanke zutrifft?

(1) ....

(2) ....

(3) ....

Was spricht gegen die Gültigkeit dieses Gedankens?

(1) ....

(2) ....

(3) ....

Hilft Ihnen dieser Gedanke, Ihre kurz- oder langfristigen Ziele zu erreichen?

☐ Ja, weil ....

☐ Nein, weil ....

Gedankenanalyse und Reflexion

Hilft Ihnen der Gedanke, sich besser zu fühlen?

☐ Ja, weil ....

☐ Nein, weil ....

Welche Schlussfolgerung treffen Sie bezüglich des angstverstärkenden Gedankens?

....

....

Hinterfragen angstauslösender/-verstärkender Gedanken

Bitte nutzen Sie dieses Arbeitsblatt als Hausaufgabe, indem Sie Situationen möglichst unmittelbar festhalten und sich Ihrer angstauslösenden oder -verstärkenden Gedanken bewusst werden. Notieren Sie in jeder Situation nur jeweils den mächtigsten Katastrophengedanken und bearbeiten Sie ihn anschließend mit den vorgegebenen Fragen. Beantworten Sie die Fragen in Ruhe und formulieren Sie die Antworten aus.

Situation 1

....

....

....

Angstverstärkender Gedanke

....

....

....

Entspricht der Gedanke den Tatsachen? Welchen Beweis gibt es für meinen Gedanken?

....

....

....

Welche Argumente sprechen gegen diesen Gedanken?

....

....

....

Hilft mir der Gedanke, mich so zu fühlen, wie ich mich fühlen möchte?

....

....

....

Hinterfragen angstauslösender/-verstärkender Gedanken

Was nützt mir mein Gedanke? Hilft mir der Gedanke, meine kurz- und langfristigen Ziele zu erreichen?

....

....

....

Was gewinne ich, wenn ich meinen Gedanken beibehalte?

....

....

....

Situation 2

....

....

....

Angstverstärkender Gedanke

....

....

....

Entspricht der Gedanke den Tatsachen? Welchen Beweis gibt es für meinen Gedanken?

....

....

....

Hinterfragen angstauslösender/-verstärkender Gedanken

Welche Argumente sprechen gegen diesen Gedanken?

....

....

....

Hilft mir der Gedanke, mich so zu fühlen, wie ich mich fühlen möchte?

....

....

....

Was nützt mir mein Gedanke? Hilft mir der Gedanke, meine kurz- und langfristigen Ziele zu erreichen?

....

....

....

Was gewinne ich, wenn ich meinen Gedanken beibehalte?

....

....

....

Situation 3

....

....

....

Hinterfragen angstauslösender/-verstärkender Gedanken

Angstverstärkender Gedanke

....

....

....

Entspricht der Gedanke den Tatsachen? Welchen Beweis gibt es für meinen Gedanken?

....

....

....

Welche Argumente sprechen gegen diesen Gedanken?

....

....

....

Hilft mir der Gedanke, mich so zu fühlen, wie ich mich fühlen möchte?

....

....

....

Was nützt mir mein Gedanke? Hilft mir der Gedanke, meine kurz- und langfristigen Ziele zu erreichen?

....

....

....

Was gewinne ich, wenn ich meinen Gedanken beibehalte?

....

....

....

Gedankentagebuch Soziophobie

Instruktion

Das Gedankentagebuch soll Sie darin unterstützen, Ihre Befürchtungen bezüglich sozialer Situationen einmal genauer unter die Lupe zu nehmen und mithilfe eines »Perspektivwechsels« zu hinterfragen und auf ihre Angemessenheit hin zu überprüfen. Um die Situation und die daran geknüpften Befürchtungen aus einer anderen Perspektive zu betrachten, benutzen Sie einen kleinen Trick: Stellen Sie sich vor, was eine andere Person (bestenfalls jemand, den Sie gut kennen und dessen Urteil Sie schätzen) zu Ihrer Befürchtung sagen würde. Dadurch schaffen Sie zunächst ein wenig Distanz zu Ihrer Befürchtung und können sie so leichter hinterfragen.

Wir empfehlen Ihnen, das Gedankentagebuch in der nächsten Zeit immer bei sich zu tragen und unmittelbar im Anschluss an soziale Situationen, in denen Ängste auftreten, Ihre automatischen Gedanken zu notieren und zu überdenken.

- ▶ Notieren Sie in der ersten Spalte das Datum und die Uhrzeit, damit Sie später die Auftrittshäufigkeit dieser belastenden Gedanken erkennen können.
- ▶ In der Spalte »Situation« notieren Sie alle Merkmale der Situation (wo befand ich mich und mit wem, was tat ich in dem Augenblick, was stand bevor?).
- ▶ Notieren Sie zunächst die Angst und ihre Intensität auf einer Skala von 0–100 %.
- ▶ Im nächsten Schritt tragen Sie den wichtigsten negativen automatischen Gedanken ein und schätzen den Grad der Überzeugung auf einer Skala von 0–100 % ein.
- ▶ Dann stellen Sie sich in Bezug auf diesen automatischen sozialphobischen Gedanken die Frage, was eine gute Freundin Ihnen hinsichtlich Ihrer Befürchtung antworten könnte und notieren Sie auch diese Antwort mit dem Grad Ihrer Überzeugung (0–100 %) für diese Sichtweise.
- ▶ Abschließend überdenken Sie unter Einbeziehung Ihrer rationalen (also weniger gefühlsbetonten) Antwort noch einmal den Grad der Überzeugung für Ihren automatischen negativen Gedanken und schätzen erneut den Grad der Überzeugung ein.

Gedankentagebuch Soziophobie

Gedankentagebuch

Datum und Uhrzeit	Situation	Angst Intensität (0–100 %)	Negativer Gedanke Wie überzeugt (0–100 %)?	Antwort einer guten Freundin Wie überzeugt (0–100 %)?	Reflexion negativer Gedanke Wie überzeugt (0–100 %)?
Montag, 10 Uhr	Ich muss in einer Besprechung meine Ergebnisse vorstellen	90 %	Ich werde mich verhaspeln, dann halten mich alle für inkompetent und denken, ich sei ein Versager! – 85 %	Jeder kann sich mal versprechen – das sagt aber nichts über deine Leistung oder Arbeit aus!	65 %

Kognitives Erklärungsmodell

In dem hier vorliegenden kognitiven Erklärungsmodell besteht Ihre Aufgabe darin, gemeinsam mit Ihren Patient:innen ein kognitives Fallkonzept zu entwickeln. Ausgehend von den schon bekannten und reflektierten automatischen Angstkognitionen wenden Sie sich mit dieser Intervention den dahinter liegenden konditionalen Überzeugungen (auch Oberpläne genannt), Grundannahmen und Prägungen sowie deren biographischen Leitlinien zu.

Während die automatischen Angstgedanken situationsspezifisch gefärbt sind (»Ich werde stottern!«, »Ich werde erröten!« »Alle werden mich für unsicher halten!«), werden in den konditionalen Überzeugungen Regeln aufgestellt, die situationsübergreifend und generalisiert gelten (Wenn … dann …; Immer wenn …, dann …; Ich muss …, sonst …). Zum Beispiel: »Wenn ich einen Fehler mache, bin ich ein Versager.«

Hinter diesen Oberplänen verbergen sich Grundannahmen, sogenannte Schemata, die stabil und identitätsstiftend sind und die Sichtweise auf die eigene Person, die Mitmenschen und die Welt im Allgemeinen betreffen.

Ein Beispiel für solche Grundannahmen über sich selbst wären folgende: »Ich bin nicht liebenswert« und über die Welt/andere Menschen: »Die Welt ist schlecht, ich muss mich vorsehen, kann mich auf niemanden verlassen«. Prägungen entstehen durch Erziehungsleitsätze (»Lob muss man sich verdienen!«, »Zeig niemals Schwäche, das nutzen andere aus!«, biographische Erfahrungen (z. B. ausgelacht werden) und Modelllernen (z. B. eine sehr ängstliche Bezugsperson).

Unabhängig von Ihrem weiteren therapeutischen Vorgehen (kognitive Umstrukturierung oder ACT) ist es hilfreich, auf einem kognitiven Fallkonzept aufbauen zu können und damit im geleiteten Entdecken zu verdeutlichen, dass sich viele angstspezifische Gedanken nicht auf dem Boden realer Gefahren, sondern aufgrund von Erziehung und Prägung entwickeln.

Das kognitive Erklärungsmodell schafft damit eine Grundlage, die eigenen Leitsätze und Oberpläne insbesondere unter funktionalen und hedonistischen Gesichtspunkten zu hinterfragen:

- Hilft mir dieser Leitsatz, meine Ziele zu erreichen? (funktional)
- Hilft mir dieser Leitsatz, mich besser zu fühlen und meine Wünsche zu erfüllen? (hedonistisch)

Kognitives Erklärungsmodell

(1) Automatischer Gedanke in angstauslösenden Situationen

Erwartung, negatives Verhalten/Symptom zu zeigen:

....

....

Erwartung, wie die Umwelt auf das Verhalten/Symptom reagiert:

....

....

(2) Konditionale Überzeugungen:

(Immer, wenn …, dann …)

....

....

(3) Grundannahmen

(a) die eigene Person betreffend:

....

....

(b) die Mitmenschen betreffend:

....

....

(4) Biographische Verankerung:

(Erziehungsleitsätze/Erfahrungen/Modelle)

....

....

Beispiele für soziophobische Kognitionen und Grundüberzeugungen

Automatische Gedanken

- Ich werde mich blamieren.
- Alle werden mich anstarren.
- Die anderen werden mich auslachen.
- Ich werde kein Wort herausbringen.
- Ich werde zittern.
- Ich werde schwitzen.
- Ich werde auffallen.
- Die anderen werden wütend werden.
- Ich werde mich wie ein Depp verhalten.
- Ich werde rot werden.
- Ich werde stottern.

Konditionale Grundüberzeugungen (Leitsätze)

- Ich bin nur dann ein wertvoller Mensch, wenn ich die Bestätigung anderer bekomme.
- Wenn ich Fehler mache, werde ich abgelehnt.
- Wenn ich meine Angst/Unsicherheit zeige, werde ich ausgelacht.
- Wenn ich nicht alles richtig mache, werde ich nicht akzeptiert und riskiere aggressive Reaktionen.
- Wenn ich Zeichen von Angst zeige, werden mich alle anstarren und denken, dass ich merkwürdig bin.
- Wenn ich Angst zeige, werden mich andere für eine:n Versager:in halten.

Grundannahmen/Schemata

- Ich bin anderen immer unterlegen.
- Ich bin dumm.
- Ich bin anders als andere.
- Ich bin ein langweiliger Mensch.
- Ich bin uninteressant.
- Ich bin unattraktiv.
- Ich bin nicht liebenswert.
- Ich bin inkompetent.
- Ich werde abgelehnt.
- Ich bin eine Witzfigur.
- Ich bin schwach und unsicher.
- Andere Menschen sind feindselig.
- Andere Menschen nutzen Schwächen anderer aus.
- Ich darf niemals Anzeichen von Schwäche zeigen.
- Ich muss immer den Erwartungen anderer genügen.
- Ich muss immer intelligent und interessant wirken.
- Ich muss immer ruhig, selbstsicher und gelassen wirken.
- Ich muss mich kontrollieren, um nicht aufzufallen.
- Es ist mein Fehler, wenn ich nicht von anderen akzeptiert werde.

Leitsätze reflektieren

Instruktion

Das folgende Arbeitsblatt bietet sich als ergänzende Hausaufgabe zur weiterführenden Reflexion der handlungsbestimmenden Leitsätze an. Es kann für soziophobische Ängste und Grundüberzeugungen, aber auch für generalisierte und hypochondrische Ängste genutzt werden. Die Reflexion soll Patient:innen dazu anregen, sich kritisch mit den im kognitiven Modell erarbeiteten eigenen problematischen Leitsätzen (konditionale Grundüberzeugungen) auseinanderzusetzen. Abgemilderte oder hilfreiche Leitsätze können als Alternative entwickelt werden.

Die Besprechung dieser Hausaufgabe kann erlebnisaktivierend erfolgen, indem Sie Ihre Patient:innen anleiten, sich ein Leben und Handeln unter Maßgabe dieser neuen Leitsätze auszumalen:

»Stellen Sie sich vor, diese neuen Leitsätze würden ab sofort für Sie gelten:
- Was wäre anders?
- Wie würden Sie sich fühlen?
- Was würde das für Ihr aktuelles Leben bedeuten?
- Was würden Sie gewinnen?«

Leitsätze reflektieren

1. Leitsatz/konditionale Grundüberzeugung (Wenn ..., dann ...; Ich muss/sollte ...):

....

....

Habe ich durch folgenden Erziehungsleitsatz/Erfahrung/Modelllernen erworben:

....

....

Hat mich in folgender Form geprägt:

....

....

Das tue ich heute häufig, um diesem Leitsatz zu folgen:

....

....

Worin behindert mich dieser Leitsatz?

....

....

Ist der Leitsatz hilfreich?	☐ Ja	☐ Nein
Möchte ich den Leitsatz entmachten?	☐ Ja	☐ Nein

Wie könnte ich darauf reagieren, wenn mein Verstand mir diesen Gedanken wieder anbieten möchte?

....

....

Leitsätze reflektieren

2. Leitsatz/konditionale Grundüberzeugung (Wenn ..., dann ...; Ich muss/sollte ...):

....

....

Habe ich durch folgenden Erziehungsleitsatz/Erfahrung/Modelllernen erworben:

....

....

Hat mich in folgender Form geprägt:

....

....

Das tue ich heute häufig, um diesem Leitsatz zu folgen:

....

....

Worin behindert mich dieser Leitsatz?

....

....

Ist der Leitsatz hilfreich?	☐ Ja	☐ Nein
Möchte ich den Leitsatz entmachten?	☐ Ja	☐ Nein

Wie könnte ich darauf reagieren, wenn mein Verstand mir diesen Gedanken wieder anbieten möchte?

....

....

Leitsätze reflektieren

3. Leitsatz/konditionale Grundüberzeugung (Wenn ..., dann ...; Ich muss/sollte ...):

....

....

Habe ich durch folgenden Erziehungsleitsatz/Erfahrung/Modelllernen erworben:

....

....

Hat mich in folgender Form geprägt:

....

....

Das tue ich heute häufig, um diesem Leitsatz zu folgen:

....

....

Worin behindert mich der Leitsatz?

....

....

Ist der Leitsatz hilfreich?	☐ Ja	☐ Nein
Möchte ich den Leitsatz entmachten?	☐ Ja	☐ Nein

Wie könnte ich darauf reagieren, wenn mein Verstand mir diesen Gedanken wieder anbieten möchte?

....

....

....

Sorgentagebuch Generalisierte Angststörung

Instruktion

Hilfreich ist es, das Sorgentagebuch zunächst immer bei sich zu tragen und möglichst in der Situation des Sich-Sorgens mit den Eintragungen zu beginnen.

Falls Ihnen erst nach geraumer Zeit des Grübelns auffällt, dass Ihre Gedanken um Sorgen kreisen, beginnen Sie in diesem Moment und schätzen die Uhrzeit des Beginns Ihrer Sorgen ungefähr ein.

- In der Spalte *Sorgeninhalte* notieren Sie bitte, worüber Sie sich sorgen. Falls es sich dabei um eine Sorgenkette handelt, notieren Sie bitte alle Inhalte stichwortartig (z. B. 1. Ankunft des Sohnes/der Tochter, 2. möglicher Unfall, 3. Verantwortung gerecht werden, 4. schlechte Mutter/schlechter Vater …).
- Im nächsten Schritt markieren Sie auf einer Skala zwischen 0 und 100 % die Stärke Ihrer Angst zum Zeitpunkt des Sich-Sorgens.
- In der nächsten Spalte notieren Sie bitte Ihre körperlichen Angstsymptome (z. B. Zittern, Muskelanspannung, Unruhe, Konzentrationsprobleme, Schwindel, Herzrasen …)
- Dann notieren Sie bitte, wo Sie sich während Ihrer Sorge befanden (Situation oder Ort). Machen Sie gerne genaue Angaben, was Sie gerade taten, als Sie begannen, sich zu sorgen.
- In der letzten Spalte ist Platz für Kommentare, die sich auf die jetzige Situation, Ihren momentanen Zustand oder mögliche Zusammenhänge zwischen aktueller Sorge und momentanen Umständen/Erfahrungen beziehen können (z. B. Streit mit meinem Sohn/meiner Tochter gestern Abend, Sohn/Tochter will ausziehen …).

Sorgentagebuch Generalisierte Angststörung

Datum	Beginn Uhrzeit	Sorgeninhalte	Angst 0–100 %	Körperliche Symptome	Situation Wo waren Sie? Was taten Sie?	Gingen der Sorge emotional belastende Ereignisse (Streit, negative Grundstimmung, …) voraus? Wenn ja, welche?	Kommentare

Sorgenstuhl und Sorgenreflexion

Diese Technik soll Ihnen helfen, einen Abstand zu Ihren Sorgen und Katastrophengedanken zu erlangen. Sie kennen das vielleicht – Sie wachen schon morgens auf mit dem Gedanken »Heute wird bestimmt ein schwieriger Tag«, »Ich bin jetzt schon angespannt! Wie soll das bloß alles besser werden? Geht das überhaupt irgendwann einmal weg? … wenn ich meinen Job verliere? … mein Sohn auf die schiefe Bahn gerät?« Sie grübeln dann immer weiter und brüten über Ihren Sorgen, Ihre Anspannung ist hoch und es fällt Ihnen sehr schwer, sich auf andere Dinge zu konzentrieren. Der Alltag leidet, Ihre Freizeit auch und Sie haben vielleicht das Gefühl, nie aus der Angst herauszukommen.

Die Sorgenstuhl-Technik funktioniert folgendermaßen:

(1) Legen Sie für sich **eine Stunde** am Tag fest (z. B. von 18–19 Uhr), in der Sie alle Ihre Sorgen »wälzen«. Diese Stunde soll verbindlich sein.
   - Sollten Sie sich zu einer anderen Tageszeit sorgen oder grübeln, versuchen Sie dies wieder auf die festgelegte Stunde zu schieben, notieren Sie diese gerne als Stichpunkt, um sie für die Sorgenstunde parat zu haben.

(2) Bestimmen Sie einen **festen Ort** – gut eignet sich der Schreibtisch –, an dem Sie sich zu dieser festgelegten Zeit mit Ihren Sorgen beschäftigen wollen.
   - Wählen Sie **auf keinen Fall** einen Ort, an dem Sie sonst angenehme Dinge machen oder sich entspannen – also nicht das Bett, die Couch, den Lieblingssessel, den Balkon etc. So stellen Sie sicher, dass Sie Ihre Sorgen von angenehmen Dingen trennen können.

(3) Schreiben Sie Ihre Sorgen auf. Sie können dazu auch eine »Sorgenkladde« anlegen, in die Sie Ihre Sorgen notieren.

(4) Setzen Sie sich zur festgelegten Zeit auf Ihren Sorgenstuhl, nehmen Sie sich Ihr Sorgentagebuch vor und beginnen Sie, die Sorgen durchzugrübeln. Folgende Fragen können hilfreich sein:
   - Was spricht für meine Befürchtung, was spricht dagegen? (Pro und Kontra)
   - Habe ich Beweise für meine Befürchtungen?
   - Was würde ich meinem »besten Freund« raten, wenn er die gleichen Sorgen hätte?
   - Was würde mein »bester Freund« zu diesem Problem sagen?

(5) Schließen Sie mit sich einen inneren Vertrag, in dem Sie festlegen, sich wirklich nur die eine Stunde am Tag mit Ihren Sorgen intensiv auseinanderzusetzen. Geben Sie sich die »Erlaubnis« dafür, dass diese eine Stunde ausreichend ist.

Verlassen Sie den Platz erst, wenn die Stunde auch wirklich vorüber ist, nicht vorher! Wenn Sie bemerken, dass Sie innerhalb der Stunde von Ihren Sorgen abschweifen, kehren Sie wieder zu ihnen zurück. Überlegen Sie sich einen Schlusssatz, mit dem Sie die »Grübelstunde« jedes Mal beenden wollen, z. B. »Mein Sorgenwerk ist für heute getan, nun kann ich Feierabend machen.«
Wichtig ist, dass Sie versuchen, diese Übung wie ein festes Ritual einzuführen. Wenn Sie merken, dass Sie wieder ins Grübeln kommen, lenken Sie sich mit angenehmen Dingen ab. Sollte es Ihnen gerade am Anfang schwer fallen, bis zur festgelegten »Grübelzeit« auszuhalten, stellen Sie wenigstens sicher, dass Sie sich zum Grübeln und Sorgen immer an den dafür bestimmten Ort setzen und Ihre Sorgen aufschreiben.

Eine Variante der Sorgenstuhl-Übung ist folgende:
Sobald Sie bemerken, dass Sie sich wieder sorgen und grübeln, setzen Sie sich sofort auf den Sorgenstuhl und beginnen mit dem Durchgrübeln der Sorgen. Machen Sie so lange weiter, bis Sie merken, dass die Sorgen nachlassen. Stehen Sie erst auf, wenn keine Sorgen mehr da sind.

Sorgenstuhl und Sorgenreflexion

Sorgenreflexion

Während dieser anschließenden Sorgenbetrachtung können Sie sich rational, also auf der Verstandebene, mit Ihren Sorgen auseinandersetzen. Dabei können Sie nach Gründen fahnden, die Ihre Sorge untermauern, und nach solchen, die sie entkräften. Auch ist in dieser Reflexion die Frage relevant, inwieweit das Sich-Sorgen Ihnen geholfen hat. Füllen Sie für die stärksten Sorgen, die Sie auf dem Sorgenstuhl gewälzt haben, bitte folgendes Protokoll aus:

Sorge	Was spricht dafür, dass die Sorge berechtigt ist?	Was spricht dagegen, dass die Sorge berechtigt ist?	Hat mich das Sorgen weitergebracht? (Ja/Nein) Was würde mir stattdessen besser tun?
Ich werde niemals gesund werden.	Bisher bin ich noch krank.	Ich weiß es nicht, ich kann nicht in die Zukunft sehen.	Nein. Ich sorge mich weiter. Das kostet so viel Kraft. Ich könnte lieber die Zeit nutzen und etwas Angenehmes machen.

Umgang mit Krankheitssorgen

Instruktion

Im Folgenden werden zwei kognitive Interventionen im Umgang mit hypochondrischen Befürchtungen vorgestellt. Nachdem Sie möglichst jede kognitive Strategie einmal ausführlich mit Ihren Patient:innen anhand aktueller Beispiele erarbeitet haben, sollte die Übung ins Selbstmanagement übergeleitet werden. Hierbei vermitteln Sie diese Hilfen als zukünftiges Handwerkszeug im Umgang mit Krankheitssorgen oder negativen Bewertungen von Symptomen.

Es ist sinnvoll, sich (als Therapeut:in aber auch den Patient:innen) zu verdeutlichen, dass die Reflexion der negativen Gedanken und die Entwicklung alternativer Bewertungen Übung und Wiederholungen bedürfen, um eine neue Denkstruktur zu entwickeln und zu stabilisieren.

Zur weiteren Festigung empfehlen sich Hinweisreize für alternative Gedanken. Um sich möglichst häufig an die Alternativ-Sätze zu erinnern, können Sie Ihre Patient:innen Reize aus dem Alltag nutzen lassen. Hierfür einige kleine Beispiele zur Verdeutlichung:

Beispiel

- Wenn Sie unterwegs sind, denken Sie bei jedem öffentlichen Papierkorb an Ihren Alternativsatz 1.
- … bei jeder Fußgängerampel, die auf ROT springt, an Alternativsatz 2.
- Verteilen Sie kleine Metaplankärtchen mit Ihren Alternativsätzen in Ihrer Wohnung (Spiegel, Haustür, Kühlschrank etc.).
- Denken Sie bei jedem Zähneputzen an Ihren Alternativsatz.
- Kleben Sie sich farbige Klebepunkte auf Alltagsgegenstände, die Sie oft benutzen (z. B. auf den PC-Monitor, Ihr Handy, den Kühlschrank) und denken Sie an Ihren Alternativsatz, wenn Sie den Punkt sehen.
- Schreiben Sie Ihren Alternativsatz auf kleine Karteikarten und lesen Sie ihn jeweils vor den Mahlzeiten einmal durch.

Umgang mit Krankheitssorgen

Argumente für die Krankheit

(1) Welche Krankheit beunruhigt Sie am stärksten?

Ich habe Angst, ... zu haben.

(2) Wie stark sind Sie davon überzeugt die oben genannte Krankheit zu haben? (0–100 %)

.... %

(3) Schreiben Sie alle Gründe auf, die dafür sprechen, dass Sie die Krankheit haben! Dies können Körperempfindungen, aber auch andere Argumente sein. Notieren Sie auch Gründe, die Sie eigentlich unsinnig finden, Ihnen aber manchmal durch den Kopf gehen.

....

....

....

....

....

Hinterfragen der Krankheitsannahmen

(4) Nehmen Sie sich Ihre Krankheitsüberzeugungen vor (Seite 1 dieses Arbeitsblattes).

(5) Gehen Sie Ihre Argumente, die für die Krankheit sprechen, Schritt für Schritt durch und stellen Sie sich die folgen- den Fragen (sollte eine Frage für Ihr Argument unpassend sein, gehen Sie einfach zur nächsten Frage über):
- Entspricht das genau der Realität?
- Woran machen Sie das fest?
- Woher wissen Sie das?
- Welche Beweise haben Sie dafür?
- Was würden Sie sagen, wenn ein anderer so denkt?
- Sehen andere das auch so?
- Was würden Sie einem Freund sagen, der so argumentiert?
- Könnte man das auch anders sehen?
- Sind Sie sicher?

(6) Notieren Sie das Ergebnis dieser Fragen. Hat sich Ihr Argument verändert? Kann Ihr Argument weiter so stehen bleiben? Muss etwas an Ihrem Argument verändert werden, damit es für Sie stimmt?

(7) Sammeln Sie nun Gründe, die dafür sprechen, dass Sie die Krankheit nicht haben (nächster Abschnitt).

(8) Versuchen Sie im Anschluss, eine Erklärung für Ihre Symptome zu finden, die beide Argumente berücksichtigt. Wie überzeugt sind Sie von dieser alternativen Erklärung?

Argumente gegen die Krankheit

(9) Was spricht **dagegen**, dass Sie die befürchtete Krankheit haben?

....

....

....

....

....

....

(10) Wie stark sind Sie jetzt überzeugt, die befürchtete Krankheit zu haben? (0–100 %)

...............%

(11) Formulieren Sie einen Alternativsatz, den Sie der Krankheitsannahme entgegensetzen können.

....

....

....

....

....

....

Auf eine körperliche Missempfindung oder Beschwerde kann man gedanklich auf unterschiedliche Art reagieren. Darum ist es sinnvoll, alternative Interpretationen körperlicher Symptome zu erproben. Nehmen Sie sich einen Moment Zeit und erinnern Sie sich an die Körperbeschwerden in der letzten Zeit:

- ▶ Was haben Sie gespürt, welche automatischen Sorgen erinnern Sie?
- ▶ Und wie kann man diese *ganz theoretisch* alternativ bewerten?

Dabei spielt es keine Rolle, ob Sie gegenwärtig von dieser Alternativerklärung überzeugt sind oder nicht.

Umgang mit Krankheitssorgen

Körperliches Symptom	Mögliche Interpretationen
	Krankheitsbezogene Bewertung: …………………………………… …………………………………… Alternative Bewertungen …………………………………… …………………………………… ……………………………………
	Krankheitsbezogene Bewertung: …………………………………… …………………………………… Alternative Bewertungen …………………………………… …………………………………… ……………………………………
	Krankheitsbezogene Bewertung: …………………………………… …………………………………… Alternative Bewertungen …………………………………… …………………………………… ……………………………………

Umgang mit Krankheitssorgen

Körperliches Symptom	Mögliche Interpretationen
	Krankheitsbezogene Bewertung: .... Alternative Bewertungen ....
	Krankheitsbezogene Bewertung: .... Alternative Bewertungen ....

AB 40 • P

Metakognitions-Fragebogen

Im folgenden Fragebogen geht es um Überzeugungen, die Menschen über ihre Gedanken haben, also Gedanken über ihre Gedanken. Untenstehend findet sich eine Liste derartiger Überzeugungen. Lesen Sie bitte die folgenden Aussagen und geben Sie an, wie stark Sie grundsätzlich der jeweiligen Aussage zustimmen. Die Nutzung ist rein qualitativ und ermöglicht Ihnen und Ihrem/Ihrer Therapeut:in einen Überblick über Ihre Metakognitionen bzw. Metasorgen.

Überzeugungen über Gedanken	**stimme nicht zu**	**stimme etwas zu**	**stimme einigermaßen zu**	**stimme stark zu**
Meine Gedanken sagen etwas über meine Motive und meinen Charakter aus.	☐	☐	☐	☐
Sich zu sorgen, ist gefährlich für mich.	☐	☐	☐	☐
Meine Sorgen halten an, egal wie ich mich bemühe, sie zu stoppen.	☐	☐	☐	☐
Ich kann meine Sorgen nicht ignorieren.	☐	☐	☐	☐
Ich sollte meine Gedanken immer unter Kontrolle haben.	☐	☐	☐	☐
Sich zu sorgen, könnte dazu führen, dass ich wahnsinnig werde.	☐	☐	☐	☐
Sich zu sorgen, erzeugt in meinem Körper viel Stress.	☐	☐	☐	☐
Meine Gedanken haben Macht.	☐	☐	☐	☐
Sorgenvolle Gedanken weisen auf zukünftige Gefahren hin.	☐	☐	☐	☐
Gedanken entsprechen Tatsachen.	☐	☐	☐	☐
Meine Gedanken können mich daran hindern, Dinge zu tun, die ich tun möchte.	☐	☐	☐	☐
Negative Gedanken sollten unterdrückt werden.	☐	☐	☐	☐
Besorgnis kann mich davon abhalten, eine Situation deutlich zu erkennen.	☐	☐	☐	☐
Meine sorgenvollen Gedanken sind nicht kontrollierbar.	☐	☐	☐	☐
Meine sorgenvollen Gedanken helfen mir, Katastrophen von mir oder meinen Angehörigen abzuwenden.	☐	☐	☐	☐
Meine sorgenvollen Gedanken entscheiden über mein Verhalten.	☐	☐	☐	☐

INFO 24 • T

ACT-Strategien: Allgemeine Einführung in den Umgang mit Defusionsübungen

Mit den Metakognitiven Techniken vermitteln Sie unterschiedliche Techniken, die Ihren Patient:innen darin unterstützen sollen, angstauslösende Gedanken zu akzeptieren und entsprechend den Prinzipien der Achtsamkeit zu beobachten und zu beschreiben. Dabei sollte den Gedanken kein Widerstand entgegengesetzt werden, ohne die eigenen Ziele und Handlungspläne davon beeinflussen zu lassen. Die Inhalte der einzelnen Gedanken spielen bei den Techniken der ACT kaum eine Rolle. Wichtig allein ist die Erkenntnis, ob es sich um Gedanken handelt, die diesen Menschen in seiner Freiheit, zu entscheiden und zu handeln, einschränkt.

Diese Werkzeuge lösen möglicherweise zunächst Unsicherheit oder Widerwillen bei Ihrem Patient:innen aus, da sie keine Gelegenheit bieten, sich mit dem Gedanken weiterführend auseinanderzusetzen. Durch diese Interventionen geben Sie Ihren Patient:innen weniger die Gelegenheit, versteckte Rückversicherungen zu nutzen (z. B. sich einreden, dass ein Unglück unwahrscheinlich ist etc.).

Wir erhalten häufig die Rückmeldung, dass es insbesondere Angstpatient:innen zu Beginn sehr schwer fällt, sich in Akzeptanz zu üben, insbesondere dann, wenn die angstauslösenden Gedanken besonders quälend und entmutigend sind. Es empfiehlt sich, den Betroffenen in ihrer subjektiven Belastung und der daraus erwachsenden Ungeduld über die zeitweilig nur langsame Veränderung ernst zu nehmen und sein Bemühen, sich auf eine neue Technik einzulassen, zu loben. Es sollte auch darauf geachtet werden, dass die Patient:innen sich nicht zu sehr unter Erfolgsdruck setzen, die Defusionstechnik schnell und in jeder Situation zuverlässig zu beherrschen.

Wichtig

Die Defusionsübungen sollten bedächtig eingeführt und trainiert werden. Und bedenken Sie: »Weniger ist mehr!« Führen Sie keinesfalls mehr als eine Intervention in einer Sitzung ein. Dabei sollten Ihre Patient:innen ausreichend Gelegenheit bekommen, diese Übung mit täglichen Wiederholungen anzuwenden.

Wenn Sie Techniken aus der Akzeptanz- und Commitmenttherapie anwenden, empfiehlt es sich, vertiefend die Grundlagenliteratur von Steven Hayes und die praxisorientierten Therapie-Tools von Wengenroth zu lesen.

Metakognitive Techniken – Wie sitzen Sie vor Ihrem Gedankencomputer?

Schauen Sie sich die beiden Figuren auf der Zeichnung unten an. Beide sitzen vor einem Bildschirm und betrachten einen Satz, der dort zu lesen ist. Beide haben denselben, negativen Satz vor Augen. Der Unterschied zwischen den beiden Figuren besteht darin, wie sie auf den Satz reagieren, welche Haltung sie ihm gegenüber einnehmen. Worin genau unterscheiden sich die Reaktionen der beiden Figuren? Überlegen Sie und achten Sie besonders auf folgende Punkte:

- Wie viel Abstand haben die Figuren zum Inhalt des Bildschirms?
- Welche Unterschiede lassen sich im unmittelbaren Verhalten erkennen? Was tut die linke Figur und wieso tut sie dies wohl? Tut die rechte Figur irgendetwas?
- Welche von den beiden Figuren ist gestresster, welche gelassener?
- Über welche der beiden Figuren hat der Satz mehr Macht? Welche der beiden Figuren ist freier in ihrem Handeln?

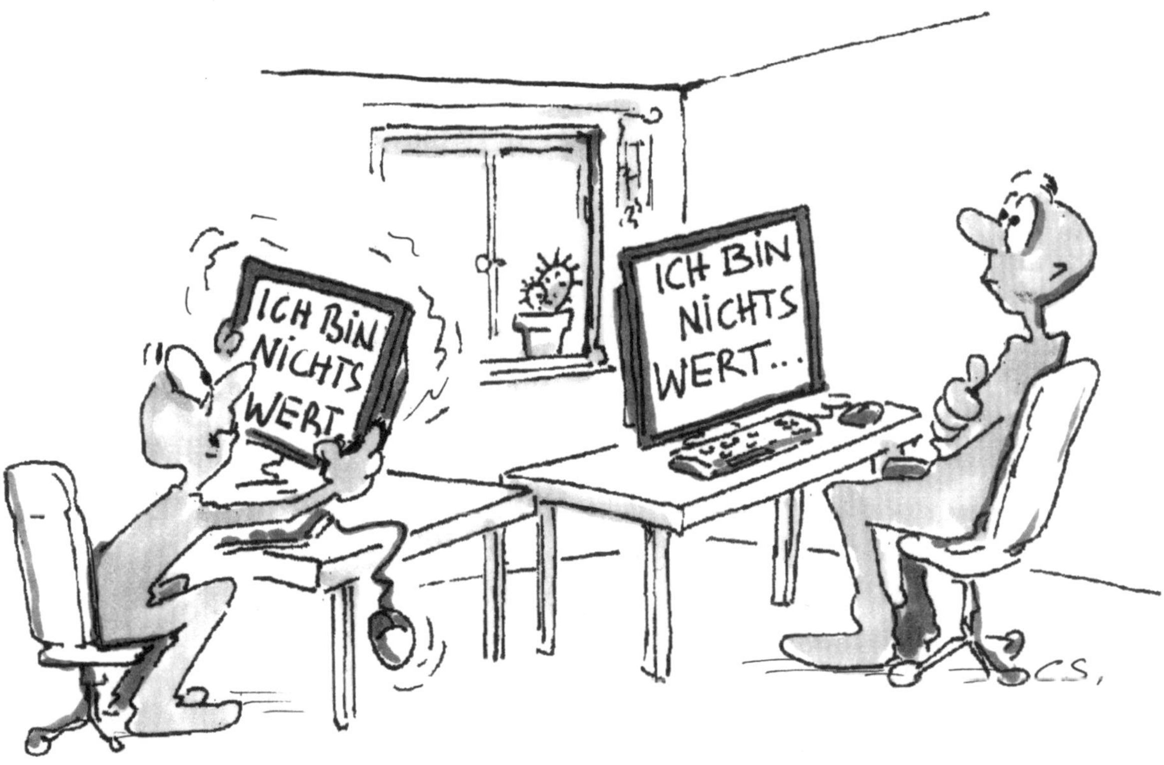

....

....

....

....

(Aus Wengenroth, 2012)

Metakognitive Techniken – Wie sitzen Sie vor Ihrem Gedankencomputer?

Machen Sie sich nun Gedanken über folgende Fragen:

Was sagt all dies darüber, wie wir mit unseren Gedanken umgehen können?

....

....

....

....

....

In welchen Situationen sind Sie so wie die linke Figur, und welche Folgen hat dies? Nennen Sie Beispiele.

....

....

....

....

....

Gelingt es Ihnen manchmal, auf schwierige Gedanken so zu reagieren wie die Figur auf der rechten Seite? Was hilft Ihnen dabei?

....

....

....

....

....

....

....

....

Metakognitive Techniken – Entgegengesetztes Handeln

Wie könnte ein Verhaltensimpuls aussehen, der den Gedanken »Ich bin nichts wert!« für bare Münze nimmt? Wie sieht ein entgegengesetztes Verhalten aus?

(1) Verhalten, das dem Gedanken folgt:

....

....

....

(2) Verhalten, das sich von dem Gedanken unbeeinflusst zeigt?

....

....

....

Im Folgenden notieren Sie in Situationen, in denen Sie sich ängstlich fühlen oder vor Entscheidungen stehen, Ihren angstverstärkenden Gedanken und Ihren Verhaltensimpuls, der diesem Gedanken folgt, indem Sie ihn »für bare Münze« nehmen. Formulieren Sie auch ein entgegengesetztes Verhalten, das diesen Gedanken unberücksichtigt lässt. Im letzten Schritt entscheiden Sie, wie Sie sich verhalten möchten.

Beispiel:

Situation	▶ Mein Sohn hat gerade das Haus mit dem Rad verlassen ▶ Spüre gerade ein Kribbeln auf der Haut
Angstauslösender/-verstärkender Gedanke	▶ Er könnte von einem Auto angefahren werden! ▶ Das könnte eine schwere allergische Reaktion sein!
Was ist mein Verhaltensimpuls, wenn ich diesen Gedanken für bare Münze nehme?	▶ Sportkurs absagen und ihn in 30 Minuten anrufen, fragen, ob er gut angekommen ist. ▶ Im Internet recherchieren
Was wäre ein entgegengesetztes Verhalten, indem ich mich von meinem Gedanken unbeeindruckt zeige?	▶ Mache mein Handy aus und gehe zum Sport ▶ Gehe joggen
Wozu entscheide ich mich?	▶ z. B. Rufe ihn nicht an und treffe eine Freundin ▶ z. B. Ich verlasse das Haus, um nicht im Internet zu suchen

Metakognitive Techniken – Entgegengesetztes Handeln

Situation	……………………………… ………………………………
Angst auslösender Gedanke	……………………………… ………………………………
Was ist mein Verhaltensimpuls, wenn ich diesen Gedanken für bare Münze nehme?	……………………………… ………………………………
Was wäre ein entgegengesetztes Verhalten, indem ich mich von meinem Gedanken unbeeindruckt zeige?	……………………………… ………………………………
Was will ich tun?	……………………………… ………………………………
Situation	……………………………… ………………………………
Angst auslösender Gedanke	……………………………… ………………………………
Was ist mein Verhaltensimpuls, wenn ich diesen Gedanken für bare Münze nehme?	……………………………… ………………………………
Was wäre ein entgegengesetztes Verhalten, indem ich mich von meinem Gedanken unbeeindruckt zeige?	……………………………… ………………………………
Was will ich tun?	……………………………… ………………………………

AB 43 • P

Metakognitive Techniken – Angstgedanken labeln

»Der Angst den Stempel aufdrücken«

Diese Technik soll Ihnen helfen, Abstand zu Ihren Sorgen und Katastrophengedanken zu erlangen. Manchmal gerät man sehr schnell in das Angstkarussell, das durch die angstauslösenden Gedanken immer stärker angekurbelt wird. Es fällt schwer zu unterscheiden, was nun berechtigte Sorgen und Befürchtungen sind und was übertrieben ist. Gerade wenn Sie schon lange mit Ängsten zu tun haben, verschwimmt oft das Gefühl dafür, welcher Gedanke hilfreich und angemessen ist und welcher Sie behindert. Wir stellen Ihnen nun einige Ideen vor, wie Sie »Angstgedanken« als das, was sie sind, erkennen und einordnen können: als Gedanken, nicht mehr und nicht weniger und manchmal überspitzt und automatisiert. Indem Sie Ihre Gedanken »labeln«, also mit einem Stempel für »Mein Angstthema« versehen, nehmen Sie ihnen den Stachel, ohne ihnen auszuweichen und ohne sie zu unterdrücken. Wählen Sie drei Beispiele aus, die Sie in der kommenden Woche bei Auftreten angstauslösender Gedanken anwenden und beobachten Sie, wie sich die Intensität des Gedankens allmählich abschwächt.

Vorschlag zum Labeln von Angstgedanken	Probiere ich aus
Die Angst ansprechen: »Angst, da bist du ja schon wieder … na, was willst du mir heute einreden?«	☐
Die Angst »veräppeln«: »Ja klar, ich werde verrückt, rolle mit den Augen und dann bekomme ich noch 'nen Herzinfarkt …!«	☐
Der Angst einen Namen geben, z. B. »Panikmacher«, »Angsthase«, »Hugo«: »Na Hugo, bist du heute wieder in Panik-Laune und willst mir den Tag verderben?«	☐
Die Angst als »Person« vorstellen und mit ihr ins Gespräch gehen: »Du sagt also, ich habe eine schlimme Krankheit …« – »Mmh, bist du dir da so sicher? Gibt es nicht andere Möglichkeiten?«	☐
Die Angstgedanken oder Symptome auf eine »Typische Checkliste der Angst« schreiben und innerlich abhaken: »Herzklopfen – Check«, »Angst zu sterben – Check«.	☐
Die Angst als Kochrezept vorstellen, das Sie jemandem präsentieren: »Für eine richtig gute Panikattacke braucht man: Herzrasen, Schweißausbrüche … und nicht vergessen: Das Ganze dann für 10 Minuten richtig intensiv nachspüren … ja nicht vergessen, sich dabei verrückt zu machen …«	☐
Angstauslösende oder Katastrophengedanken in eine andere Sprache übersetzen oder mit Akzent, hochnäsig, nachdenklich etc. in Gedanken sprechen.	☐
Eine Hitparade der Angst erstellen und sich vorstellen, wie ein Radio- moderator die »neuesten« Hits moderiert: »Heute von Platz 5 auf die 4: Herzrasen!«	☐
Sich mit der Angst verabreden: »Ich habe gerade keine Zeit, können wir uns später noch mal zusammen- setzen? Dann kann ich mich dir voll und ganz widmen …«	☐

Metakognitive Techniken – Angstgedanken labeln

Vorschlag zum Labeln von Angstgedanken	Probiere ich aus
Die Angst als unsicheren Begleiter nehmen: »Lieb von dir, dass du dir solche Sorgen um mich machst. Lass mal gut sein, bisher hast du uns aber immer nur beide verrückt gemacht!«	☐
Die Angst als quengeliges Kind vorstellen, das seinen Willen durchsetzen will: »Du willst mich nur wieder zuhause festhalten und mich verunsichern. Hör auf zu nerven, ich kann dein Genörgel nicht mehr hören!«	☐
Die Angst Symptome/Gedanken-stempeln: Stellen Sie sich vor, wie Sie den einzelnen Symptomen oder Gedanken mit einem dicken Stempel z. B. das Wort »Mein Angstthema« aufdrücken.	☐

(In Anlehnung an »Anders mit Gedanken umgehen«, Wengenroth, 2012)

Metakognitive Techniken – Assoziationsspaltung

Angstpatient:innen zeigen eine erhöhte Reagibilität. Angst wird dabei häufig durch »Schlüsselwörter« ausgelöst. Die folgende metakognitive Technik stellt eine weitere Möglichkeit dar, solche »Schlüsselwörter« in ihrer Stärke zu mindern und damit auch die Angst zu bewältigen.

Grundlage der Assoziationsspaltung (Moritz et al. 2007, entwickelt für Zwangsbefürchtungen und -gedanken) ist die Netzwerktheorie. Sie stützt sich auf die Annahme, dass unser Gedächtnis netzwerkartig aufgebaut ist. Darin enthalten sind u. a. verschiedenen Kognitionen, z. B. Bilder oder Wörter, die eine gemeinsame semantische Verwandtschaft aufweisen und dieselben Emotionen und Verhaltensimpulse auslösen. Man kann sich dieses Netzwerk auch als Vielzahl von Kognitions-«Knoten« vorstellen, die miteinander verbunden sind.

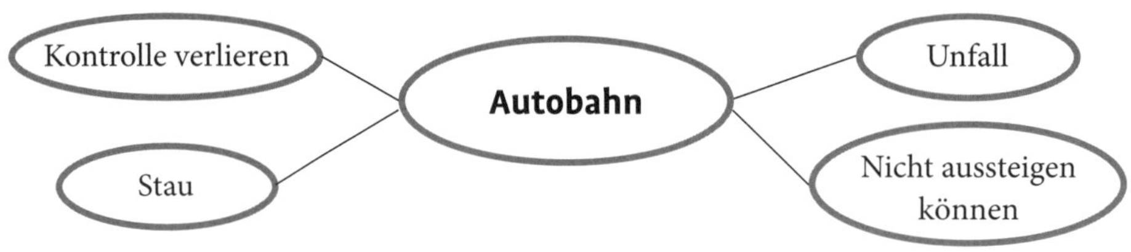

Wird nun einer dieser Knotenpunkte angesprochen, breitet sich die Aktivierung weiter aus und erregt sämtliche mit dem Knotenpunkt verknüpften Kognitionen. Das gesamte Netzwerk mit den entsprechenden Bildern und Begriffen kann so unter Umständen in Gang gesetzt werden. Gleichzeitig stärken sich während der Erregung die Assoziationen zwischen den einzelnen Knoten. Im Umkehrschluss nimmt die Assoziationsstärke zwischen zwei Knoten ab, sobald sie nicht mehr zusammen aktiviert werden (z. B. wenn zwei Begriffe nicht mehr miteinander verwendet werden).

Nach diesem Prinzip können angstauslösende Gedanken als Ketten von sich gegenseitig erregenden Knotenpunkten verstanden werden. Das Grübeln über die Angst, die Angst vor der Angst oder vor phobischen Situationen aktiviert negative Assoziationen und engt dadurch das kognitive Netzwerk auf diese Inhalte ein.

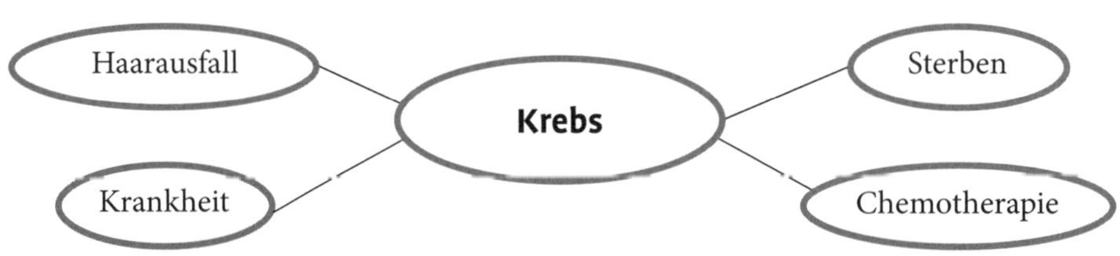

Es kommt zu einer gegenseitigen Erregung angstbezogener Kognitionen. Diese werden durch die Assoziationsketten stärker ausgebildet.

- Neutrale/alternative Assoziationen (z. B. Tier, Sonne, Sternzeichen etc.) treten seltener auf und werden letztendlich gänzlich ausgeblendet.
- Die Ausbildung neuer neutraler/positiver Verknüpfungen wird erschwert: Das angstauslösende Wort ist stärker mit negativen Assoziationen (Krankheit, Tod) besetzt.

Metakognitive Techniken – Assoziationsspaltung

Jelinek et al. (2009) geben an, dass die assoziative »Ladung« einer Kognition begrenzt und über die bereits bestehenden Assoziationen verteilt ist. Werden nun neue Assoziationen in einem Netzwerk aufgebaut, mindert sich die assoziative Stärke bestehender Assoziationen dieses Netzwerkes. Dies hat eine Schwächung der negativen Verknüpfungen zur Folge.

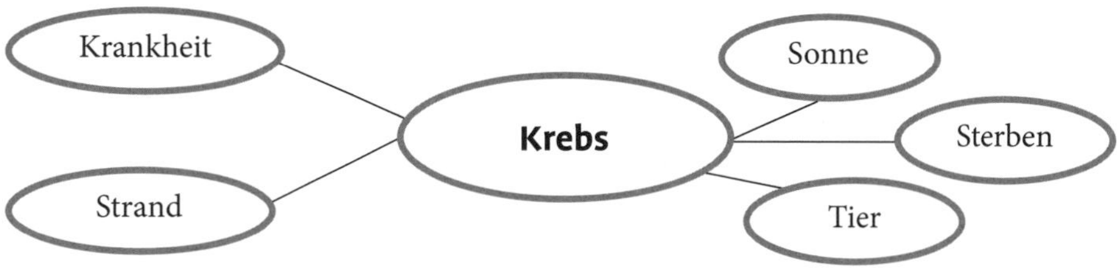

Patient:innen können durch die Entwicklung neuer/neutraler Assoziationen die Stärke der angstauslösenden Kognition mindern.

Konkretes Vorgehen

(1) Auswählen einer angstauslösenden Kognition
Sammeln Sie zunächst alle wichtigen Gedanken oder Begriffe, die Angst auslösen, z. B. Herzrasen, Krebs, Übelkeit, Autobahn, Bahn, Flugzeug, Spinne.

Legen Sie gemeinsam fest, mit welchem Begriff der/die Patient:in beginnen möchte.

(2) Bilden von Assoziationen
Sammeln Sie **neue** Assoziationen, die mit der angstauslösenden Kognition zusammenhängen – im Sinne eines Brainstormings.
Die neuen Assoziationen sollen *neutral* oder *positiv* sein! Sie dürfen sich auch reimen oder lustig sein, z. B. **Autobahn**: Urlaub, »dem Sonnenuntergang entgegen«, Asphalt, Mobilität, Freiheit.

> **Wichtig**
>
> Vermeiden Sie Assoziationen, durch welche sich Patient:innen nur »beruhigen«, wie etwa: »Die Autobahn ist nicht gefährlich.« Durch diese Kognitionen bilden sich keine neuen effektiven Netzwerke.

(3) Festigen der neuen Assoziationen
Lassen Sie Patient:innen die neuen Assoziationen wie Vokabeln üben. Dabei sollte zu jedem neuen Begriff immer das ursprünglich angstauslösende Wort mit genannt werten. Sie bilden damit sogenannte »Wortpaare«:

Krebs – Strand; Krebs – Tier; Krebs krabbeln; Krebs – Ebbe; Krebs – Rot

Der/Die Patient:in übt dann im Folgenden, sich diese »Wortpaare« in Gedanken vorzusprechen.

Lassen Sie ihn/sie diese Übung zuhause mehrmals am Tag für je ca. 10 Minuten durchführen, so festigen sich neue Assoziationsketten.

Metakognitive Techniken – Assoziationsspaltung

Zu beachten ist dabei die Richtung der Assoziation: immer zuerst den angstauslösenden Gedanken/Begriff und dann die neue Assoziation!

Wichtig

Achten Sie darauf, dass die Assoziationsketten *nicht* genutzt werden, um sich von den Ängsten oder Angstsymptomen *abzulenken*! Dies kann passieren, wenn Patient:innen die neuen Begriffe wie ein Mantra ritualisiert aufsagen, um die angstauslösenden Gedanken zu vermeiden.

(4) Ausschmücken der Assoziationen

Um die neuen Assoziationen zu festigen, bietet es sich an, die neuen Assoziationen mit möglichst *vielen Sinnen*, z. B. mit Bildern (untergehende Sonne am Strand), mit einem Geräusch, das zu dem Begriff passt (Meeresrauschen, Wind etc.) oder auch einem Lied oder einer Melodie auszuschmücken. Dies können Sie gut dem/der Patient:in als Hausaufgaben mitgeben.

Metakognitive Techniken – Imaginationsübungen Gedanken ziehen lassen

Gedanken auf eine Wolke setzen

Schließen Sie für einen Moment die Augen oder richten Sie diese auf den Boden auf einen Punkt, durch den Sie einfach hindurchschauen. Stellen Sie sich vor, Sie lägen auf einer grünen Wiese und über Ihnen ziehen an einem blauen Himmel weiße Wolken vorüber, eine etwas größer, die andere etwas länglicher, unterschiedlich groß und geformt. Sie ziehen über Ihnen langsam vorbei … Sie beobachten sie, beschreiben die einzelne Wolke in Ihrer Form und Größe und lassen sie langsam weiterziehen …

Nun stellen Sie sich vor, Sie setzen jeden Gedanken, der Ihnen in diesem Moment in den Sinn kommt, auf eine dieser Wolken …, benennen den Gedanken (da ist der Gedanke, »Mir fällt gerade kein Gedanke ein« oder der Gedanke »Ich werde müde bei der Übung!«) und beobachten, wie der Gedanke langsam an Ihnen vorüberzieht und aus Ihrem Gesichtsfeld verschwindet.
Wiederholen Sie dies einige Minuten lang, indem Sie jeden Gedanken, der jetzt auftaucht, benennen (»Jetzt denke ich, dass …) und in Ihrer Vorstellung auf eine Wolke setzen und langsam wegziehen lassen.

Gedanken als Wasserbälle

Schließen Sie für einen Moment die Augen oder richten Sie diese auf den Boden auf einen Punkt, durch den Sie einfach hindurchschauen. Stellen Sie sich in einem warmen Schwimmbecken vor, um Sie herum lauter Wasserbälle, leicht und in vielen Farben und Größen. Sie wissen, wenn Sie die Bälle unter Wasser drücken, schießen Sie mit umso größerer Kraft an die Wasseroberfläche. Wenn Sie sich bewegen, ohne auf die Bälle Rücksicht zu nehmen, werden sie durch Ihre Bewegung allmählich und ohne Ihr Zutun langsam davonschwimmen, manche kehren kurzfristig zu Ihnen zurück und entfernen sich wieder.

Nun stellen Sie sich Ihre aktuellen Gedanken (ein Gedanke für einen Wasserball) als Wasserbälle vor und beobachten Sie, wie sie sich langsam fortbewegen, für einen Moment vielleicht zurückkehren und dann ihren Weg weiter fortsetzen, bis sie aus Ihrem Blickfeld verschwunden sind …

Blätter im Fluss

Schließen Sie für einen Moment die Augen oder richten Sie diese auf den Boden auf einen Punkt, durch den Sie einfach hindurchschauen. Stellen Sie sich vor, Sie säßen an einem kleinen Bergbach, der sanft plätschernd talwärts fließt. Es ist warm, die Sonne scheint und auf der Wasseroberfläche Ihres Baches treiben Blätter, unterschiedlicher Farbe und Form und Größe, sie segeln langsam auf dem Wasser an Ihnen vorbei.

Nun stellen Sie sich vor, Sie setzen jeden Gedanken, der Ihnen durch den Kopf geht, vorsichtig auf ein Blatt … und beobachten, wie der Gedanke auf dem Blatt langsam an Ihnen vorbeizieht …, um die nächste Ecke verschwindet … So fahren Sie mit jedem auftauchenden Gedanken fort: benennen, draufsetzen und langsam an sich vorbeiziehen lassen.

Metakognitive Techniken – Imaginationsübungen Gedanken ziehen lassen

Gedanken auf LKWs laden
Schließen Sie für einen Moment die Augen oder richten Sie diese auf den Boden auf einen Punkt, durch den Sie einfach hindurchschauen. Stellen Sie sich vor, Sie stehen vor einer großen Lagerhalle. Sie sehen eine lange Kette von LKWs über die Zufahrtsstraße zu der Lagerhalle kommen, jeder LKW hält an, um be- und entladen zu werden.

Nun stellen Sie sich vor, Sie laden jeden Gedanken, der Ihnen durch den Kopf geht, auf einen leeren LKW und beobachten, wie der LKW seine Ladefläche schließt. Der Motor startet und der Laster setzt sich ruckelnd in Bewegung. Sie beobachten, wie er sich mit seiner »Gedankenladung« immer weiter von Ihnen entfernt … und immer kleiner wird, bis Sie ihn nur noch als Punkt am Horizont sehen können. So fahren Sie mit jedem auftauchenden Gedanken fort: benennen, aufladen und langsam in die Ferne vorbeiziehen lassen.

Gedanken in die S-Bahn setzen
Schließen Sie für einen Moment die Augen oder richten Sie diese auf den Boden auf einen Punkt, durch den Sie einfach hindurchschauen. Stellen Sie sich vor, Sie stehen auf dem Bahnsteig einer S-Bahnhaltestelle. Sie sehen von weitem die S-Bahn herankommen, sehen, wie die S-Bahn mit quietschenden Bremsen vor Ihnen hält und sich die Türen öffnen. Nach wenigen Augenblicken schließen sich die Türen, das Signal zu Abfahrt ertönt und Sie sehen, wie die Bahn aus dem Bahnhof hinausfährt, langsam an Fahrt gewinnt und in der Ferne verschwindet.

Nun stellen Sie sich vor, Sie setzen jeden Gedanken, der Ihnen durch den Kopf geht, in ein Abteil, beobachten, wie sich die Türen schließen …, das Signal ertönt und sich die Bahn in Bewegung setzt. Sie beobachten, wie sie sich mit den Gedanken im Abteil immer weiter von Ihnen entfernt, bis sie aus Ihrem Blickfeld entschwindet. So fahren Sie mit jedem auftauchenden Gedanken fort: benennen … in die S-Bahn setzen … langsam an sich vorbeiziehen lassen.

Erfahrungen mit meinem Werkzeugkasten

Sie haben in den letzten Wochen verschiedene gedankliche Techniken kennengelernt und trainiert, anders als bislang mit Ihren angstauslösenden oder -verstärkenden Gedanken umzugehen: hinterfragend und nach logischen Fehlern in Ihren angstauslösenden Schlussfolgerungen suchend, oder kritisch Leitsätze reflektierend und nach Ursprung und Nutzen dieser Grundüberzeugungen fragend.

Möglicherweise haben Sie aber auch ausprobiert, Ihre Sorgen zu beobachten und aus einer distanzierten Perspektive zu beleuchten oder Sie haben den Sorgenstuhl erprobt.

Vielleicht haben Ihnen aber auch metakognitive Techniken zu einem besseren Umgang verholfen, indem Sie Ihren Gedanken akzeptierend, beschreibend, mit Gelassenheit und dem Wissen begegnen konnten, dass diese nicht mehr und nicht weniger sind als Gedanken. Oder Sie haben die Fähigkeit entwickelt, auch negative Gedanken anzunehmen und wieder ziehen zu lassen.

Die Angst-Bewältigungserfahrungen, die Sie mit Hilfe der gelernten Strategien gemacht haben sind ebenso wichtig, wie die Strategien selber: Sie entwickeln wieder ein Kompetenzgefühl und Selbstsicherheit und die »Angst vor der Angst« wird weniger oder verschwindet ganz. Jede Bewältigungserfahrung wird als Gedächtnisspur abgespeichert. Je häufiger, desto besser.

Unser Gehirn ist wie ein großer Muskel. Wenn wir unsere Gedächtnisspuren nicht trainieren, werden sie immer schwächer und wir können sie nicht mehr zuverlässig abrufen. Die gelernten Stategien und die Angst-Bewältigungserfahrungen können so wieder in Vergessenheit geraten.

Wichtig

Erinnern Sie sich, wann immer möglich, an Situationen, in denen Sie eine erlernte Technik erfolgreich in einer angstauslösenden Situation angewendet haben.

Je häufiger Sie diese Erinnerungen in sich wach werden lassen, desto tiefer werden diese in Ihr Gedächtnis wie ein Trampelpfad eingraviert, der die alte Angst-Gedächtnisspur umgeht. So kann diese alte Spur verblassen, wie ein unbenutzter Pfad, der im Laufe der Zeit zuwuchert.

Erfahrungen mit meinem Werkzeugkasten

Aus der Motivationspsychologie stammen sogenannte »Wenn-Dann«-Pläne.
Verwenden Sie einen »Wenn-dann-Plan«, um diese neue Gedächtnisspur mit Bewältigungserfahrungen zu trainieren:

Wenn ich (Angstsituation/Gedanken etc.) …

……………………………………………………………………………………………………

……………………………………………………………………………………………………

……………………………………………………………………………………………………

dann erinnere ich mich daran, wie ich folgende Strategie eingesetzt habe:

……………………………………………………………………………………………………

……………………………………………………………………………………………………

……………………………………………………………………………………………………

Dadurch ist Folgendes passiert (Bescheibung der Bewältigungserfahrung):

……………………………………………………………………………………………………

……………………………………………………………………………………………………

……………………………………………………………………………………………………

Beispiel

Wenn ich an das bevorstehende Teammeeting denken, dann erinnere ich mich daran, wie ich vor dem letzten Meeting die Emotionsakzeptanz angewendet und den Gedanken »Du wirst rot werden!« auf eine Wolke gesetzt habe. Ich habe das Meeting danach gut durchführen können und war kaum angespannt.

6 Exposition zur Angstbewältigung

Die Expositionsbehandlung gehört zu den klassischen Methoden der Verhaltenstherapie und stellt bis heute das Herzstück in der Behandlung von Angststörungen dar. Sie beinhaltet im Wesentlichen die Konfrontation mit der angstauslösenden Situation. Die Exposition wird trotz Ergänzungen der Verhaltenstherapie um kognitive, emotive, achtsamkeitsbasierte und weitere Techniken und Methoden nach festgelegtem Algorithmus auf dem Boden der Konzepte zur klassischen und operanten Konditionierung durchgeführt.

Expositionsverfahren im Überblick

Es lassen sich verschiedene Methoden der Expositionsbehandlung danach unterscheiden, wie die angstauslösenden Situationen präsentiert werden und wo die Konfrontation stattfindet: Die Art der Reizpräsentation kann unterschieden werden in langsam-graduell oder schnell-massiert und hinsichtlich der Modalitäten einer Konfrontation in in sensu (in der Vorstellung) und in vivo (in der Umwelt).

Graduelles Expositionstraining. Aus der Kombination dieser Aspekte ergeben sich unterschiedliche Behandlungsverfahren. Das graduelle Expositionstraining, ein abgestuftes Verfahren, in dem mit einem mittleren Schweregrad der Übung begonnen und sukzessive bis zum 100-prozentigen Schweregrad gesteigert wird, kann sowohl in sensu als auch in vivo durchgeführt werden. Bei agoraphobischen, soziophobischen und spezifischen Phobien eignen sich beide Verfahren. Die In-sensu-Konfrontation bietet in der Regel den Einstieg, um im nächsten Schritt eine In-vivo-Übung anzuleiten. Bei hypochondrischer und generalisierter Angst werden regelhaft In-sensu-Übungen angeleitet, da der angstauslösende Reiz oft ein interner Stimulus (z. B. eine körperliche Missempfindung oder ein Gedanke an ein potentielles Unglück) ist und in der Folge Sorgen- oder Katastrophenszenarien in Gang setzt.

Systematische Desensibilisierung. Als weitere Unterteilungen sind die Systematische Desensibilisierung und das Habituationstraining zu nennen, die auch miteinander verbunden zur Anwendung kommen. Die Systematische Desensibilisierung wurde in den 1950er Jahren von Joseph D. Wolpe (1958) entwickelt und galt lange Zeit als das Verfahren der Wahl in der Verhaltenstherapie. Die zentrale Annahme Wolpes lautete, dass körperliche Entspannung mit körperlicher Anspannung unvereinbar ist und die Konfrontation mit dem angstauslösenden Reiz im entspannten Zustand zu einer konditionierten Hemmung der Angstreaktion führt. Das Ziel dieses Verfahrens ist also die Aufhebung der Verknüpfung angstauslösender Reize mit Angstreaktionen. Die dazu verwendete Methode ist eine mehrfache, gestufte Konfrontation mit diesen Reizen in der Vorstellung (in sensu). Der/Die Patient:in befindet sich dabei im Zustand der Entspannung, den er/sie mithilfe einer entsprechenden Technik herbeiführen kann. In einem gestuften und wiederholenden Vorgehen lernt er/sie, sich in einem Zustand der Entspannung den angstbesetzten Reizen graduiert auszusetzen.

Habituationstraining. Es ist aber auch möglich, die Konfrontation in der Realität durchzuführen. In diesem Fall spricht man von gradueller Exposition in vivo oder von Habituationstraining.

Flooding. Flooding bedeutet eine Reizüberflutung und unterscheidet sich von der Systematischen Desensibilisierung und dem Habituationstraining dadurch, dass die Behandlung massiert und schnell durchgeführt wird. Sie kann sowohl in sensu als auch in vivo durchgeführt werden.

Flooding in sensu (oder auch Implosionstherapie) geht auf Stampfl und Levis (1967) zurück und verfolgt das Ziel, bei dem/der Patient:in durch massive Vorstellung der am stärksten angstauslösenden Situationen die Gefühle und Gedanken in höchster Intensität auszulösen. Es handelt sich daher in erster Linie um Reizüberflutung. Dies führt zunächst zu einem erheblichen Anstieg der Angstreaktionen. In der Folge kommt es jedoch zu einem Rückgang der belastenden Gefühle und Gedanken. Der/Die Patient:in lernt durch direkte Anleitung des/der Therapeut:in, mit diesen Gefühlen und Gedanken unter Anwendung hilfreicher Techniken umzugehen und wird dadurch in die Lage versetzt, ohne therapeutische Begleitung die angstauslösenden Situationen in seiner/ihrer Umwelt aufzusuchen und zu bewältigen.

Beim *Flooding in vivo* findet unter therapeutischer Begleitung eine Konfrontation mit den realen Angstsituationen statt. Ziel ist es, bei dem/der Patient:in eine Reizüberflutung durch die am stärksten angstauslösenden Reize herbeizuführen und ihm/ihr dadurch die Erfahrung zu ermöglichen, dass die Angst keine katastrophalen Auswirkungen hat und von selbst wieder abnimmt. Während der Konfrontation kann der/die Patient:in vorher geübte Bewältigungsstrategien anwenden.

Die Wirksamkeit von Expositionsverfahren in Abhängigkeit zum vorliegenden Subtypus der Angsterkrankung

Die Wirksamkeit von Expositionsbehandlungen ist in zahlreichen Studien belegt worden. In der Meta-Analyse von Grawe et al. (1994) zeigte sich beispielsweise eine eindrucksvolle Wirksamkeit v. a. in der Hauptsymptomatik der behandelten Störungen (v. a. Phobien und Zwänge). Hingegen scheinen Konfrontationsverfahren in anderen Bereichen deutlich weniger erfolgreich zu sein. Diese Beobachtung deckt sich auch mit unserer klinischen Erfahrung, nach der Patient:innen mit Generalisierter Angststörung oder Hypochondrie beispielsweise weniger auf Konfrontationsübungen respondierten als Patient:innen mit Phobien (Agoraphobie, Soziophobie, spezifische Phobie etc.).

In unserer klinischen Praxis hat sich mittlerweile ein Expositionstraining bewährt, das sich keiner oben genannten strengen Einteilung mehr verpflichtet sieht, beinhaltet es doch viele Aspekte aus den unterschiedenen Vorgehensweisen (in sensu/in vivo; Systematische Desensibilisierung/Habituationstraining; graduell/massiert).

Ablauf und Vorgehen bei der Konfrontationstherapie (Expositionen)

Einer Expositionsphase sollte grundsätzlich das Training verschiedener Angstbewältigungs- und Entspannungsverfahren – wie in Kapitel 4 ausführlich dargelegt – vorangestellt werden, sodass auch während durchgeführter Konfrontationsübungen die Spannung im sehr hohen Bereich in Eigenregie gezielt gesenkt werden kann. Dennoch ist es sowohl bei der Auswahl der zu beginnenden Übungsstufe als auch während der Durchführung einer begleiteten Exposition wichtig, ein hohes Angstlevel zu aktivieren, um die damit verbundenen kognitiven und emotionalen Reaktionen direkt zu bearbeiten. Damit werden Bewältigungserfahrungen – auch im Umgang mit aversiven Emotionen – etabliert und Patient:innen können idealerweise alte (traumatische) Erfahrungen mit ähnlichen emotionalen, kognitiven und physiologischen Merkmalen von der aktuell angstbesetzten Situation entkoppeln (»Affektbrücke« (Watkins & Watkins, 1997; 2003), s. a. Kap. 7). Das bedeutet praktisch, während einer *begleiteten* Übung nur sehr sparsam Gebrauch vom Einsatz der erlernten Angstbewältigungsstrategien zu machen. Während des Expositionstrainings in Eigenregie sind Techniken zur physiologischen und emotionalen Regulation jedoch wieder erlaubt und zielführend.

Der Begriff »Exposition mit Reaktionsmanagement« von Iver Hand (1993) fasst das Vorgehen gelungen zusammen. Er optimierte damit die bis dahin benutzte Bezeichnung »Exposition mit Reaktionsverhinderung«, womit auf die Unterbindung des Vermeidungs- und Neutralisierungsverhaltens verwiesen werden sollte. Hand betonte durch die neue Begrifflichkeit die Bedeutung der emotionalen und physiologischen Reaktionen und Strategien im Umgang mit auftretenden negativen Gedanken, Gefühlen und Körperreaktionen.

Das Expositionstraining in Eigenregie schließt sich den begleiteten Expositionen idealerweise an. Nachdem die Expositionen zunächst mit intensiver Unterstützung durch den/die Psychotherapeut:in durchgeführt werden, erlernen die Betroffenen im weiteren Verlauf, wie sie auch eigenständig ohne professionelle Begleitung Expositionen wirksam durchführen können. Hierdurch können Patient:innen ihre Selbstwirksamkeit wieder erheblich verbessern und ihr Selbstwertgefühl steigern.

In diesem Kapitel finden sich Interventionen und Arbeitsmaterialien zur Expositionsbehandlung von Angststörungen. Die Reihenfolge der Arbeitsblätter gibt gleichzeitig Aufschluss über das chronologische und inhaltliche Vorgehen. Entscheidend ist eine gute Aufklärung des/der Patient:in über Sinn und Zweck der Expositionsbehandlung, die sich in der graphischen Darstellung eines Konfrontationsrationals und entsprechenden Instruktionen abbildet. Weiterhin sollten zur rechtlichen Absicherung und Transparenzerhöhung entsprechende Instruktionen und Formulare eingesetzt werden. Die Materialiensammlung für die Expositionsphase wird abgerundet durch einen detaillierten Überblick über störungsspezifische Konfrontationsübungen, Prinzipien und Regeln bei der Durchführung von Expositionen und Vor- und Nachbereitungsinstruktionen.

Arbeits- und Informationsmaterial

INFO 25 Das Konfrontationsrational
Dieses Informationsblatt ist das zentrale Modell zur Erklärung der Wirkung einer Konfrontationsbehandlung. Diese müssen Patient:innen verstanden haben, um der Exposition zustimmen zu können.

INFO 26 Medizinische Abklärung vor der Expositionsbehandlung
Dieses Informationsblatt gibt Ihnen als Therapeut:in wichtige Hinweise, welche körperlichen Untersuchungen vor dem Beginn der Übungen durchgeführt werden sollten und was ggf. Kontraindikationen für eine Expositionsbehandlung sind.

INFO 27 Somatische Differentialdiagnosen psychischer Symptome

Eine Tabelle mit möglichen somatischen Ursachen psychischer Symptome – nur auszugsweise – soll die Patient:innen für mögliche Differentialdiagnosen sensibilisieren. Es handelt sich dabei nicht um eine vollständige Auflistung somatischer Differentialsdiagnosen, sondern soll lediglich den Blick für medizinische Ursachen in der Psychotherapie weiten.

INFO 28 Informationen für Ärzt:innen zur Expositionsbehandlung

Das Informationsblatt beinhaltet eine Übersicht über die Inhalte und Effekte der Expositionsbehandlung für untersuchende Ärzt:innen. Dieses Informationsblatt können Sie den Patient:innen zur Untersuchung – idealerweise mit dem Konsilliarbericht – mitgeben.

AB 47 Einverständniserklärung zur Expositionsbehandlung
Das Arbeitsblatt fasst den Ablauf und die möglichen Auswirkungen der Übungen zusammen. Mit seiner/ihrer Unterschrift bestätigt der/die Patient:in, über Vorgehen, Wirkung und mögliche Nebenwirkungen von Konfrontationsübungen ausreichend aufgeklärt worden zu sein und stimmt der Behandlung zu. Vor Expositionsbeginn sollten Sie sich von jedem/jeder Patient:in diese Einverständniserklärung unterschreiben lassen.

INFO 29 Expositionen und Konfrontationsübungen
Das Informationsblatt fasst – nach Störungsbildern geordnet – wichtige Hinweise, Rückversicherungsverhalten und Expositionsvorschläge zusammen und kann als Orientierung dienen. Die Konfrontation in sensu Sorgenszenario ist an Becker und Hoyer (2005) angelehnt. Der Textabschnitt zur angewandten Anspannung bei den spezifischen Phobien ist modifiziert nach Öst (2009) und angelehnt an Schienle und Leutgeb (2012).

AB 48 Hierarchie von Übungssituationen

Das Arbeitsblatt ist der erste konkrete Schritt in Richtung Planung der Expositionen (angelehnt an Wolpe, 1958). Hier werden zusammen mit den Patient:innen Übungssituationen bestimmt und nach Schwierigkeitsgrad sortiert, um diese dann schrittweise abzuarbeiten.

INFO 30 Merkzettel für Expositionen

Das Informationsblatt fasst für Sie als Therapeut:in noch einmal die wichtigsten Dinge zusammen, die Sie bei der Expositionsbehandlung beachten sollten.

INFO 31 Regeln zur Angstbewältigung

Das Informationsblatt beinhaltet Regeln zur Angstbewältigung und gibt den Patient:innen wichtige Verhaltenshinweise für seinen Umgang mit Angsterleben und Anspannung während Konfrontationsübungen und fasst bereits gelernte Inhalte nochmals zusammen. Die Regeln sind angelehnt an Rufer et al. (2004).

INFO 32 Prinzipien von Expositionsübungen

Auf dem Informationsblatt sind noch einmal zusammenfassend wichtige Regeln für die Durchführung von Expositionen für die Patient:innen dargestellt.

AB 49 Wochenplan für Expositionsübungen

Das Arbeitsblatt dient der verbindlichen Planung der Expositionsübungen für die Patient:innen. Es beinhaltet einen Wochenplan, der von den Patient:innen ausgefüllt werden kann.

AB 50 Vorbereitung/Nachbereitung einer Angst-Exposition

Das Arbeitsblatt sollte für jede Exposition ausgefüllt werden. Es stellt ein wichtiges Werkzeug zur Überprüfung der Befürchtungen der Patient:innen dar und sollte konsequent und kontinuierlich eingesetzt werden.

Das Konfrontationsrational

Das Konfrontationsrational verdeutlicht das Prinzip sowie Sinn und Zweck von Expositionsübungen. Anhand der unten dargestellten Grafik wird die Wirkweise von Konfrontation versus Vermeidung veranschaulicht. Der Angstverlauf lässt sich im »geleiteten Entdecken« gut am Flipchart erarbeiten und wie folgt beschreiben:

- Die Angst steigt beim Kontakt mit dem/der angstbesetzten Objekt/Situation.
- **Geleitetes Entdecken:** »Was passiert gewöhnlich in angstbesetzten Situationen, denen Sie sich stellen?«
- Häufig haben Angstpatient:innen die **Erwartung**, die Angst könne ins »Unermessliche« steigen und irgendwann könnten sie »durchdrehen«, an der Angst sterben oder anderen Schaden nehmen.
- **Geleitetes Entdecken:** »Was glauben Sie, wie stark kann die Anspannung/Angst steigen, blieben Sie in der Situation, ohne zu flüchten? Okay, Sie befürchten also, die Angst könnte ins Unermessliche steigen? Das ist nicht möglich, 100 % sind 100 %!«
- Ab einer gewissen Stärke der Angst haben die Patient:innen das Gefühl, sie könnten die Angst nicht länger aushalten und flüchten schließlich aus der Situation (**Vermeidung**).
- **Geleitetes Entdecken:** »Wie verhalten Sie sich in der Regel, wenn die Angst immer weiter steigt?«
- Durch Vermeidung bzw. Flucht lässt die Angst relativ rasch nach. Die Patient:innen werden aber darin bestärkt, dass die Flucht der einzige Ausweg aus der Situation war und sie diese nicht anders bewältigen können. Der Angstauslöser gewinnt so an Bedeutung, das Gefühl der Hilflosigkeit und des Kontrollverlustes verstärkt sich. Die »Angst vor der Angst« nimmt immer weiter zu und die Stressreaktion wird auch in der Zukunft aufrechterhalten.
- **Geleitetes Entdecken:** »Welche Erfahrung machen Sie nach dem Verlassen einer Angstsituation? Was passiert, wenn Sie sich danach erneut einer angstbesetzten Situation stellen?«
- Verbleiben die Patient:innen jedoch in der Situation trotz steigender Anspannung und Angst (**Konfrontation**), so bestünde die Angst zunächst zwar eine gewisse Zeit lang weiter fort, würde dann aber allmählich wieder nachlassen, da der Körper automatisch wieder die Entspannung einleitet (Parasympathikus).

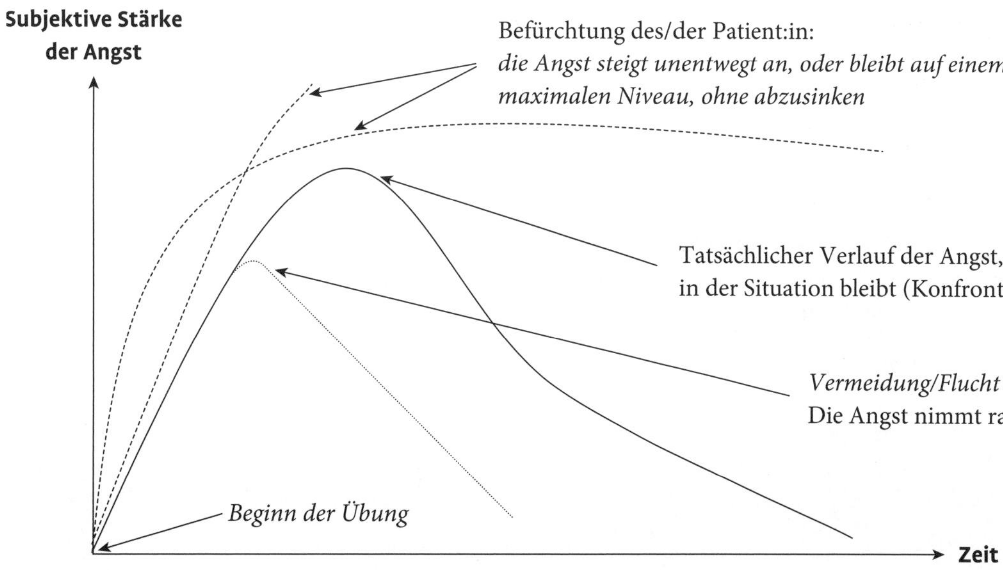

Das Konfrontationsrational

Das Prinzip der Habituation lässt sich wie folgt erklären: Führen die Patient:innen ihre Expositionsübungen wiederholt durch, also konfrontieren sie sich mit den angstmachenden Situationen, so nimmt die Stärke der Angst in der Situation mit jeder Übungssequenz kontinuierlich ab: Der Verlauf der Angstkurve wird also immer flacher. Dies wird auch als Gewöhnung oder **Habituation** bezeichnet.

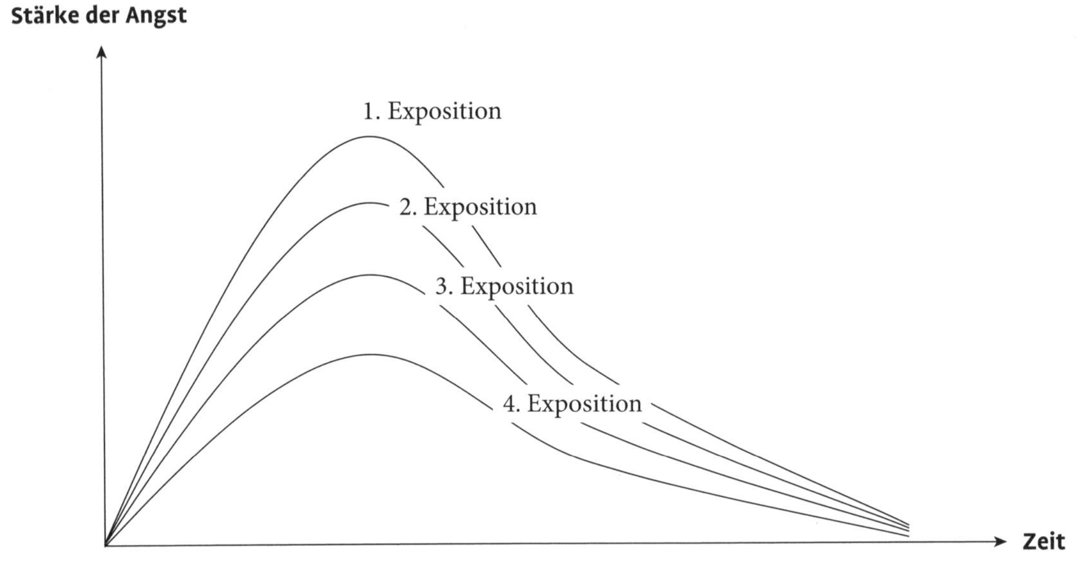

Ein wichtiger Faktor bei der Aufrechterhaltung von Angststörungen ist die Vermeidung. Wenn Patient:innen aus der angstbesetzten Situation fliehen oder aber sich ihr gar nicht erst stellen, kann es nicht zu einer erlebbaren Abnahme der Anspannung kommen. Somit lernen die Patient:innen nicht, dass sie die Angst aushalten und bewältigen kann. Vermeiden Patient:innen sich diesen aversiven Gefühlen und körperlichen Erregungszuständen zu stellen, kann auch keine Habituation stattfinden und die Angst bleibt entsprechend stark bestehen.

Man unterscheidet zwei Formen von Vermeidung:

(1) Direkte Vermeidung. Angstauslösende Situationen/Gegenstände/Tiere werden direkt sichtbar vermieden. Patient:innen gehen solchen Situationen aus dem Weg, suchen sie nicht auf oder flüchten schnellstmöglich aus ihnen.

(2) Indirekte Vermeidung. Die Patient:innen suchen zwar die angstbesetzten Situationen auf, setzen sich diesen aber nicht bewusst aus oder aber er benutzt Hilfsmittel, mit denen sie die Situation etwas leichter »durchstehen« können. Solche Hilfsmittel können z. B. eine Wasserflasche/Bonbons gegen den trockenen Hals, Beruhigungsmittel, ein griffbereites Handy oder auch eine starke gedankliche Ablenkung (»Ich bin gar nicht hier …«, sich aus der Situation wegdenken) sein.

Medizinische Abklärung vor der Expositionsbehandlung

Auch wenn eine Exposition grundsätzlich bei einem gesunden Menschen auch bei Anfluten psychovegetativer symoptome grundsätzlich als unbedenklich eingeschätzt wird, sollte vor Beginn einer Expositionsbehandlung eine medizinische Abklärung erfolgen. Dies gilt auch bei Erstvorstellung einer/s Angstpatient:in, bei der noch keine somatische differentialdiagnostische Abklärung im Vorwege erfolgte. Hierbei sollte medizinisch beurteilt werden, ob
(a) die Angstsymptomatik eine organische Ursache hat,
(b) Ihr:e Patient:in körperlich gesund ist und einer Expositionsbehandlung aus medizinischer Sicht nichts entgegenspricht.

Entsprechend des medizinischen Algorithmus sind allgemeinmedizinische und fachärztliche Untersuchungen durchzuführen. Darin können Befunde aus internistischen, kardiologischen und endokrinologischen Fachbereichen ggf. einzuholen sein.

Wichtige Inhalte der medizinischen Abklärung beinhalten:
- vorliegende Herzerkrankungen/Unregelmäßigkeiten
- chronische Erkrankungen
- Atemwegserkrankungen
- Diabetes/Stoffwechselstörungen
- Epilepsie
- neurologische Erkrankungen

Auf INFO 28 »Informationen für Ärzt:innen zur Expositionsbehandlung«finden Sie ein Informationsblatt für den untersuchenden Arzt bzw. die untersuchende Ärztin, welches über die Inhalte der Expositionsübungen aufklärt. Sie können es Ihrem/ihrer Patient:inn zur Untersuchung mitgeben. Dies optimiert die Kommunikation zwischen Patient:innen, Hausärzt:innen und Psychotherapeut:in und beugt ggf. Unklarheiten über Sinn und Zweck einer medizinischen Untersuchung und bevorstehenden Übungen vor.

Kontraindikationen für die Expositionsbehandlung

Somatische Erkrankungen. Bei Vorliegen somatischer Erkrankungen sollten Expositionen nur nach Rücksprache mit dem behandelnden Arzt bzw. der behandelnden Ärztin und sehr kleinschrittig durchgeführt werden. Dabei ist der Einsatz von Angst- und Stressbewältigungsstrategien bereits im mittleren Anspannungsniveau zielführend.

Beispiele für somatische Erkrankungen:
- Atemwegserkrankungen (z. B. Asthma bronchiale)
- angeborene Herzerkrankungen
- Herz-Kreislauf-Erkrankungen
- Anfallsleiden (z. B. Epilepsie)
- Stoffwechselerkrankungen (z. B. Diabetes mellitus)

Medizinische Abklärung vor der Expositionsbehandlung

Psychische Erkrankungen. Bei Vorliegen psychischer Erkrankungen, die eine psychovegetative Angstsymptomatik verursachen und durch konfrontative Verfahren ungünstig beeinflusst werden können, ist eine psychiatrisch-medizinische Behandlung (z. B. Pharmakotherapie) in jedem Fall vorzuschalten. Die Vorstellung bei einem Facharzt bzw. Fachärztin für Psychiatrie ist unerlässlich. Eine engmaschige Abstimmung der Behandlungsstrategien ist beiderseits anzuraten. Bei Persistieren der Angstsymptomatik sind supportive Interventionen und die Vermittlung von Angstbewältigungsstrategien ausreichend.

Beispiele für psychische Erkrankungen:
- Erkrankungen aus dem schizophrenen Formenkreis
- psychische und Verhaltensstörungen durch psychotrope Substanzen
- organisch bedingte psychische Störungen

Somatische Differentialdiagnosen psychischer Symptome

In der stationären Psychotherapie werden somatische Differentialdiagnosen routinemäßig überprüft und ausgeschlossen. In niedergelassenen Praxen von Psychotherapeut:innen und Somatiker:innen gibt es jedoch leider noch keine berufsübergreifende Zusammenarbeit. Patient:innen mit Angststörungen suchen oft jahrelang ausschließlich Haus- und Fachärzt:innen auf, bevor sie sich an eine:n Psychotherapeut:in wenden. In psychotherapeutischen Praxen und Ambulanzen stellen sich auch Menschen mit einer Angststörung vor, bei denen keine somatische Abklärung erfolgte. Eine Tabelle mit möglichen somatischen Ursachen psychischer Symptome soll dafür sensibilisieren, dass eine solche Abklärung sinnvoll sein kann. Es gilt jedoch, die gesamte Klinik einzubeziehen und weitere Untersuchungen einzuleiten, da eine einzelne Symptomatik nicht ausreicht, um auf ein Krankheitsbild hinzuweisen. Diese Tabelle gibt lediglich auszugsweise und exemplarisch (!) einen kleinen Überblick über mögliche Differentialdiagnosen psychovegetativer Angstsymptome.

Psychische und Verhaltenssymptome	Mögliche organische Erkrankungen oder Störungen	Art der Untersuchungen, Diagnosestellung und Abklärung	Klinische Bewertung
Kopfschmerzen	▶ Spannungskopfschmerzen	▶ Kopfschmerztagebuch	▶ Analyse Lifestyle (Essen/Trinken/Schlaf/Erholungsphasen/Medikamenteninduzierter Kopfschmerz
	▶ Migräne	▶ Patientenbefragung mit Anamnese, körperliche Untersuchung, Kopfschmerztagebuch / ggf. Migräneambulanz	▶ Bei gesicherter Diagnose: ggf. Medikation mit Triptanen. In schweren Fällen Antiepileptika oder Antikonvulsiva als Dauermedikation
	▶ Hyperthyreose ▶ Hypothyreose	▶ Bestimmung des Thyreotropin (TSH)-Spiegels mittels Blutuntersuchung	▶ Liegt der TSH im Referenzbereich, kann eine Schilddrüsenerkrankung nahezu ausgeschlossen werden. Bei TSH-Werten außerhalb des Normbereiches ist eine Bestimmung der peripheren SD-Werte FT3 und FT4 notwendig.
	▶ Diabetes mellitus	▶ Blutzuckermessung ▶ ggf. BZ-Tagesprofil (HBA1C) ▶ Oraler Glucose-Toleranz-Test	▶ s. o.

Somatische Differentialdiagnosen psychischer Symptome

(Forts.)

Psychische und Verhaltens-symptome	Mögliche organische Erkrankungen oder Störungen	Art der Untersuchungen, Diagnosestellung und Abklärung	Klinische Bewertung
Kopf-schmerzen	▶ Apoplex zerebrovaskulärer Insult (»Schlaganfall«)	▶ Körperliche neurologische Untersuchung	▶ Reflexe, Bewegung, Sprache
	▶ Hirnblutung	▶ Kontrastmittelverstärkte Computertomographie ▶ CT-Angiographie ▶ Ultraschall der Halsgefäße ▶ Cranial-MRT	▶ Verminderte Hirndurchblutung ▶ Verstopfte Hirngefäße ▶ Schäden durch Minderdurchblutung
	▶ Multiple Sklerose	▶ Anamnese ▶ Neurologische Untersuchung ▶ Sehfähigkeitstest ▶ Lumbalpunktion	▶ Sensibilitäts-, Gangstörung, Reflexe ▶ Lymphozyten, Plasmazellen, Immunglobulin-Antikörper
Konzentrations-/ Aufmerksamkeitsstörungen/ Ablenkbarkeit/ Vergesslichkeit	▶ Hirntumore	▶ C-CT ▶ C-MRT ▶ PET (Positronen Emissions-Tomographie) ▶ SPECT Single-Photon-Emissions-CT	
	▶ Migräne	▶ Patientenbefragung mit Anamnese ▶ körperliche Untersuchung, Kopfschmerztagebuch	▶ Einseitiger Schmerz?, Aura: ja/nein ▶ Bei gesicherter Diagnose ggf. Behandlung mit Triptanen
	▶ Parkinson-Erkrankung	▶ Anamnese: Riechstörung, Schlafstörungen (REM-Phase) ▶ Neurologische Untersuchung: ▶ Brady-Akinese (Verarmung der Bewegungen) ▶ Ruhetremor	▶ Häufige Frühsymptome ▶ Kommt bei den neurologischen Untersuchungen neben der Akinese ein weiteres Symptom hinzu, gilt die Diagnose als fast gesichert ▶ Ansprechen auf L-Dopa zur endgültigen Diagnosesicherung

Somatische Differentialdiagnosen psychischer Symptome

(Forts.)

Psychische und Verhaltenssymptome	Mögliche organische Erkrankungen oder Störungen	Art der Untersuchungen, Diagnosestellung und Abklärung	Klinische Bewertung
	▶ Parkinson-Erkrankung	▶ Rigor (Steifigkeit der Muskulatur) ▶ Störung der das Gleichgewicht aufrechterhaltenden Reflexe ▶ Animie (Maskengesicht) ▶ L-Dopa-Test	▶ unter L-Dopa Besserung der Symptome
Angstzustände	▶ Herzrhythmusstörungen	▶ Langzeit EKG, ggf. elektrophysiologische Untersuchungen	
	▶ Akutes Koronarsyndrom	▶ 12-Kanal-EKG ▶ Labor Troponine	▶ Einteilung: STEMI/NSTEMI/Instabile Angina
	▶ Hypertonus (Bluthochdruck)	▶ Blutdruckmessung, ggf. LZ- RR körperliche Untersuchungen, LZ-RR, EKG	▶ Erhöhter Blutdruck unabhängig emotionaler Korrelate (Angst/Ärger/Wut)
	▶ Migräne	▶ Kopfschmerztagebuch	
	▶ Blutzuckerschwankungen	▶ BZ-Tagesprofile s. o.	
	▶ Hyperthyreose	▶ TSH-Bestimmung s. o.	
	▶ Asthma bronchiale	▶ s. o.	
	▶ COPD	▶ s. o.	
Schwindel/Gleichgewichtsstörungen	▶ Hirntumore	▶ s. o.	
	▶ Syndrom nach Commotio (Hirnerschütterung)	▶ Anamnese ▶ C-CT ▶ C-MRT	
	▶ Apoplex (Insult: »Schlaganfall«)	▶ s. o.	
	▶ Hirnblutung	▶ s. o.	
	▶ Hypertonus	▶ s. o.	
	▶ Morbus Parkinson	▶ s. o.	

Somatische Differentialdiagnosen psychischer Symptome

(Forts.)

Psychische und Verhaltens-symptome	Mögliche organische Erkrankungen oder Störungen	Art der Untersuchungen, Diagnosestellung und Abklärung	Klinische Bewertung
Schwindel/ Gleichgewichts-störungen	▶ Morbus Meniere (Erkrankung des Innenohrs) ▶ Tinnitus (bei hinzukommendem Hörverlust)	▶ Ohr-Untersuchung mittels Spiegel ▶ Hörprüfung/ Audiogramm ▶ Messung otoakustischer Emissionen ▶ CT/MRT	
Sehstörungen	▶ Diabetes mellitus ▶ Chronisches Subduralhämatom (bei älteren Patient:innen) ▶ Multiple Sklerose ▶ Migräne ▶ Hirntumore ▶ Apoplex (Schlaganfall)	▶ s. o. ▶ s. o. ▶ s. o. ▶ s. o. ▶ s. o.	
Sensibilitäts-störungen/ Paresen Paresthesien (eingeschlafene Beine)	▶ Diabetes mellitus ▶ Hypothyreose ▶ Chronisches Subduralhämatom ▶ Multiple Sklerose ▶ Apoplex (Schlaganfall) ▶ Migräne ▶ Hirntumore ▶ Engpasssyndrome (orthopädisch: HWS-LWS-Syndrom etc.) ▶ Spinalkanal-Stenosen (Wirbelkanalverengung)	▶ BZ-Messung s. o. ▶ TSH-Bestimmung s. o. ▶ s. o. ▶ s. o. ▶ s.o ▶ s.o ▶ s. o. ▶ Neurologische körperliche Untersuchung (Reflexe) ▶ Anamnese ▶ Röntgen, CT ▶ MRT des Bewegungsapparates	

Somatische Differentialdiagnosen psychischer Symptome

(Forts.)

Psychische und Verhaltenssymptome	Mögliche organische Erkrankungen oder Störungen	Art der Untersuchungen, Diagnosestellung und Abklärung	Klinische Bewertung
	▶ Herzinfarkt (HI)	▶ Labor: (CK_MB, Troponin) ▶ EKG	▶ Erhöhung – Hinweis auf HI ST-Strecken-Hebungen ▶ Hinweis auf HI
Tachykardie (Herzrasen)	▶ Lungenembolie	▶ Labor (D-Dimere) ▶ Angio-CT/Herz-Echo	▶ D-Dimere-Erhöhung (sonst Ausschluss der Diagnose). Erst bei erhöhten D-Dimeren weitere Abklärung dieser Diagnose.
		▶ EKG	▶ SIQIII-Typ/Rechtsherzbelastung als indirektes Zeichen
		▶ Blutgasanalyse	▶ PO2 erniedrigt ▶ PCO2 erhöht
	▶ Herzrhythmusstörungen	▶ s. o.	
	▶ Vorhofflimmern	▶ s. o.	
	▶ Asthma bronchiale	▶ s. o.	
	▶ COPD	▶ s. o.	
Tachypnoe (hohe Atemfrequenz)/ Apnoe (Luftnot) / Hyperventilation	▶ Asthma bronchiale ▶ COPD ▶ Lungenembolie	▶ s. o. ▶ s. o. ▶ s. o.	
Herzrhythmusstörungen	▶ Herzinfarkt ▶ Lungenembolie	▶ s. o. ▶ s. o.	
Hypertonie/ Hypotonie	▶ Arterieller Hypertonus	▶ RR (Blutdruckmessung); ▶ LZ-RR	▶ > 140/90 (altersabhängig)
	▶ Lungenembolie	▶ s. o.	

Somatische Differentialdiagnosen psychischer Symptome

(Forts.)

Psychische und Verhaltenssymptome	Mögliche organische Erkrankungen oder Störungen	Art der Untersuchungen, Diagnosestellung und Abklärung	Klinische Bewertung
Schmerzen im Brustbein Brustenge	▶ Herzinfarkt ▶ Asthma ▶ COPD ▶ Aortenaneurysma	▶ s. o. ▶ s. o. ▶ s. o. ▶ Sonographie ▶ CT/MRT ▶ Aortenangiographie	
Schweißausbrüche	▶ Herzinfarkt ▶ Hyperthyreose	▶ s. o. ▶ s. o.	
Zittern	▶ Parkinson-Erkrankung ▶ Hyperthyreose	▶ s. o. ▶ s. o.	
Ganzkörperschmerzen	▶ Multiple Sklerose ▶ Rheumatische Erkrankung ▶ Fibromyalgie ▶ Menopause	▶ s. o. ▶ Labor (Rheumafaktoren) ▶ s. o.	
Reizbarkeit	▶ Beginnende dementielle Erkrankung ▶ Hirntumore	▶ Ausschlussdiagnostik ▶ Bildgebende Verfahren (CT, MRT, SPECT, PET) ▶ Tests (DemTect, Mini Mental State test) ▶ s. o.	▶ Atrophiemuster ▶ Mikroangiopathien
Kontrollverlusterleben	▶ Dementielle Erkrankungen ▶ Hirntumore ▶ Andere neurologische Erkrankungen (z. B. entzündliche Hirnprozesse z. B. Encephalitis)	▶ s. o. ▶ s. o. ▶ C-MRT ▶ Lumbalpunktion ▶ Labore	▶ Tau-Protein erhöht ▶ ß-Amyloid 1-42 erniedrigt

Informationen für Ärzt:innen zur Expositionsbehandlung

Der/Die Patient:in befindet sich aufgrund einer Angsterkrankung mit folgender Diagnose in Verhaltenstherapie. Bestandteil dieser Behandlung sind Expositionen, d. h. Konfrontationsübungen. Wir möchten Sie daher vor einer medizinischen Untersuchung über dieses Verfahren ausführlich aufklären.

Information zu Expositionsbehandlungen im Rahmen der Verhaltenstherapie
Eine Konfrontationsbehandlung wird entsprechend evidenzbasierter Konzepte durchgeführt und sieht vor, dass sich ein:e Patient:in mit angstauslösenden Situationen oder Reizen konfrontiert.

Entsprechend der jeweiligen Angstinhalte werden die Übungsfelder im Rahmen der Therapie gemeinsam ausgewählt und ausführlich psychotherapeutisch vorbereitet. Die Vorbereitung umfasst zunächst eine Psychoedukation hinsichtlich des spezifischen Störungsbildes, die Exploration und Bearbeitung angstverstärkender Kognitionen sowie die Vermittlung von Wirkungsweise und Verlauf von Konfrontationsübungen.

Im Vorfeld trainiert der/die Patient:in funktionale Stressbewältigungsstrategien, die er/sie nach bestimmten Regeln in den späteren Konfrontationsübungen anwendet.

Während der Konfrontationsübungen ist ein Angst- und Anspannungsanstieg zielführend, um im weiteren Verlauf die Erfahrung eines Angstabfalls zu machen, ohne die Situation durch Flucht oder Vermeidungsverhalten zu unterbrechen. Ziel der Übungen ist es, so lange in der Situation zu verbleiben, bis die Angst in der Situation abnimmt oder ganz nachlässt.

Während der Übung treten in der Regel bei sachgemäßer Durchführung (durch Patient:in und Therapeut:in) Angst und psychovegetative Symptome (z. B. Herzrasen, Schwitzen, Schwindelgefühle, Atemnot, Übelkeit etc.) auf.

Die Expositionen finden entweder in Begleitung (durch den/die Therapeut:in) oder alleine in Eigenregie statt. Sie können je nach Behandlungsplanung mehrere Stunden andauern und auch mehrmals wiederholt werden.

Bevor eine Expositionsbehandlung in die Übungsphase übergeht, ist eine medizinische Abklärung notwendig. Hierbei sollte medizinisch beurteilt werden, ob
(a) die Angstsymptomatik eine diagnostizierte organische Ursache hat,
(b) eine Expositionstherapie aus medizinischer Sicht aufgrund klinischer Befunde kontraindiziert ist,
(c) Einschränkungen vorliegen und während der Übungen beachtet werden sollten.

Bitte geben Sie Ihrem/Ihrer Patient:in bei ärztlichen Bedenken entsprechende Informationen oder eine kurze Stellungnahme für die behandelnden Psychotherapeut:innen mit.

AB 47 • P

Einverständniserklärung zur Expositionsbehandlung

Name des Patienten/der Patientin: ....

Die Expositionstherapie sieht vor, angstauslösende Situationen, Objekte oder Orte aufzusuchen. Dabei kann es zu einem starken Anstieg der Angst und zur Ausbildung von Körpersymptomen (z. B. Herzrasen, Schwitzen, Schwindelgefühle, Atemnot, Übelkeit etc.) kommen.

Die Expositionen finden entweder mit Begleitung durch den/die Therapeut:in oder aber alleine statt. Sie können je nach Behandlungsplanung mehrere Stunden andauern und auch mehrmals wiederholt werden.

Die Expositionen werden zu Beginn gemeinsam mit dem/der Therapeut:in vorbereitet und nachbesprochen. Es kann auch eine Anleitung durch den/die Therapeut:in in der angstauslösenden Situation erfolgen. Das Ziel der Exposition besteht darin, so lange in der Situation zu verbleiben, bis die Angst abnimmt oder aber ganz nachlässt.

Mir ist durch meine:n Therapeut:in erklärt worden, dass die Wirksamkeit der Expositionsbehandlung durch wissenschaftliche Studien bestätigt worden ist. Ich bin darüber informiert, dass bei einer Expositionsbehandlung auch mögliche Nebenwirkungen auftreten können:

- Auftreten unangenehmer Gefühle und Erinnerungen
- körperliche Missempfindungen (Herzrasen, Schwindel, Schwächegefühl etc.)
- zu Beginn der Übungsphase starke körperliche Erschöpfung nach einer Übung

Ich bin mir bewusst, dass im Rahmen der Expositionsbehandlung ggf. bei der Nutzung von öffentlichen oder eigenen Verkehrsmitteln und des öffentlichen Raums auch bei ordnungsgemäßem und vorsichtigem Verhalten Unfallrisiken bestehen. Die Expositionsbehandlung wird keine Übungen beinhalten, die eine objektive Unfall- oder Verletzungsgefahr darstellen oder willentlich provozieren.

Ich bin über die nachfolgend aufgeführten Inhalte und möglichen Auswirkungen der Expositionsbehandlung informiert worden und willige ein, die Behandlung durchzuführen.
Mit meiner Unterschrift bestätige ich, dass ich die oben genannten Inhalte zur Kenntnis genommen habe und ich stimme der Expositionsbehandlung ausdrücklich zu.

Ort/Datum: ....

Unterschrift des Patienten/der Patientin: ....

Expositionen und Konfrontationsübungen

Die nachfolgend dargestellten Expositionsübungen, aufgeteilt entsprechend der verschiedenen Subtypen, haben sich in unserer klinischen Arbeit bewährt und dienen als Anregung für die Expositionsphase. Grundsätzlich ist eingangs mindestens eine begleitete Exposition zu empfehlen. Diese Übung sollte aus einem Schwierigkeitsgrad zwischen 60 und 80 Prozent (s. Übungshierarchie) gewählt sein. Während einer begleiteten Exposition können im engmaschigen Support durch den/die Therapeut:in Strategien zur Angstbewältigung unter Emotionsaktivierung trainiert und mögliche direkte oder indirekte Vermeidungsstrategien enttarnt werden. Insbesondere in Fällen, in denen Patient:innen nur über geringe Introspektion verfügen oder sie durch ausgeprägte kognitive und emotionale Vermeidung kaum Zugang zu ihren inneren Prozessen haben, können therapeutisch begleitete Übungen diese problematischen Emotionen und Gedanken während der Konfrontation zu Tage fördern.

Jede Expositionsübung setzt eine Angsthierarchie und die gezielte Vor- und Nachbereitung mit den in diesem Kapitel vorgestellten Arbeitsblättern voraus.

Panikstörung

Typische Auftrittssituationen für Panikattacken sind Phasen der Entspannung (z. B. in der Badewanne, im Bett, auf dem Sofa …), Lagewechsel während des Schlafens und grundsätzlich reizarme Situationen mit wenig Ablenkung. Dadurch wird die Aufmerksamkeit auf Prozesse im Körper gelenkt (z. B. auf den Herzschlag) und diese in der Folge missinterpretiert.

Da diese Fehlinterpretationen auf der Grundlage unzureichender Informationen und voreiliger Schlussfolgerungen ablaufen, besteht eine vorbereitende Aufgabe auf die Expositionen darin, die Missempfindungen zunächst nach den Regeln des Achtsamkeitstrainings wertfrei, aber detailliert zu beobachten und zu beschreiben.

Die Stressreaktion wird durch eine ausdrucksstarke Sprache verstärkt (»Das war eine Katastrophe! Ich bin fast gestorben … am Boden zerstört … zerschmettert!«). Hiermit wird Gefahr signalisiert und neurobiologisch der Angstkreislauf erneut angestoßen. Auch hier können die Prinzipien der Achtsamkeit genutzt werden, indem Sie Ihre Patient:innen anleiten, wertfrei und sachlich über ihre Missempfindungen und Erfahrungen zu sprechen und auf übersteigerte und katastrophisierende Ausdrücke zu verzichten.

Wichtig

Hausärzt:innen verschreiben kriseninterventiv zur Dämpfung der psychovegetativen Symptome zuweilen Betablocker oder zur Anxiolyse Benzodiazepine. Diese sollten vor Beginn der Expositionen abgesetzt bzw. ausgeschlichen werden.

Beispiele für direktes oder indirektes Vermeidungsverhalten:

- Vermeidung körperlicher Anstrengung (Treppensteigen, Sport, Radfahren etc.) = direkt
- Rückversicherungsverhalten: bei Ärzt:innen, Familie, Freund:innen etc. = direkt/indirekt
- Vermeiden, alleine zu sein, da sonst keine Hilfe nahe ist = direkt
- Mitführen von Krankenkassenkarte, Wasserflasche, Notfallnummern, Bonbons, Banane (Kreislauf in Gang bringen etc.) = indirekt

Expositionsübungen:

- **Drehschwindel-**Übung: Erzeugen Sie bei den Patient:innen Drehschwindel, indem Sie sich auf einen Drehstuhl setzen oder sich schnell um die eigene Achse drehen lassen. Bringen Sie sie anschließend in den festen Stand (Beine schulterbreit auseinander, Knie leicht gebeugt), leiten Sie eine Atemübung und Wahrnehmungslenkung an. Explorieren Sie den Verlauf der Angst, Anspannung, Intensität des Schwindels.
- **Hyperventilationstest:** Lassen Sie die Patient:innen hyperventilieren (schnelles, kurzes Ein- und Ausatmen). Leiten Sie anschließend eine Atemübung und Wahrnehmungslenkung an. Explorieren Sie den Verlauf der Angst und der Anspannung.
- **Treppensteigen:** Lassen Sie die Patient:innen zügig Treppen steigen (hoch/runter), sodass sich Herzschlag und Puls beschleunigen. Leiten Sie Atemübung und Wahrnehmungslenkung an. Explorieren Sie den Verlauf der Angst und der Anspannung.

Agoraphobie

Häufig geben Patient:innen mit agoraphobischem Vermeidungsverhalten an, keine Angstsymptome zu kennen. Hierbei zeigt sich in der Regel eine frühzeitig einsetzende kognitive Vermeidung, die durch imaginative Übungen bzw. Expositionen in sensu gut aufgelöst werden kann. Dadurch werden dysfunktionale Angstkognitionen aktiviert und gezielte Konfrontationsübungen in vivo können darauf abgestimmt werden.

Zuweilen werden auch Befürchtungen genannt, die sich darauf beziehen, die Kontrolle über Darm oder Blase zu verlieren, verbunden mit erhöhtem Harn- oder Darmdrang. Exzessive Toilettengänge und Vorsichtsmaßnahmen stellen dabei schon Vermeidungsverhalten dar. Zielt die Befürchtung auf öffentliche Blamage und Erregung von Aufsehen in der Öffentlichkeit ab, ist differentialdiagnostisch eine Soziophobie zu berücksichtigen. Dies ist wiederum bedeutsam für die Planung der Expositionsübungen. Nicht selten begrenzt sich aber auch diese Befürchtung auf Angst vor Kontrollverlust und ist damit als agoraphobische Angst zu behandeln.

Beispiele für direktes oder indirektes Vermeidungsverhalten:

- Öffentliche Verkehrsmittel, lange Wege, Supermärkte, Autofahren insbesondere auf Autobahnen/Tunnel etc. vermeiden = direkt
- Wege/Situationen nur in Begleitung gehen bzw. aufsuchen = indirekt
- nur Wege gehen, in deren Nähe Sicherheit gebende Orte/Merkmale vorhanden sind (z. B. Arztpraxen, Geschäfte, Apotheken, Toiletten, Taxi-Stand, Notrufsäulen, Polizei etc.) = indirekt
- Hilfsmittel mit sich führen (z. B. Handy, Notfalltelefonnummern, Bonbons, Wasserflasche, Krankenkassenkarte, Musik/Zeitschrift/Buch zum Ablenken) = indirekt
- sich aus der Situation »wegdenken« (»Ich bin gar nicht hier«), sich ausschließlich auf die Außenwelt konzentrieren, permanent von der Angst ablenken = kognitive Vermeidung/indirekt
- in der S-Bahn/Bus nur in belebten Abteilen sitzen (Hilfe) oder direkt hinter der Fahrerkabine = indirekt

Expositionsübungen:

- Wege alleine gehen
- in den Supermarkt oder an belebte Orte gehen (Menschenmengen)
- in die längste Schlange an der Supermarktkasse stellen
- Fahrstuhlfahren

Expositionen und Konfrontationsübungen

- zur S-Bahn laufen, auf dem Bahnsteig aufhalten
- S-Bahn fahren (mit oder ohne Umsteigen, Tunnel etc. steigernd)
- über Brücken laufen und nach unten schauen
- auf einen Turm steigen

Soziale Phobie

Bei Patient:innen mit soziophobischen Ängsten spielt insbesondere die Angst, durch Unsicherheit auf sich aufmerksam zu machen, eine große Rolle. Das Vermeidungsverhalten zielt daher vor allem darauf ab, Zeichen von Unsicherheit/Schwäche zu verstecken. In diesen Fällen sprechen wir von Sicherheitsverhalten. Dazu bieten sich im Vorfeld **Wahrnehmungs- und Diskriminationsübungen** an.

Häufig weisen Patient:innen mit Soziophobie Defizite bezüglich ihrer sozialen Kompetenz auf. Auch wenn ein soziales Kompetenztraining im Verlauf äußerst sinnvoll ist, sollte auf den richtigen Zeitpunkt für den Einstieg geachtet werden. Klinische Erfahrungen zeigen, dass ein Training am Anfang der Therapie selten genutzt werden kann, da Sicherheitsverhalten und unbearbeitete dysfunktionale Kognitionen (»Alle werden mich auslachen!«) eine aktive Teilnahme verhindern.

Wichtig für ein erfolgreiches Expositionstraining ist eine gute kognitive Vorbereitung: Welche Überzeugung soll überprüft werden? Welche Erwartungen (Vorhersagen) bestehen bezüglich des eigenen und des Verhaltens anderer? Nur auf der Basis dieser Informationen können geeignete Übungen ausgewählt und durchgeführt werden.

Während der Übung sollte auf den Verzicht von Sicherheitsverhalten geachtet werden. Dies ist als indirekte Vermeidung zu bewerten und verhindert Habituation und kognitive Umstrukturierung, die zwei wesentlichen Wirkfaktoren in der Konfrontationstherapie. Stattdessen sollten Patient:innen mit soziophobischen Ängsten angeleitet werden, den Aufmerksamkeitsfokus nach außen zu richten und dadurch eine Realitätsüberprüfung vorzunehmen.

Ein Nachbereitungsbogen sollte bei Expositionen grundsätzlich und bei Soziophobiker:innen insbesondere immer direkt nach der Übung ausgefüllt werden, um eine nachträgliche Verzerrung (durch Grübeln) zu vermeiden. Expositionsübungen bei einer Soziophobie sollten grundsätzlich ein Set verschiedener sozialer Situationen beinhalten, mit denen sich die Patient:innen konfrontieren. Dies ist sinnvoll, um eine »verlängerte« soziale Situation herzustellen, in der die Patient:innen habituieren können (soziale Situationen sind oft sehr kurz). Zum anderen erhöht sich dadurch die Wahrscheinlichkeit, auch mit negativen Reaktionsmustern der Umwelt während der Übung konfrontiert zu werden.

Soziale Situationen sind nicht vorhersagbar. Bei negativen Reaktionen der Mitmenschen sollte der Fokus auf die Metakognitionen (»Das ist eine Katastrophe, ich halte es nicht aus, unfreundlich behandelt, abgelehnt zu werden …«) gelegt werden. Wie sind die Patient:innen mit einer negativen Reaktion der Mitmenschen real umgegangen? Wie haben sie reagiert und welche Bedeutung hat diese Reaktion für ihr weiteres Leben? Hierbei sind die Kompetenzen auch im Umgang mit negativen Resonanzen herauszustellen.

Häufiges Hindernis bei der Durchführung von soziophobischen Expositionen ist das Ausbleiben jedweder Reaktion durch die Umwelt, also Nichtbeachtung. Dieser »Falle« können Therapeut:innen mit folgenden Instruktionen entgegenwirken:

- Versuchen, mehr Aufmerksamkeit auf sich zu ziehen, um negativere Reaktionen zu »provozieren«
- Interaktionspartner *noch* genauer beobachten

Expositionen und Konfrontationsübungen

- »Umfragen« starten (z. B. »Sind Sie jemals errötet? Was bringt Sie zum Erröten/Zittern/Stottern? Wenn Sie erröten, was denken Sie darüber? Wie gut bemerken Sie, wenn andere erröten? Was denken Sie über jemanden, der errötet/zittert, stottert? Denken Sie dann, dass … [*Befürchtung des/der Patient:in*] … ?«)
- Direkte Befragung anwesender Personen (»Wie haben Sie mich wahrgenommen? Haben Sie mein Zittern etc. bemerkt?«)

Beispiele für Sicherheits- und Vermeidungsverhalten:

- Sätze im Kopf ausprobieren und zurechtlegen
- viel reden, Sprechpausen vermeiden
- das Gesicht verstecken (hinter Haaren, Cap, Mütze etc.)
- Sonnenstudio (Errötungsangst)
- dunkle/weite Kleidung, Zwiebeltechnik (Schwitzangst)
- versuchen, an andere Dinge zu denken
- versuchen, sich »normal« zu verhalten
- versuchen, das Verhalten unter Kontrolle zu halten
- sich vorstellen, wie man auf andere wirkt
- Tassen oder Gläser sehr fest halten, um Verschütten etc. zu verhindern
- die Hände verstecken, um Zittern zu vermeiden
- sich so platzieren, dass man nicht bemerkt wird
- sich am Rand von Gruppen aufhalten, sich ganz nach hinten setzen
- sich einen Platz nahe dem Ausgang suchen
- Alkohol trinken, Amphetamine, Cannabis oder andere Drogen nehmen, um locker zu werden
- versuchen, keine Aufmerksamkeit auf sich zu ziehen
- angestrengt versuchen, die richtigen Worte zu finden
- Mitmenschen genau beobachten, ob sie Anzeichen dafür zeigen, dass sie einen nicht mögen
- Blickkontakt vermeiden
- weniger reden, keine Fragen stellen
- geistig wegtreten oder abschalten
- vermeiden, über sich selbst zu reden
- sich so wenig wie möglich bewegen
- viele Fragen stellen
- versuchen, Zittern zu kontrollieren
- starkes Make-up (Errötungsangst/Gesichtsmakel)
- Zu-spät-Kommen vermeiden
- im Supermarkt nur mit Scheinen oder 1- und 2-Euro-Münzen bezahlen (Kleingeld vermeiden)

Diskriminationsübungen:

- Passanten beschreiben (objektive Merkmale – ohne Bewertung)
- Blickkontakt herstellen (Reaktionen anderer – eigene Empfindungen/Gedanken)
- Veränderung in der eigenen Körperhaltung/Gang/Mimik (Auswirkungen auf sich und andere beobachten)

Expositionen und Konfrontationsübungen

Experimente zur Selbstaufmerksamkeit:
Durchführung eines Rollenspiels, Halten eines kleinen Vortrags, einer Rede etc.:
(a) Übung unter genauer Selbstbeobachtung und mit Sicherheitsverhalten
(b) Übung ohne Sicherheitsverhalten und mit Lenkung der Wahrnehmung auf die Umwelt

Expositionsübungen:

- in der Fußgängerzone entgegenkommende Passanten aufmerksam beobachten
- Blickkontakt halten auf der Straße mit Passanten
- an einem vollen Café vorbeigehen und die Menschen beobachten
- Passanten ansprechen, nach der Uhrzeit fragen, um Wegbeschreibungen bitten etc.
- sich den Weg erklären lassen, dabei Verständnisfehler einbauen
- sich im Geschäft beraten lassen (und nichts kaufen)
- in einer Drogerie/Parfümerie um eine Gratisprobe bitten
- sich im Drogeriemarkt genau die Funktion/Unterschiede von Zahnbürsten erklären lassen
- einen Artikel nach dem Kauf zurückgeben (ohne einen Grund zu nennen)
- persönliche Stellungnahme eines Verkäufers zu einem Artikel erfragen
- in der Stadt Menschen ansprechen und nach »Tipps« für die Freizeitgestaltung fragen
- Informationen einholen (z. B. nach einem »guten« Café in der Umgebung) und persönliche Informationen einholen (»Können Sie etwas empfehlen?«)
- persönliche Stellungnahme zu dem, was angesprochene Passanten erzählen
- an der Kasse etwas wegen Geldmangel zurückgehen lassen
- mit Kleingeld an der Kasse bezahlen
- »Umfragen« starten: bei Fremden Informationen einholen, z. B. was sie über Personen denken, die stottern oder leicht rot werden
- ein Vorstellungsgespräch üben
- in einem vollen Café essen/trinken (Suppe/Salat)
- absichtlich Zittern/«peinliches« Verhalten vortäuschen (z. B. etwas fallen lassen)
- mit Make-up Erröten vortäuschen
- mit Wasser ein verschwitztes Hemd vortäuschen
- Aufmerksamkeit durch lautes Reden auf sich lenken
- über »langweilige« Themen mit anderen sprechen
- mitten im Gespräch Pausen machen
- im Gespräch stocken (Blackout)
- im Gespräch bewusst Blickkontakt aufnehmen (»aufdringlich«) oder abbrechen (»unhöflich«)
- in ein Café gehen, Geld zählen und wieder herausgehen
- durch die volle U-Bahn gehen
- Kunden ansprechen und ein Gespräch über »gemeinsam« betrachtete Ware beginnen
- zu spät kommen

Expositionen und Konfrontationsübungen

Spezifische Phobien

Blut/Verletzungs-Phobie

Verfahren: Angewandte Anspannung (Applied Tension)
Manche Menschen entwickeln Schwindel oder Ohnmacht beim Anblick von Blut oder Spritzen oder bei besonders ängstigenden Vorstellungen/Bildern. Dabei kommt es zu einer Weitstellung der Blutgefäße in der groben Muskulatur des Körpers, was zu einer Ohnmacht führen kann. Um der Ohnmacht entgegenzuwirken wurde eine Technik entwickelt, die der Weitstellung der Blutgefäße entgegenwirkt und den Blutdruck stabil hält. Es werden dabei die Muskeln der Arme, Beine und der Brust rhythmisch/pumpend angespannt und wieder gelockert und so der Blutfluss und der Kreislauf stabilisiert. Diese Technik heißt »Angewandte Anspannung (applied tension)«.

Sie sollten die unten beschriebene Übung zunächst für sich üben, wenn Sie keine Angstsymptome empfinden.

So funktioniert die Angewandte Anspannung:
- Arm-, Bein und Brustmuskulatur rhythmisch anspannen (ca. 5 Sekunden lang halten) und lockern
- machen Sie dabei »pumpende« Bewegungen mit den Muskeln
- Atmen Sie normal weiter, nicht die Luft anhalten

Sie können den Effekt verstärken, indem Sie ihre Beine im Sitzen übereinanderschlagen.

1. Sitzung:
Verhaltensanalyse der problematischen Situation. Eine Anspannungstechnik wird vermittelt:
(1) Patient:innen sollen die großen Skelettmuskeln (Beine, Arme, Brust) für 15–20 Sek. anspannen.
(2) Spannung lösen, aber nicht entspannen. 30 Sek. Pause, erneut anspannen für 15–20 Sek.
(3) Insgesamt sollen die Patient:innen dann üben: 5× anspannen und entspannen.
(4) Hausaufgabe: Übung täglich durchführen.

2. und 3. Sitzung:
(1) Bilder von Verletzungen werden gezeigt (30 Stück).
(2) Patient:innen sollen die Bilder ansehen, dabei auf erste Anzeichen von Ohnmacht achten und sofort die gelernte Anspannungstechnik anwenden. Bilder werden dabei weiter angesehen.
(3) Die Anspannung soll so lange gehalten werden, bis die Ohnmachtsanzeichen weg sind.

Zahnarztphobie

Verfahren: Systematische Desensibilisierung (nach Wolpe, dargestellt in Hamm, 2006)
- Erlernen von Copingtechniken (Atemübung, hilfreiche Gedanken, Wahrnehmungslenkung, Entspannungsverfahren etc.)
- EMG-Biofeedback-Training und Modellernen durch Videoaufnahmen von Zahnarztbehandlungen, die sich die Patient:innen ansehen. Dabei soll das Biofeedback die Entspannung unterstützen und abbilden (ein ausführliches Trainingsprogramm findet sich in Berggren und Linde, 1984).

Expositionen und Konfrontationsübungen

Flugphobie

Verfahren: Graduiertes Expositions- und Angstbewältigungstraining

- Erlernen von Copingtechniken (Atemübung, hilfreiche Gedanken, Wahrnehmungslenkung, Entspannungsverfahren im Rahmen der Systematischen Desensibilisierung etc.)
- Konfrontation in sensu: Patient:innen werden dazu angeleitet, sich Flughafen, Flugzeug etc. bildlich vorzustellen, wenden dabei Copingtechniken an
- Konfrontation in vivo: Besuch des Flughafens, Aufhalten in der Abflughalle, Flugzeug betreten und Flug durchführen (evtl. graduiertes Vorgehen)
- Zusätzlich als Vorbereitung möglich: Assoziationsspaltung: Sammeln von neutralen Begriffen/Assoziationen zum Thema »Fliegen, Flugzeug«.

Spritzenphobie

Verfahren: Verfahren: »Applied tension«

- Erlernen der »Applied tension«-Anspannungstechnik
- Konfrontation in vivo, mit angewandter Anspannung (Applied Tension)
- Patient:innen soll außerdem den Einstich der Nadel genau beobachten: Dadurch wird dem Blutdruckabfall, der durch den Schmerz (dabei wird der Vagusnerv stimuliert) entsteht, entgegengewirkt (Hamm, 2006).

Generalisierte Angststörung (GAS)

Auch wenn kognitive und metakognitive Techniken bei der Behandlung der GAS häufig als Therapiestrategien der ersten Wahl gelten, sind in einigen Fällen Expositionsübungen sinnvoll, insbesondere bei Patient:innen, die Gedankenunterdrückung als Vermeidungsverhalten zeigen.

Sorgeninhalte können sehr variieren. Sie beinhalten z. B. Krankheiten, Unfälle, Naturkatastrophen und existentielle Probleme wie Jobverlust, Überschuldung etc. Grundsätzlich beschränken sich GAS-Patient:innen aber nicht auf einen einzigen Sorgeninhalt. Auch beziehen sich die Katastrophenszenarien selten nur auf die eigene Person, sondern beziehen insbesondere Angehörige mit ein.

Da Patient:innen mit GAS besonders starke Hypervigilanz aufweisen, ist ein intensives Entspannungstraining und Sporttreiben zum körperlichen Abbau von Anspannung schon frühzeitig sehr hilfreich.

Beispiele für Sicherheits- und Vermeidungsverhalten:

- Kontrollen: Familie anrufen, um Nachricht bitten, »hinterher telefonieren« etc.
- Rückversicherungsverhalten mit dem Motiv der Beruhigung durch andere

Expositionsübungen:

- Sorgenkonfrontation: Sorgen sollen nicht mehr abstrakt/diffus, sondern in konkret ausformulierten Vorstellungsbildern beschrieben werden. Die Patient:innen sollen dann üben, sich mit den Vorstellungsbildern zu konfrontieren, so wird eine intensive emotionale Verarbeitung der Sorgen und Habituation ermöglicht.
- Sorgen sind oft hypothetisch, daher stellt die Konfrontation »in sensu« die zentrale Expositionsstrategie dar.
- Als Konfrontationsübungen »in vivo« bieten sich Alltagssituationen an, die häufig vermieden werden, um die Angst zu unterdrücken (Beispiel: Das Kind alleine zur Schule gehen zu lassen).

Expositionen und Konfrontationsübungen

A. Konfrontation in sensu Sorgenszenario:
Erster Schritt – Vorbereitung der Sorgenkonfrontation
(1) Sorgen sammeln (Verarmung, Krankheit, Unfälle, Konflikte)
(2) Sorgenhierarchie erstellen
(3) Sorgenbereich auswählen (z. B. Verarmung)
(4) Einzelne Aspekte des Sorgenbereichs herausfiltern: »Ich verliere meinen Job«, »Ich kann meine Miete nicht mehr zahlen«, »Ich verliere meine Wohnung«
(5) Vorstellungsszenario entwickeln: Sorgen möglichst in kurze Szenen fassen, ggf. in mehrere Szenen unterteilen. Sorgen bis zum negativen Ende denken. Alle Sinnesmodalitäten einbeziehen und konkrete Szeneninhalte ausformulieren (Drehbuch), Patient:innen sollten möglichst Protagonist des Szenarios sein (in der Vorstellung aktiv handeln).
(6) Zweiter Schritt – Sorgenkonfrontation [*10–20 min.*]
(7) Vorstellungsübung durchführen, genug Zeit einplanen. Evtl. müssen Teile des Szenarios wiederholt werden, um Angst zu provozieren.
(8) Vorstellungsübung wiederholen
(9) Nach jedem Durchgang der Exposition: Nachbesprechung mit Einschätzung der Angst auf der Skala von 0–100 %. So kann der Angstverlauf über die Durchgänge abgebildet werden.
(10) Hausaufgabe: Patient:innen sollen Exposition mindestens 1× täglich zuhause in Eigenregie durchführen. Möglichst feste Rahmenbedingungen (Ort, Zeit, Dauer).
(11) Eventuell kann die Konfrontation als Audio-Stück aufgenommen werden und wiederholt im Sinne einer Tonbandschleife angehört werden.

B. Konfrontation in vivo: Vorbereitung:
(12) Auswahl der Situationen – Hierarchie erstellen (z. B. Sohn/Tochter alleine zur Schule fahren lassen).
(13) Sicherheits- und Vermeidungsverhalten besprechen und klären, wie sich die Patient:innen verhalten sollen, wenn der Impuls auftritt (z. B. Situation wieder aufsuchen etc.).
(14) Genug Zeit einplanen.
(15) Ziel der Konfrontation ist Angst-Eintritt, damit die Habituation erfolgen kann.
(16) Konfrontation erst beenden, wenn die Angst deutlich gesunken ist.

Durchführung:
- Vorbereitung der Übung mit Arbeitsblatt zur Expo-Vorbereitung
- Durchführung der Konfrontation
- Dokumentation der Erfahrungen und Nachbesprechung
- Angstkurve einzeichnen, um den Verlauf der Übungen zu beobachten

Hypochondrie
Das Vermeidungsverhalten bei diesem Krankheitsbild zeigt sich in Bodychecking, Internet- und Fachrecherchen, Arztbesuchen, Einforderung von weiterführenden oder wiederholten Untersuchungen, Rückversicherung bei Angehörigen, aber auch in der gänzlichen Vermeidung jedweder Angstauslöser. Das bedeutet dann die gänzliche Aufgabe von Arztbesuchen und Außenreizen, die Krankheitsängste hervorrufen könnten.

Expositionen und Konfrontationsübungen

Neben der Aufgabe des Problemverhaltens ist eine Gesundheitskompetenz zu entwickeln. Das bedeutet, diese Patientengruppe sollte unterstützt werden, einen Leitfaden für Entscheidungen (z. B. für oder gegen Arztbesuche, Untersuchungen etc.) im Umgang mit Symptomen zu entwickeln. Hierbei bieten die Empfehlungen der WHO (World-Health-Organisation) einen guten Anhaltspunkt.

Patient:innen mit Krankheitsängsten zeigen oft starkes Rückversicherungsverhalten und »maskieren« dieses oft durch Fragen zu Gesundheitsthemen an den/die Therapeut:in.

Beispiele für Sicherheits- und Vermeidungsverhalten:

- exzessiver Konsum von Gesundheitssendungen, Foren, Fachzeitschriften
- Vermeidung von Medien aus Angst vor Hinweisreizen für schwerwiegende Erkrankungen
- Internetrecherchen
- Bodychecking (auch versteckte kognitive Kontrollen z. B. Gedächtniskontrollen)
- Arztbesuche
- Vermeidung von Arztbesuchen
- Untersuchungen wiederholt und weiterführend bis hin zu invasiven Kontrollen

Expositionsübungen:

Übungen, die auf *indirekte Vermeidung* der Krankheitsangst abzielen:

- Unterbindung/Reduktion des Bodycheckings
- Unterbindung/Reduktion des Rückversicherungsverhaltens
- Reduktion von Untersuchungen und Ärzteshopping (wiederholter Arztbesuch)
- Unterbinden/Reduktion des Ärztehoppings (Arztwechsel)

Übungen, die auf direkte Vermeidung der Krankheitsangst abzielen:

- Krankheitsbefürchtung ausformulieren und zu Ende denken (konstruktiv)
- seriöse Arztberichte im Fernsehen anschauen
- Gesundheitsberichte lesen (Apothekenumschau etc.)
- Pschyrembelbeiträge zu bestimmten Krankheiten lesen (aufbauend den eigenen Krankheitsbefürchtungen nähern)
- Gespräche über Krebserkrankungen mit anderen führen

AB 48 • P

Hierarchie von Übungssituationen

Sammeln Sie die Situationen, die Ihnen Angst machen oder Schwierigkeiten bereiten und bringen Sie diese in eine Reihenfolge, indem Sie in % einschätzen, wie schwer bzw. wie stark Ihre Angst bei dieser Übung wäre.

Schwierigkeit/Angst in %	Situationsbeschreibung
100 %	alleine 10 Stationen S-Bahn fahren
70 %	alleine auf dem Bahnsteig stehen

(In Anlehnung an Wolpe, 1958)

Merkzettel für Expositionen

- Eine therapeutisch begleitete Exposition zu Beginn ist eine gute Zeitinvestition!
- kleine Schritte in der Expositionsplanung – Zeit lassen
- Wiederholungen von kritischen Erfahrungen während Steigerungen einplanen
- Angstauftritt positiv konnotieren
- Tempo und Steigerungen der Übungen der Patient:innen und ihrem Krankheitsverlauf anpassen
- Expositionen wiederholen, um Erfolge zu festigen
- ein gutes Maß an Forderung und Ermutigung entwickeln (fordern statt überfordern)
- indirektes Vermeidungs-/Sicherheitsverhalten (Hilfsmittel) auch während der eigenständig durchgeführten Übungen in der Nachbesprechung im Blick behalten
- Anspannung und Angst sollten (möglichst) um 40 % gesunken sein, bevor eine Übung beendet wird
- Tritt unter der Exposition keine Angst und hohe Anspannung auf, kognitive Vermeidung erfragen
- Hierarchie während der Übungsphase stetig überprüfen, da sich durch neue Erfahrungen Einschätzungen verändern (in beide Richtungen)
- darauf achten, dass Expositionen auch zeitlich geplant und durchführt werden (statt situativ-impulsiv eine Übung zu beginnen: »Jetzt bin ich gerade gut drauf, dann fahre ich mal zwei Stationen Bahn«)
- Die Lernerfahrung sollte darauf abzielen, dass die Exposition unabhängig von Stimmungslage und Befinden bewältigt werden kann. Die feste Uhrzeit der Exposition unterstützt dabei.
- Abgebrochene Übungen sollten möglichst am nächsten Tag wiederholt werden.
- Vermitteln Sie den Patient:innen eine »gesunde« Balance zwischen diszipliniertem Vorgehen bei den Expositionen (also den inneren Schweinehund überwinden, Frustration, Unlust und Anstrengung in Kauf nehmen etc.) und *Selbstfürsorge und Pausenzeiten.*
- tägliches Üben ist sinnvoll, ein bis zwei Ruhetage auch

Wichtig

Im Verlauf der Expositionsbehandlung kann es passieren, dass die Patient:innen verlernen, zwischen Vermeidungsverhalten und dem gesunden Bedürfnis nach z. B. Abgrenzung, Bedürfnisbefriedigung, Ruhe etc. zu unterscheiden. Jede unangenehme Situation oder der Impuls, etwas nicht zu machen, wird unter Umständen als »Vermeidung« verkannt und die Patient:innen fühlen sich verpflichtet, alles durchzuführen, um nicht in alte Muster zu fallen (im Sinne von: »Ich muss immer und überall meine Expositionen weiterführen, sonst ist das Vermeidungsverhalten«). So kann es auch zielführend sein, sich zwei Ruhetage zu gönnen, bevor die Übungen fortgesetzt werden, wenn z. B. eine lange Arbeitswoche hinter einem liegt. Die Übergänge zwischen Vermeidungsverhalten und Selbstfürsorge sind dabei fließend und sollten regelmäßig reflektiert werden.

Weiterhin ist zu beachten, dass sich sogenanntes Sicherheitsverhalten (z. B. Zeitung lesen in der Bahn, regelmäßige Flüssigkeitsaufnahme während langer Bahnfahrten etc.), welches wir während der Expositionsphase unterbinden, zu einem späteren Zeitpunkt wieder sinnvoll sein kann und im Sinne der Selbstfürsorge positiv zu bewerten ist. Entscheidendes Kriterium für eine Einschätzung ist die Frage, inwieweit die Patient:innen noch von diesen Hilfsmitteln abhängig sind.

INFO 31 • P

Regeln zur Angstbewältigung

1. Regel: Angstgefühle und körperliche Symptome sind übersteigerte, aber normale Körperreaktionen während einer Stresssituation. Denken Sie an den Angstkreislauf: Unser Körper schüttet bei »Gefahr« **Stresshormone** aus, **die körperliche Reaktionen** hervorrufen!

2. Regel: Gefühle und Körperreaktionen bei Ängsten sind sehr unangenehm, jedoch nicht gefährlich oder schädlich. Angstgefühle und die körperlichen Beschwerden sind **nicht für Ihre Gesundheit schädlich**, sondern nur unangenehm. Es wird Ihnen nichts Schlimmes passieren, Sie werden nicht daran sterben!

3. Regel: Steigern Sie sich nicht durch Katastrophengedanken wie: »Ich kann das nicht aushalten« oder »Ich werde verrückt« in noch größere Ängste hinein. Versuchen Sie, die Situation realistisch einzuschätzen!

4. Regel: Konzentrieren Sie sich nur auf das, was um Sie herum und mit Ihrem Körper wirklich geschieht – bleiben Sie im Hier und Jetzt! Konzentrieren Sie sich nicht auf das, was in Ihrer Vorstellung passieren könnte! Seien Sie achtsam! Beschreiben Sie detailliert Ihre Empfindungen und die Umgebung, ohne diese zu bewerten!

5. Regel: Bekämpfen Sie Ihre Angst nicht! Laufen Sie nicht davon! Akzeptieren Sie Ihre Angst!

6. Regel: Beobachten Sie, wie die Angst allmählich, ohne dass Sie ihr ausweichen, wieder abnimmt.

7.Regel: Denken Sie daran, welche Fortschritte Sie schon gemacht haben! Denken Sie daran, wie zufrieden Sie sein werden, wenn Sie auch dieses Mal Erfolg haben.

8. Regel: Beenden Sie die Übung erst, wenn Sie merken, dass die Angst nachlässt!

9. Regel: Sollten in einem Übungsabschnitt besonders starke Angstsymptome auftreten oder Sie indirektes oder direktes Vermeidungsverhalten während einer Übung gezeigt haben, wiederholen Sie die Übung ohne weitere Steigerung.

10. Regel: Erst nachdem die Angst nachgelassen hat, beginnen Sie mit der nächstschwierigen Übung.

11. Regel: Belohnen Sie sich nach jeder Übung zeitnah. Belohnungen müssen nicht zeit- oder kostenaufwendig sein.

(In Anlehnung an Rufer et al., 2004)

Prinzipien von Expositionsübungen

Wenn Sie Ihre Expositionen durchführen, sollten Sie die untenstehenden Prinzipien beachten, um möglichst gut von Ihren Übungen zu profitieren:

- ausgeschlafen sein
- Gesunde Ernährung/gutes Frühstück – Ihr Körper braucht Energie, ein leerer Magen/zu wenig Flüssigkeit kann auch Schwindel, Übelkeit verursachen.
- Kein übermäßiger Koffein- oder Nikotinkonsum vor der Übung – dies steigert unnötig die Unruhe.
- Keine Beruhigungsmittel (Tavor, Valium etc.) – sonst machen Expositionen keinen Sinn, da diese Medikamente die Angst mindern und Sie nicht üben können, die Angst selbst zu bewältigen. Nur wenn die Anspannung zu Beginn einer Übung steigt, zeigen Expositionsübungen ihre Wirkung.
- Machen Sie nur dann Ihre Übung, wenn Sie körperlich gesund sind (z. B. nicht bei viralen Infekten, Fieber, akute Zahnschmerzen etc.).
- Eine somatische Abklärung durch den Hausarzt/die Hausärztin sollte vor Beginn der Konfrontationstherapien erfolgt sein.
- Gibt es einen Ausgleich zum Üben? – Entspannung und Erholung sind wichtig, um wieder zu Kräften zu kommen!
- Keine Überforderung! Kleine Schritte! Lassen Sie sich Zeit! Nur eine Exposition zu einer Zeit! – Sonst kann es sein, dass Sie schnell den Mut verlieren und Ihr Selbstvertrauen sinkt.
- Nie mehr üben als eingeplant, um Scheitern zu vermeiden – erweitern Sie nicht spontan die Übung, weil es gerade gut läuft!
- Pausen machen – geben Sie sich Zeit, wieder Kraft zu tanken!
- Bleiben Sie so lange in der Situation, bis die Angst um mindestens 40 % abgenommen hat.
- Bei kurzen Übungen viele direkt hintereinander machen, um die Angstreduktion über den gesamten Verlauf der Übungen hinweg zu spüren (z. B. bei Soziophobien).
- Wenn eine Übung nicht funktioniert, nicht aufgeben! Sich Unterstützung holen und weiter im Plan! Wenn Sie eine Übung aus Angst abbrechen, wiederholen Sie diese sofort am nächsten Tag.
- Sich loben – auch jede begonnene Übung zählt! Belohnen Sie sich! Auch wenn die Exposition vielleicht nicht per- fekt war, jeder Versuch zählt!
- Denken Sie daran: Lassen Sie Ihre Hilfsmittel (Wasserflasche, Handy, Musik etc.) zuhause – Sie lernen dadurch, dass nur Ihre neu entwickelten Bewältigungsstrategien ausreichen.
- Achten Sie auch auf gedankliche Vermeidungsstrategien (z. B. sich permanent ablenken).
- Seien Sie geduldig mit sich selbst! Kleine Rückschritte oder Stagnation gehören dazu und sind normal!

AB 49 • P

Wochenplan für Expositionsübungen

Woche (Datum): ....

Legen Sie in der Übungsphase am Beginn der Woche fest, welche Übungen Sie täglich machen wollen. Halten Sie sich an die festgelegten Übungen und die Uhrzeiten. Achten Sie auch darauf, sich zu belohnen!

	Montag	Dienstag	Mittwoch	Donnerstag	Freitag	Samstag	Sonntag
Übungsbeschreibung: **Beispiel: Alleine zur S-Bahn gehen und dort 10 min. auf dem Bahnsteig bleiben.** **Schwierigkeit in %**	Übung:	Übung:	Übung:	Übung:	Übung:	Übung:	Übung:
Uhrzeit (geplant)							
Start der Übung (Uhrzeit)							
Ende der Übung (Uhrzeit)							
Belohnung							
Haben Sie Ihre Angstbewältigungstechniken geübt? Bitte ankreuzen:							
Entspannungsübung	☐	☐	☐	☐	☐	☐	☐
Sport	☐	☐	☐	☐	☐	☐	☐
Atemübungen	☐	☐	☐	☐	☐	☐	☐
Wahrnehmungslenkung	☐	☐	☐	☐	☐	☐	☐

Vorbereitung/Nachbereitung einer Angst-Exposition

Vorbereitung
Füllen Sie kurz vor der geplanten Übung diesen Zettel aus. Versuchen Sie dabei so genau wie möglich Ihre Befürchtungen aufzuschreiben.

Datum und Uhrzeit: ....

Beschreibung der geplanten Übungssituation:

....

....

....

Schweregrad der Übung (0–100 %)? ....

Was sind meine **Erwartungen und Befürchtungen**? Was kann mir im schlimmsten Fall passieren?

....

....

....

Welche Argumente/Erfahrungen sprechen **für** diese Befürchtung?

....

....

....

Welche **dagegen**?

....

....

....

Was hilft mir bei der Übung? Welche Strategien kenne ich, um die Angst zu bewältigen?

....

....

....

Vorbereitung/Nachbereitung einer Angst-Exposition

Worauf muss ich bei der Übung besonders achten? Gibt es Vermeidungsstrategien oder Hilfsmittel, die die Angst langfristig aufrechterhalten?

Meine **Belohnung** für die Übung?

Nachbereitung
Füllen Sie nach der geplanten Übung diesen Zettel aus. Versuchen Sie dabei so genau wie möglich aufzuschreiben, was genau während der Übung passiert ist, und wie Sie damit umgegangen sind.

So sah **meine Angstkurve** während der Übung aus:

Welche **Gedanken**, **Gefühle** und **Körperreaktionen** hatte ich während der Übung?

Gedanken

Vorbereitung/Nachbereitung einer Angst-Exposition

Gefühle

....

....

....

Körperreaktionen

....

....

....

Sind meine Befürchtungen eingetreten? ☐ Ja ☐ Nein

Wenn ja, wie bin ich damit umgegangen?

....

....

....

Wenn nein, wie erkläre ich mir das?

....

....

....

Mit welchen Erwartungen gehe ich in die nächste Übung?

....

....

....

7 Emotionale Strategien in der Angstbewältigung

Das hier vorgestellte Kapitel befasst sich mit den emotionalen Strategien, die in der Bearbeitung von Angststörungen unerlässlich sind.

Theoretischen und methodischen Hintergrund lieferte für viele emotionsbezogene Interventionen der prozess-erlebnisorientierte Ansatz von Leslie Greenberg (2007), der sich vom Modell der traditionellen Kognitiven Therapie unterscheidet und sich insbesondere der Rolle der Emotionsverarbeitung bei Aktivierung und Aufrechterhaltung von negativen Stimmungen und dysfunktionalem Verhalten zuwendet.

Emotionen als »Seismograph« für unsere Bedürfnisse

Eine emotionale Prozessierung führe – so Greenberg – zu einer schnellen Aktivierung von verborgenen motivationalen Strukturen. Dies wiederum bedeute, einen Zugang zu den persönlichen Werten, Zielen und Bedürfnissen zu erhalten und sich dadurch in die Lage zu versetzen, das eigene Handeln danach auszurichten. Damit griff Greenberg auf, was Richard Lazarus schon 1966 reflektierte: die Relevanz der individuellen Bedürfnisse und Motive für die Entstehung von Emotionen.

> »Emotionen zeigen auf, was wichtig für das Wohlbefinden ist, und bereiten Menschen darauf vor, adaptiv zu handeln. Zudem koordinieren sie Erleben, geben ihm eine Richtung und teilen uns mit, was wichtig ist. Zu wissen, was wichtig ist, zeigt uns auf, was wir tun müssen und wer wir sind.«
>
> (Greenberg & Kloosterziel, 2011, S. 68 f.)

Emotionsakzeptanz als Voraussetzung für die Fähigkeit zur Emotionsregulation

Claas-Hinrich Lammers setzte sich in seinem Buch »Emotionsbezogene Psychotherapie« (2007, 2011) darüber hinaus u. a. mit der Emotionsvermeidung auseinander. Er griff dabei das Konzept – wie bereits von Lazarus beschrieben – der primären und sekundären Emotionen auf, nach dem sekundäre Emotionen zur Vermeidung primärer Emotionen funktionalisiert werden. (Ich erlebe »Wut« und vermeide dadurch meine »Hilflosigkeit« als primäre Emotion.)

Das Prinzip der Emotionsregulation (Lammers, 2007, 2011; Berking et al., 2008) wurde ebenfalls von Lammers maßgeblich entwickelt. Er beschreibt damit die Fähigkeit zur Emotionsregulation als Kompetenz, »einen aktiven Einfluss auf seine Emotionen nehmen zu können und somit seinen Emotionen und den hieraus entspringenden Handlungsbereitschaften nicht mehr passiv ausgeliefert zu sein« (Lammers, 2011, S. 49).

Emotionen zu regulieren – so Lammers – setze allerdings voraus, dass wir bereit sind, auftretende Gefühle, unabhängig davon, ob sie negativ oder positiv sind, zunächst zu akzeptieren und zu verstehen und darüber nachzudenken, welche Reaktion angemessen und sinnvoll erscheint und reflexartigen Handlungsimpulsen nicht nachzugeben.

Das Konzept der Affektbrücke als Bindeglied zwischen vergangenen und aktuellen emotionalen Erfahrungen

Weiteren theoretischen Hintergrund für die im Folgenden vorgestellten Interventionen und Tools für die Behandlung von Angststörungen lieferten John und Helen Watkins (2003) mit ihren Grundannahmen über die Emotionsaktivierung als Grundvoraussetzung, problematische Emotionen und Vorstellungsbilder zu bearbeiten und zu integrieren. Der Begriff der »Affektbrücke« wurde erstmals 1997 von John Watkins eingeführt und im späteren Werk »Ego-States« (Watkins & Watkins, 2003) vertieft. Die »Affektbrücke« veranschaulicht die assoziative Verbindung einer in der Vergangenheit liegenden

Ausgangssituation zur aktuellen bewussten Situation, die mit gleichen oder ähnlichen Gefühlen und damit einhergehenden körperlichen Empfindungen, Sinneswahrnehmungen und Verhaltensimpulsen verknüpft ist. Neuropsychologische Erkenntnisse des letzten Jahrzehnts, nach denen affektive Assoziationen unabhängig von Gedanken und kognitiven Prozessen auftreten können, stützen diese Thesen.

Die Affektbrücke ist als Methode einsetzbar, um Ereignisse psychotherapeutisch zu bearbeiten, die oftmals weit zurückliegen, unter deren unverarbeiteter emotionaler Belastung der Mensch aber noch aktuell leidet. Mit dieser Herangehensweise können die mit dem Ereignis verbundenen Gefühle und körperlichen Empfindungen aktualisiert und intensiviert werden, um so den Zugang zur therapeutischen Bearbeitung zu ermöglichen. Eine solche Bearbeitung ermöglicht der Person, die gegenwärtig belastenden Situationen von alten – möglicherweise traumatischen – zu trennen. Dieses Vorgehen verfolgt das Ziel, aktivierte »traumatische« Situationen aus der Vergangenheit zu bearbeiten und sich aktuell belastenden Situationen frei zu stellen und sie zu bewältigen.

Emotionsfokussierte Interventionen zur Bearbeitung aktivierter Angst und sekundärer Emotionen
Wie aus der Kapitelanordnung ersichtlich, stellen die emotionalen Strategien einen wesentlichen Baustein *während* und nach der Phase des Expositionstrainings dar.

Konfrontationsübungen führen explizit und absichtsvoll zu einer Aktivierung auch verborgener (primärer) Emotionen. Die in diesem Kapitel vorgestellten Tools erfüllen nicht den Anspruch auf Vollständigkeit hinsichtlich der Möglichkeiten emotionsfokussierter/-bezogener Psychotherapie, sind aber hilfreich und im ersten Schritt ausreichend für die Reflexion und Bearbeitung aktivierter Emotionen und der damit verbundenen Bedürfnisse.

Die Analyse von Emotionen hinsichtlich ihrer inhaltlichen Situationsangemessenheit und ihrer Stärke und die Befähigung eines Patienten bzw. einer Patientin, primäre von sekundären emotionalen Netzwerken zu entkoppeln, stellen weitere wichtige emotionale Fertigkeiten dar. Nicht zuletzt bieten konkrete Techniken zur Emotionsregulation eine weitere Möglichkeit, die Selbstwirksamkeit und Kontrolle im Umgang mit Emotionen zu erhöhen und dabei wesentliche Erkenntnisse über eigene Motive und Bedürfnisse zu gewinnen, ohne ihnen aus dem Weg zu gehen und sie zu unterdrücken. Die kognitive Bearbeitung emotionaler Prozesse folgt in diesem Kapitel einem Algorithmus, wie von Lammers (2007) zur Basisregulation von Emotionen vorgeschlagen:

(1) Achtsames Wahrnehmen von Emotionen

↓

(2) Entspannung → Atementspannung → positive Selbstinstruktion

↓

(3) Akzeptanz → Radikale Akzeptanz der Emotion

↓

(4) Emotionsanalyse

↓

(5) Emotionsregulation durch Emotionsakzeptanz und losgelöste Achtsamkeit (wahrnehmen, beschreiben, nicht reagieren)

In diesem Kapitel finden sich emotionale Strategien zur Angstbehandlung. Diese werden sowohl während Expositionsübungen, bei denen häufig intensive Gefühle an die Oberfläche gespült werden, als auch im Anschluss an Konfrontationsübungen eingesetzt. Viele Patient:innen äußern die Befürchtung, sie könnten überrollt werden und sich ihren Gefühlen hilflos ausgeliefert sehen, wenn sie diese zulassen statt ihnen wie bislang durch Vermeidungs- und Sicherheitsverhalten aus dem Weg zu gehen. Entgegengesetzt dieser Befürchtung machen Patient:innen aber in der Regel bei dem hier vorgeschlagenen emotionsfokussierten Vorgehen die Erfahrung, dass sich ihr Erleben von Kontrolle und ihr Handlungsspielraum vergrößert.

Die nachfolgend vorgestellten emotionsbezogenen Tools stellen damit einen weiteren wichtigen Baustein in der Angstbehandlung dar. Sie sind in eine sinnvolle Reihenfolge gesetzt und beginnen zunächst mit Strategien zum Emotionstraining, setzen sich in der Reflexion der dahinter stehenden Bedürfnisse fort und vermitteln Techniken zur Emotionsregulation. Wichtiges Bindeglied stellt dabei die Vermittlung der Bedeutung vergangener Erfahrungen für gegenwärtige Emotionen dar.

Arbeits- und Informationsmaterial

INFO 33 Gefühlsstern
Der Gefühlsstern (nach Stavemann, 2014) auf dem Arbeitsblatt unterstützt Patient:innen, Gefühle zu erkennen, zu unterscheiden und zu benennen.

AB 51 Erfahrungen mit Gefühlen
Das Arbeitsblatt (modifiziert nach Izard, 1981) ist ein Instrument für Patient:innen, um sich mit unterschiedlichen Gefühlen vertraut zu machen. Es eignet sich sehr gut als Hausaufgabe und sensibilisiert für emotionale Vorgänge.

INFO 34 Einführung Bedürfnisse
Das Arbeitsblatt ist als Lern- oder Vertiefungstext für Patient:innen zu verwenden, der aber auch Therapeut:innen zunächst eine Orientierung und einen Überblick über Bedürfnisse ermöglicht.

AB 52 Gefühle und Bedürfnisse erkennen
Das Arbeitsmaterial ist ein weiteres Tool für Patient:innen zum Emotionstraining. Insbesondere solche Patient:innen, die wenig emotionale Zuwendung in ihrer Ursprungsfamilie erlebten, haben kaum Erfahrungen in der Differenzierung eigener Gefühle und Bedürfnisse.

AB 53 Selbstbeobachtungsprotokoll problematischer Emotionen
Das Arbeitsblatt ist ein Reflexionsprotokoll, das Sie Ihrem/Ihrer Patient:in zur Förderung von Wahrnehmung und Ausdruck aktivierter Gefühle und den damit verbundenen Bedürfnissen als Hausaufgabe zwischen den Sitzungen geben können. Damit startet die erste Selbstreflexion nach einer psychoedukativen Einheit zu Gefühlen und Bedürfnissen.

AB 54 Emotions- und Bedürfnisanalyse angstauslösender Situationen
Das Arbeitsblatt (angelehnt an Lammers, 2007, 2011) ist ein Instrument für Patient:innen, um gezielt Angst zu reflektieren und nach Hinweisen darin enthaltener Bedürfnisse zu forschen. Es stellt bisheriges Problemverhalten und angemessene Bedürfnisbefriedigung einander gegenüber. Wichtig ist darauf zu achten, welche Strategien mittel- und langfristig als angemessen im Sinne einer funktionalen Bedürfniserfüllung zu bewerten sind. So kann der Wunsch von Angstpatient:innen darin bestehen, ihre Sicherheit durch die Präsenz anderer Menschen zu suchen. Damit wäre die direkte Vermeidung abgebaut, aber gleichzeitig durch ein neues Problemverhalten ersetzt, das eine Abhängigkeit befördert. Ziel dieser und folgender Strategien sollte es daher sein, nach aktiven Möglichkeiten zu suchen, eigene Wünsche zu erfüllen.

AB 55 Emotions- und Bedürfnisanalyse nach Vermeidungsverhalten
Die Emotions- und Bedürfnisanalyse (angelehnt an Lammers, 2007, 2011) regt die Reflexion alternativer funktionaler Bedürfnisbefriedigung an. Das Arbeitsblatt sollte gleich im Anschluss an das Problemverhalten (Flucht, Notarzt/Notärztin, Bodychecking …) ausgefüllt werden. Damit bleiben viele Informationen über Gefühle und Motive unmittelbar zugänglich.

AB 56 Emotions- und Bedürfnisanalyse mit Lösungsweg
Das Arbeitsblatt (angelehnt an Lammers, 2007, 2011) ist zur Reflexion eigener Gefühle und Motive, mit Fokus auf konstruktive Bewältigungsstrategien und konkrete Schritte zu deren Umsetzung, gedacht.

INFO 35 Einführung Emotionsaktivierung
Das Informationsblatt vermittelt Ihnen als Therapeut:in einen Einstieg ins Thema und soll Sie auf mögliche Widerstände hinweisen und einen Umgang damit vermitteln.

INFO 36 Anleitung Emotionsaktivierung
Das Informationsblatt gibt Ihnen als Therapeut:in weitere Instruktionen zur Emotionsaktivierung und weist noch einmal explizit auf das Thema Emotionsvermeidung und konkrete Interventionen im Umgang damit hin. Im Anschluss an die Übung ist eine Nachbesprechung entsprechend dem **AB 57** »Imagination und Reflexion Angsterleben« am Flipchart sinnvoll.

AB 57 Imagination und Reflexion Angsterleben
Das Arbeitsblatt stellt eine konkrete Imagination zum Thema Angsterleben vor und strukturiert die anschließende Reflexion am Flipchart.

INFO 37 Einführung Emotionsmodell
Das Arbeitsblatt (nach Linehan, 1996) führt Sie als Therapeut:in theoretisch und praktisch in die Erarbeitung des Emotionsmodells mit seinen primären und sekundären emotionalen Netzwerken ein.

INFO 38 Emotionsmodell »Affektbrücke«
Das Informationsblatt (nach Bohus & Wolf-Arehult, 2013) stellt das Emotionsmodell vor und gibt Ihnen als Therapeut:in Hilfestellung, eine Affektbrücke zur Reflexion aktueller und vergangener emotionaler Netzwerke zu aktivieren.

AB 58 Emotionsanalyse
Das Arbeitsblatt (angelehnt an Lammers, 2007, 2011) ermöglicht, aktivierte Gefühle zu analysieren und die situative Angemessenheit in Bezug auf Inhalt, Intensität und Verhaltensimpulse zu bewerten. Diese retrospektiven Analysen sollten zunächst mit einem größeren zeitlichen Abstand durchgeführt werden, um eine intellektuelle Reflexion überhaupt zu gewährleisten. So kann es bei der Einführung dieser Strategie sinnvoll sein, den/die Patient:in zu bitten, von Situationen aus der vergangenen Woche zu berichten, in denen er/sie mit intensiven Emotionen (Angst, Beschämung, Hilflosigkeit, Ohnmacht …) konfrontiert war. Anhand dieser Schilderungen leiten Sie ihn/sie zunächst zu einer Emotionsanalyse aus der Rückschau an. Als Aufgabe zwischen den Therapiesitzungen ist im Anschluss daran, dieses Verfahren zu üben. Dabei sollten Sie empfehlen, so zeitnah wie möglich, Situationen mit den o. g. Merkmalen zu analysieren. In der Regel wird das Zeitfenster immer kleiner und dient der Emotionsregulation unter Einsatz kognitiver Strategien.

AB 59 Abschwächen von Emotionen
Das Arbeitsblatt gibt Patient:innen einen Überblick über bisher erlernte Strategien zur Abschwächung von Emotionen. Es enthält zudem eine Anleitung zur Protokollierung.

INFO 33 • P

Gefühlsstern

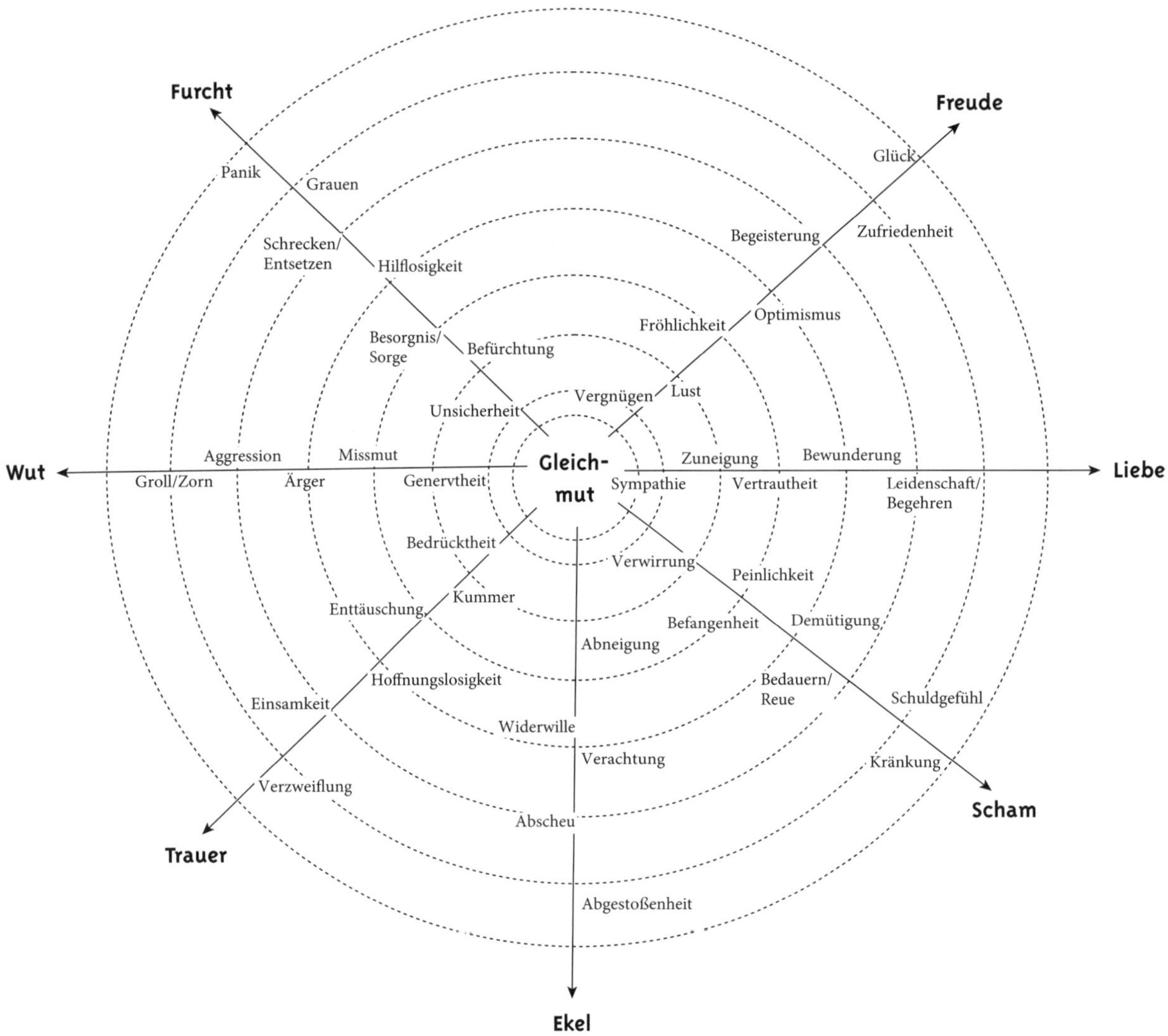

(Nach Stavemann, 2014)

Erfahrungen mit Gefühlen

Bitte füllen Sie die untenstehende Tabelle aus, indem Sie zu jedem Gefühl einschätzen, wie vertraut es Ihnen ist. Überlegen Sie sich auch eine typische Alltagssituation, in der Sie dieses Gefühl erlebt haben oder auch heute noch häufig erleben und beschreiben Sie diese kurz.

Gefühl	**Beschreibung einer typischen Situation aus dem Lebensalltag oder der Vergangenheit**	**Grad der Bekanntheit** (zwischen sehr bekannt, häufig erlebt = 10 oder unbekannt oder bekannt, aber normalerweise vermieden = 0; Skala von 0–10)
Freude		←→ sehr bekannt, häufig erlebt … unbekannt/bekannt, aber vermieden
Verlassenheit		←→ sehr bekannt, häufig erlebt … unbekannt/bekannt, aber vermieden
Trauer		←→ sehr bekannt, häufig erlebt … unbekannt/bekannt, aber vermieden
Scham		←→ sehr bekannt, häufig erlebt … unbekannt/bekannt, aber vermieden
Ärger/Wut/Zorn		←→ sehr bekannt, häufig erlebt … unbekannt/bekannt, aber vermieden
Ekel		←→ sehr bekannt, häufig erlebt … unbekannt/bekannt, aber vermieden

Erfahrungen mit Gefühlen

Gefühl	Beschreibung einer typischen Situation aus dem Lebensalltag oder der Vergangenheit	Grad der Bekanntheit (zwischen sehr bekannt, häufig erlebt = 10 oder unbekannt oder bekannt, aber normalerweise vermieden = 0; Skala von 0–10)
Gering-schätzung		←→ sehr bekannt, häufig erlebt — unbekannt/bekannt, aber vermieden
Furcht/Angst		←→ sehr bekannt, häufig erlebt — unbekannt/bekannt, aber vermieden
Enttäuschung		←→ sehr bekannt, häufig erlebt — unbekannt/bekannt, aber vermieden
Schuld/ Gewissen		←→ sehr bekannt, häufig erlebt — unbekannt/bekannt, aber vermieden
Hilflosigkeit/ Ohnmacht		←→ sehr bekannt, häufig erlebt — unbekannt/bekannt, aber vermieden
Misstrauen		←→ sehr bekannt, häufig erlebt — unbekannt/bekannt, aber vermieden

Einführung Bedürfnisse

In der Auseinandersetzung mit Gefühlen wird es im Folgenden auch um die Frage der dahinterliegenden Bedürfnisse gehen. Darum sei an dieser Stelle der Bedürfnisbegriff etwas näher erläutert.

Zunächst einmal unterscheiden wir bei dem Bedürfnisbegriff in sogenannte Kern- oder Grundbedürfnisse und Bedürfnisse, die sich in alltäglichen Situationen entwickeln und in die Fragen münden: »Was täte mir jetzt gut? Was wünsche ich mir in dieser Situation?«

Es existieren viele psychologische Theorien, in denen unterschiedliche Einteilungen und Begrifflichkeiten hinsichtlich der Kernbedürfnisse gewählt wurden. Ihnen gemeinsam ist die Grundannahme, dass Kernbedürfnisse sich prinzipiell an der Frage orientieren, was die grundlegenden Erfordernisse eines Kindes sind, um sich körperlich und seelisch gesund entwickeln zu können. Die Kernbedürfnisse, die wir an dieser Stelle unterscheiden, orientieren sich an den Konzepten zur Schematherapie von Jeffrey Young et al. (2008) und lauten:

(1) Bindung und Sicherheit
(2) Autonomie und Leistung
(3) Grenzen, Orientierung und Kontrolle
(4) Selbstwert
(5) Spiel, Spontaneität und Selbstausdruck

Diese Kernbedürfnisse gelten für alle Menschen – auch im späteren Erwachsenenalter – und bestimmen unsere angestrebten Ziele. Auch wenn der Wunsch z. B. nach Bindung oder nach Autonomie unterschiedlich ausgeprägt sein kann, so hat doch jeder Mensch Kontakt- und Freiheitsbedürfnisse, die er auf individuelle Art und Weise anstrebt.

Bindung und Sicherheit. Ein Kind benötigt zunächst Erfahrungen von Sicherheit und Geborgenheit, um eine Bindung zu Bezugspersonen im Besonderen und später als Erwachsener zu anderen Menschen im Allgemeinen aufbauen zu können.

Autonomie und Leistung. Es ist aber auch angewiesen auf die Ermutigung und Unterstützung – schon in den ersten Lebensjahren und mit zunehmendem Alter vermehrt –, eigenständig seine Umwelt erobern zu können. Es entwickelt dadurch die Fähigkeit, sich in einem wachsenden Bezugsrahmen mit immer größeren Anforderungen an die eigene Leistungsfähigkeit behaupten zu können. Diese Kompetenz prägt auch im Erwachsenenalter seine Fähigkeit zur Selbstständigkeit und seine Selbstwirksamkeitserwartungen.

Grenzen, Orientierung und Kontrolle. Ebenso wichtige Erfahrungen in einer kindlichen Entwicklung sind die Konfrontation mit Grenzen, die durch Eltern und andere Bezugspersonen gesetzt werden sowie die Wahrung der eigenen Grenzen. Die Erfahrungen im Umgang mit eigenen und äußeren Grenzen ermöglichen eine Orientierung und stärken das Gefühl von Kontrolle. Erwachsene, die in ihrer Kindheit eine Befriedigung dieses Kernbedürfnisses erlebten, bewegen sich in der Regel relativ sicher innerhalb sozialer Systeme (beruflich und privat), da sie ein Gespür für eigene Handlungsspielräume und soziale und gesellschaftliche Regeln entwickeln konnten. Gleichzeitig sind diese Menschen kompetent in Wahrnehmung und Setzen eigener Grenzen gegenüber der Umwelt.

Einführung Bedürfnisse

Selbstwert. Die Erfahrung, ein liebenswerter und wertvoller Mensch zu sein, ist entscheidend für den eigenen Selbstwert, mit dem man auch im späteren Leben Herausforderungen und Aufgaben meistert. Dabei ist bedeutsam, inwieweit der Selbstwert schon in der Kindheit grundsätzlich an Leistung gekoppelt wurde. So kann das Streben nach Selbstwert auch in einen perfektionistischen und überhöhten Leistungsanspruch münden, da der eigene Wert nicht bedingungslos zugestanden, sondern immer an gute Leistungen gekoppelt wurde.

Spiel, Spontaneität und Selbstausdruck. Das letzte hier beschriebene Kernbedürfnis greift die Möglichkeit auf, sich als Kind spontan und ungehemmt äußern zu dürfen und auch in dem Bestreben nach Spiel und Spaß ermutigt worden zu sein. Erwachsene, die dies in der Kindheit erfahren durften, fällt es häufig wesentlich leichter, sich auch leistungsunabhängigen Aktivitäten und Entspannung zuwenden zu können und Gefühle und Befindlichkeiten spontan zu äußern.

Hinter diesen Kernbedürfnissen verbergen sich eine große Anzahl situations- und persönlichkeitsabhängiger Bedürfnisse und Wünsche (Trost, Ermutigung, Zuhören, körperliche Nähe, Abstand, Erlaubnis, Verständnis, in Ruhe lassen …). Nicht immer ist nur ein Kernbedürfnis dabei angesprochen. So kann es in einer Situation, in der man sich ärgert, um das Bedürfnis gehen, diesen Ärger auszusprechen und Gehör zu finden. Damit sind möglicherweise verschiedene Kernbedürfnisse angesprochen: Spontaneität und Selbstausdruck, Sicherheit, Grenzen und Orientierung. Im anderen Fall entstehen bei Trauer je nach individueller Persönlichkeit unterschiedliche Bedürfnisse. Der eine wünscht sich Trost, der andere Abstand. Die Frage, die dabei unterstützen kann, eigene Bedürfnisse und Motive zu erkennen, lautet:

»Was bräuchte Ihrer Meinung nach ein Kind, das sich so fühlt?«

Die Beantwortung dieser Frage ist erfahrungsgemäß ein Hinweis auf die dahinterliegenden situationsspezifischen Bedürfnisse und kann als Wegweiser für angemessenes Handeln sein, das sich aus einer Emotionsbeleuchtung ergibt.

AB 52 • P

Gefühle und Bedürfnisse erkennen

Gefühle sind Seismographen für unsere Bedürfnisse. Bei grundlegenden Körpergefühlen wie Hunger, Kälte oder Durst ist uns sehr schnell klar, was wir benötigen. Die Motive zu erkennen, die sich hinter Emotionen verbergen, fällt vielen Menschen aufgrund ihrer Lernerfahrungen zunächst schwer. Obwohl sich hinter einem Gefühl unterschiedliche Bedürfnisse (je nach Situation und Persönlichkeit) verbergen können, gibt dieses häufig eine bestimmte Wegweisung.

Bitte machen Sie sich im Folgenden einmal Gedanken darüber, welche Gefühle und Bedürfnisse zusammenpassen. Als Entscheidungshilfe können Sie sich zum Beispiel die Frage stellen:

»Was braucht ein Kind, das mit diesem Gefühl aus der Schule nach Hause kommt?«

Gefühl	Bedürfnis
Trauer	Sicherheit
Wut	Tröstung
Ohnmacht	Nähe
Hilflosigkeit	Verständnis
Angst	Zuhören
Ekel	Unterstützung
Scham	Gelassenheit
Schuld	Zulassen
Verlassenheit	Abstand
Unsicherheit	Entlastung
Enttäuschung	Verantwortungsübernahme

Selbstbeobachtungsprotokoll problematischer Emotionen

Situation, in der Verlangen nach Problemverhalten entsteht	Was geht mir durch den Kopf?	Was fühle ich?	Wo spüre ich das Gefühl im Körper?	Was möchte ich jetzt am liebsten tun?	Welches Bedürfnis steckt hinter dem Gefühl oder Verhaltenswunsch?

Emotions- und Bedürfnisanalyse angstauslösender Situationen

Unangenehmer Zustand (Emotionen/Körperempfindungen):

....

....

Bitte beschreiben Sie **genau die Situation**, die diesem Zustand vorausging (wo waren Sie, was haben Sie getan, wer war dabei etc.):

....

....

....

....

Was waren **Ihre Gedanken und Bewertungen** in dieser Situation (möglichst in wörtlicher Rede)?

....

....

....

....

Was entstanden für **Gefühle** nach diesen Gedanken und in welcher Intensität (0–100 %)?

(1) ....

(2) ....

(3) ....

Was hätten Sie in dieser Situation **gebraucht/gewünscht**? (Bedürfnis)

....

....

....

....

Emotions- und Bedürfnisanalyse angstauslösender Situationen

Was haben Sie in dieser Situation **konkret** getan? (Verhalten)

....

....

....

....

Was wären hilfreiche Möglichkeiten gewesen, Ihr Bedürfnis zu befriedigen?

(1) ....

(2) ....

Was wäre ein ermutigender/erlaubender innerer Satz, den Sie sich sagen könnten?

....

....

....

(In Anlehnung an Lammers, 2007; 2011)

Emotions- und Bedürfnisanalyse nach Vermeidungsverhalten

Körpergefühl: ....

Bitte beschreiben Sie genau die Situation, in der das Verlangen nach Flucht auftrat (wo waren Sie, was haben Sie getan, wer war dabei etc.):

....

....

....

....

Was ging Ihnen als erste Gedanken/innere Sätze/Bewertungen durch den Kopf (möglichst in wörtlicher Rede)?

....

....

....

....

Welche Gefühle entstanden nach diesen Gedanken und in welcher Intensität (0–100 %)?

(1) ....

(2) ....

(3) ....

Was hätten Sie sich in dieser Situation gewünscht?

....

....

....

....

Emotions- und Bedürfnisanalyse nach Vermeidungsverhalten

Was haben Sie tatsächlich getan?

....

....

....

....

Wurde Ihr Bedürfnis dadurch befriedigt?

☐ Ja

☐ Nein

Wenn nein, was hätten Sie tun oder sagen können, um das zu bekommen, was Sie gebraucht hätten, ohne zu vermeiden/zu fliehen?

....

....

....

....

Welche Schlussfolgerung leiten Sie daraus ab?

....

....

....

....

Emotions- und Bedürfnisanalyse mit Lösungsweg

(Beispiele: Soziophobie/Hypochondrie/GAS)

Unangenehmer Zustand: Herzrasen

Bitte beschreiben Sie **genau die Situation**, die diesem Zustand vorausging:
(1) Stehe vor der Tür zum Besprechungsraum und alle sind schon drin
(2) Taste geschwollenen Lymphknoten
(3) Lese in der Zeitung von Überfall in der U-Bahn in München

Was waren **Ihre Gedanken und Bewertungen** in dieser Situation (möglichst in wörtlicher Rede)?
(1) »Alle Blicke werden auf mich gerichtet sein!«
(2) »Oh Gott, ich habe ein Lymphom!«
(3) »Das kann Rudi (Ehemann) heute Abend auf dem Nachhauseweg auch passieren!«

Was entstanden für **Gefühle** nach diesen Gedanken?
(1) Angst/Panik
(2) s. o.
(3) s. o.

Was hätten Sie in dieser Situation gebraucht/Wie hätten Sie gewünscht, dass die Situation ausgeht?
(1) Sicherheit: Dass ich gelassen in den Raum trete und alle weiterreden, ohne mich groß zu beachten.
(2) Beruhigung: Dass ich diesen Gedanken wieder loslassen und unbeschwert sein kann.
(3) Sicherheit/Beruhigung: Dass ich zuversichtlich bin, dass alles gut geht und ich mich anderen Themen und Dingen zuwenden kann.

Was haben Sie in dieser Situation **konkret getan**? (Verhalten)
(1) Bin ohne zu klopfen ganz leise eingetreten, habe den Blick gesenkt und mich direkt neben die Tür gesetzt.
(2) Im Internet recherchiert, Bodychecking/Arzttermin vereinbart.
(3) Meinen Mann mehrfach angerufen und ihm angeboten, ihn mit dem PKW abzuholen.

Hat dieses Verhalten dazu geführt, dass das gewünschte Ergebnis eintritt?
☐ Ja
☐ Nein

Was wäre ein hilfreicher Weg, Ihr **Bedürfnis selbst zu befriedigen**?
(1) Mir Sicherheit zu verschaffen, indem ich mir vor Augen führe, dass ich nur einer von 10 Mitarbeitern bin. Zu sagen: Sorry, bin aufgehalten worden, macht einfach weiter, bin gleich dabei. Mich orientieren durch Blickkontakt, wer auf welche von mir befürchtete Art und Weise reagiert.
(2) Mich selbst zu beruhigen, in dem ich meine Pro- und Contra »Lymphom« nutze und mir vor Augen führe, dass vieles gegen dieses Erkrankung spricht.
(3) Mir vor Augen führen, dass diese Angst sich nur aus einem Gedanken speist, dass andere in der gleichen Situation wahrscheinlich andere Gedanken hätten und dann meine Imaginationsübung »Gedanken ziehen lassen« anwenden.

Welche Schritte hätten Sie zur Umsetzung unmittelbar einleiten müssen?
(1) Tief durchatmen, einige Schritte gehen … mich mittels Atemtechnik beruhigen.
(2) Meine Therapieunterlagen zur Hand nehmen, Arbeitsmaterialien heraussuchen.
(3) Ruhigen Ort suchen, Störquellen ausstellen, Imaginationsübung einmal vorher durchlesen.

Emotions- und Bedürfnisanalyse mit Lösungsweg

Unangenehmer Zustand: ....

Bitte beschreiben Sie **genau die Situation**, die diesem Zustand voraus ging:

....

....

....

....

Was waren **Ihre Gedanken und Bewertungen** in dieser Situation (möglichst in wörtlicher Rede):

....

....

....

....

Was für **Gefühle entstanden** nach diesen Gedanken?

....

....

....

....

Was hätten Sie in dieser Situation **gebraucht**? / Wie hätten Sie **gewünscht**, dass die **Situation ausgeht**?

....

....

....

....

Emotions- und Bedürfnisanalyse mit Lösungsweg

Was haben Sie in dieser Situation **konkret getan**? (Verhalten)

....

....

....

....

Hat dieses Verhalten dazu geführt, dass das gewünschte Ergebnis eintritt?
☐ Ja
☐ Nein

Was wären hilfreiche Strategien, **Ihr Bedürfnis selbst zu befriedigen**?

....

....

....

....

Welche Schritte hätten Sie zur Umsetzung unmittelbar einleiten müssen?

....

....

....

....

INFO 35 • T

Einführung Emotionsaktivierung

Im Folgenden werden Ihnen Techniken zur Emotionsaktivierung und -bearbeitung vorgestellt, die dazu dienen, bestimmte Gefühle zu identifizieren und damit zusammenhängende Gedanken zu erschließen. Emotionsaktivierende Interventionen sind da angezeigt, wo Patient:innen starke Verdrängungs- oder Vermeidungstendenzen im Umgang mit ihren Gefühlen aufweisen.

Tipp

Trotz der ausgeprägten emotionalen Reagibilität, die Angstpatient:innen aufweisen, werden Sie immer wieder feststellen, dass insbesondere diese Patientengruppe nur eingeschränkten Zugang zu anderen Emotionen (als Angst) hat oder ihnen insbesondere durch direktes und indirektes Vermeidungsverhalten ausweicht.

Potentielle Probleme, die Ihnen daher bei der emotionsfokussierten Bearbeitung von Angststörungen begegnen können, sind:

- ausgeprägte »reife« Abwehrmechanismen bei Patient:innen (Rationalisierung und Intellektualisierung: »Meine Beschwerden haben nichts mit Angst zu tun, sondern mit meinen Herzrhythmusstörungen!«)
- die Vorstellung, Ziel der Therapie sei es, sich vollkommen rational zu verhalten und sich entsprechend zu fühlen (»angstfrei« zu sein).
- Angst, bei Zulassen von Emotionen, von ihnen überflutet zu werden → Kontrollverlust
- Metakognitionen:
  »Wenn ich ein übles Gefühl habe, wird es nie mehr verschwinden.«
  »Wenn ich das Gefühl akzeptiere, geht es nie wieder weg!«
  »Dieses Gefühl ist unnormal!«
  »Wenn andere meine Gefühle kennen, verachten sie mich!«

Hier ist es wichtig, Ihren Patient:innen die Ziele emotionsfokussierter Interventionen zu verdeutlichen:

- Emotionen erkennen und differenzieren
- situationsangemessene und -unangemessene Gefühle unterscheiden
- Gefühle akzeptieren und diese den eigenen Prägungen/Erfahrungen zuordnen
- Bedürfnisse hinter den Emotionen erkennen und angemessene Bedürfnisbefriedigung anstreben
- situationsinadäquate Gefühle und Bedürfnisse abschwächen durch Skills
- Selbstinstruktionen zur Akzeptanz von Gefühlen und zu angemessener Befriedigung eigener Bedürfnisse
- angemessenen Ausdruck und entsprechendes Verhalten situationsangemessener Gefühle trainieren

Im Umgang mit den o. g. Metakognitionen und dysfunktionalen Glaubenssätzen ist es hilfreich, zu erklären, dass …

- Rationalität nur dazu dient, produktiver mit den Emotionen umzugehen.
- Rationalität nicht dem Ziel dient, Emotionen auszuschalten.
- Emotionen (wie Hunger oder Stress) darauf hinweisen, was wir brauchen.
- eine angemessene Bedürfnisbefriedigung das Kontrollerleben verstärkt und damit das Selbstwirksamkeitserleben fördert.

INFO 36 • T

Anleitung Emotionsaktivierung

Mit der folgenden Imaginationsübung unterstützen Sie Ihre Patient:innen, ihre primären Emotionen zu erkennen und zu benennen, sowie die im Körper auftretenden Empfindungen zu registrieren. Die Übung zielt darauf ab, auf ein Gefühl zu fokussieren und dieses zu intensivieren. Dabei können auch die mit der Emotion verbundenen Gedanken identifiziert und darin enthaltene Informationen (Bewertungen, Schemata, Bedürfnisse) herausgearbeitet werden.

Lassen Sie sich erklären, was das Gefühl aussagt, welches Bedürfnis damit verbunden sein könnte und reflektieren Sie in der Übung, inwieweit Emotion und Handlungsimpuls zielführend im Sinne der Bedürfnisbefriedigung sind.

Impactmethoden zur Emotionsaktivierung

Wir können auf vielerlei Art und Weise Emotionen aktivieren. Einige Techniken werden beiläufig, andere unbewusst eingesetzt:

- Orientierung an Sinneseindrücken (»Was haben Sie gehört, welche Farbe, welchen Geruch etc. haben Sie in der Situation wahrgenommen?«), die mit belastenden Ereignissen/Erfahrungen verbunden waren.
- Während einer Imagination, die zu vergangenen Erfahrungen hinleitet, in den Präsens übergehen (Wo befinden Sie sich genau, was haben Sie an, wie spät ist es, wie sind die Licht- und Temperaturverhältnisse? etc.).
- Humor aktiviert grundsätzlich Gefühle und vermindert Vermeidungsverhalten, weil dadurch das Bedrohungserleben, welches von starken Gefühlen ausgehen kann, abgebaut wird.
- Verzicht auf »technokratische« Fachsprache. Ein Rückgriff auf deftige Ausdrücke (… da würde ich auch sauer werden …, das ist doch großer Mist …) kann durchaus – gezielt und maßvoll eingesetzt – zur Emotionsaktivierung beitragen.
- Therapeutische Selbstoffenbarung: »Ich an Ihrer Stelle wäre stinksauer!«.

Wichtig • Emotionsvermeidung

Sie sollten auf Störungen im Empfinden einer Emotion achten. Eventuell bemerken Sie während der Übung an Gestik und Mimik Ihres Patienten bzw. Ihrer Patientin den Versuch, das Gefühl »wieder loszuwerden«, zu unterdrücken oder aus der Übung auszusteigen.

Diese Beobachtung sollten Sie unmittelbar ansprechen:

- »Was passiert jetzt gerade: Ich habe den Eindruck, dass Sie versuchen, das Erleben auf irgendeine Weise zu unterbrechen oder abzuschwächen (sekundäre Gedanken)?
- Fällt Ihnen auf, dass Sie sich von der Emotion abzulenken versuchen?
- Fällt Ihnen auf, dass Sie versuchen, die Emotion nicht zu spüren?
- Fällt Ihnen auf, dass Sie sich einreden, Sie würden mit der Emotion nicht fertig oder diese sei nicht okay?
- Konzentrieren Sie sich auf diese Vermeidungsimpulse und beschreiben Sie alle unmittelbar auftauchenden Gefühle und Gedanken.«

Die Nachbesprechung der Gedanken und Motive, die eine Emotionsvermeidung erklärbar machen, ist obligatorisch und fördert negative Metakognitionen oder dysfunktionale Leitsätze zu Tage, die zu bearbeiten sind.

AB 57 • T

Imagination und Reflexion Angsterleben

Übung

Setzen Sie sich bitte bequem hin und schließen Sie die Augen, wenn Sie mögen, oder suchen sich einen Punkt auf dem Boden, durch den Ihre Augen hindurchblicken, sodass Sie sich mit Ihrer Aufmerksamkeit meinen Instruktionen und den damit verbundenen Empfindungen zuwenden können.

Nun möchte ich Sie bitten, sich zurückzuversetzen in die aktuellste Angstsituation, die Sie erlebt haben. Nehmen Sie einen Augenblick lang alle Facetten der Situation wahr, in der die Angst auftaucht.

Versuchen Sie sich auf die Situation zu konzentrieren und achten Sie darauf, ob Sie in Ihrem Körper etwas spüren, achten Sie auf Ihre Empfindungen, Ihren Atem …

Tauchen irgendwelche Gefühle auf? Vielleicht noch weitere Gefühle? Welches ist das intensivste Gefühl? Wo spüren Sie dieses Gefühl im Körper? Fassen Sie ruhig einmal dort hin … Irgendwelche Gedanken und Bilder? Bewirkt die Emotion, dass Sie das Bedürfnis verspüren, etwas zu sagen, um etwas zu bitten, etwas zu tun, ohne dem Gefühl auszuweichen?

Nachdem Sie einen Moment sich Ihren Gefühlen und Bedürfnissen in dieser Situation zugewandt haben, kehren Sie langsam und in Ihrem Tempo in diesen Raum zurück.

Im Anschluss an die Übung bearbeiten Sie am Flipchart gemeinsam mit Ihrem/Ihrer Patient:in die Erfahrungen aus der Imaginationsübung unter folgenden Gesichtspunkten:

Situationsmerkmale	Körperempfindungen	Erstes Gefühl	Weitere Gefühle	Intensivstes Gefühl	Gedanken Vorstellungsbilder	Bedürfnisse

Einführung Emotionsmodell

Sehr intensive oder auch inhaltlich situationsunangemessene emotionale Reaktionen weisen häufig darauf hin, dass die Merkmale der aktuellen Situationen hinsichtlich ihrer Bewertung und Sinneseindrücke durch die Merkmale einer vergangenen – als sehr emotional eingespeicherten – Situation überlagert werden. Dies kann viele Überschneidungen beinhalten und sich sozusagen doppeln. Das erklärt dann auch, warum die emotionale, gedankliche und Verhaltensreaktion so schnell und intensiv abläuft.

In dem **Emotionsmodell**, das von Marsha M. Linehan (1996) in der Dialektisch-Behavioralen Therapie (DBT) für Borderline-Persönlichkeitsstörungen graphisch veranschaulicht wurde, werden in einem primären emotionalen Netzwerk erste emotionale Reaktionen auf bestimmte Auslöser beschrieben. Diese beinhalten die Komponenten Wahrnehmung (Sinneseindrücke), Gefühl, Körperreaktion, Gedanke und Handlungsimpuls.

Unter **Affektbrücken** wird folgender Prozess zusammengefasst: Manche Emotionen aktivieren automatische Gedanken und Gebote aus der Vergangenheit und reaktivieren oft blitzschnell ein sekundäres Netzwerk, das die »vergangene Wirklichkeit« mit vielleicht ähnlichen Sinneseindrücken, Gefühlen, Gedanken und Körperreaktionen darstellt. Dieses Netzwerk ist »alt« und sehr bekannt. Es überlagert und verzerrt die aktuelle Wirklichkeit.

Die Affektbrücke wird als Methode eingesetzt, um Ereignisse psychotherapeutisch zu bearbeiten, die oftmals weit zurückliegen und unter deren unverarbeiteter emotionaler Belastung Patient:innen noch aktuell leiden. Mit dieser Herangehensweise können die mit dem Ereignis verbundenen Gefühle und körperlichen Empfindungen aktualisiert und intensiviert werden, um so den Zugang zur therapeutischen Bearbeitung zu ermöglichen und sich damit von den belastenden Affekten zu befreien. Dieses Vorgehen erlaubt die (z. T. automatisierten) emotionalen Reaktionen vor dem Hintergrund der »vergangenen Wirklichkeit« einzuordnen und die Problematik neu zu verstehen.

Grundsätzlich muss ein:e Therapeut:in in der Bearbeitung der Hintergrundproblematik einer Angststörung auch darauf eingestellt sein, dass sich hier traumatische Erfahrungen in der Biographie zeigen, die mit ggf. traumaspezifischen Interventionen (Stabilisierungstechniken, kognitiven und psychoedukativen Techniken, Rescripting etc.) weiterführend behandelt werden sollten.

INFO 38 • T

Emotionsmodell »Affektbrücke«

Wenn Sie als Therapeut:in im Rahmen von Situationsanalysen auf besonders intensive und inhaltlich situationsunangemessene Reaktionsmuster stoßen, ist es sinnvoll, auf mögliche sekundäre emotionale Netzwerke zu achten und dieses Modell zur Veranschaulichung zu nutzen. Um Affektbrücken und deren Eintritt in eine vergangene Wirklichkeit zu aktivieren, kann es – falls indiziert – hilfreich sein, Ihre Patient:innen für einen Moment die Augen schließen zu lassen und sich auf die emotionalen und körperlichen Reaktionen der gegenwärtig belastenden Situation zu fokussieren. Die anschließende Intervention bei Konzentration auf die gegenwärtigen Sinneseindrücke könnte lauten:

»Wenn Sie einmal für einen Moment ihre Aufmerksamkeit auf die Vergangenheit richten, kommen Ihnen vielleicht Situationen in den Sinn, in denen Sie einmal ähnlich … (ängstlich/wütend etc.) waren, Ihnen ähnliche Gedanken durch den Kopf gingen und Sie den gleichen Impuls … (zu fliehen, sich zu verstecken, loszuschreien etc.) verspürten. Wenn Ihnen Erinnerungen in den Sinn kommen, erzählen Sie gerne, was für eine Situation da vor ihrem geistigen Auge entsteht. Sie können die Augen geschlossen lassen, Sie aber auch gerne wieder öffnen, wie es für Sie am angenehmsten ist.«

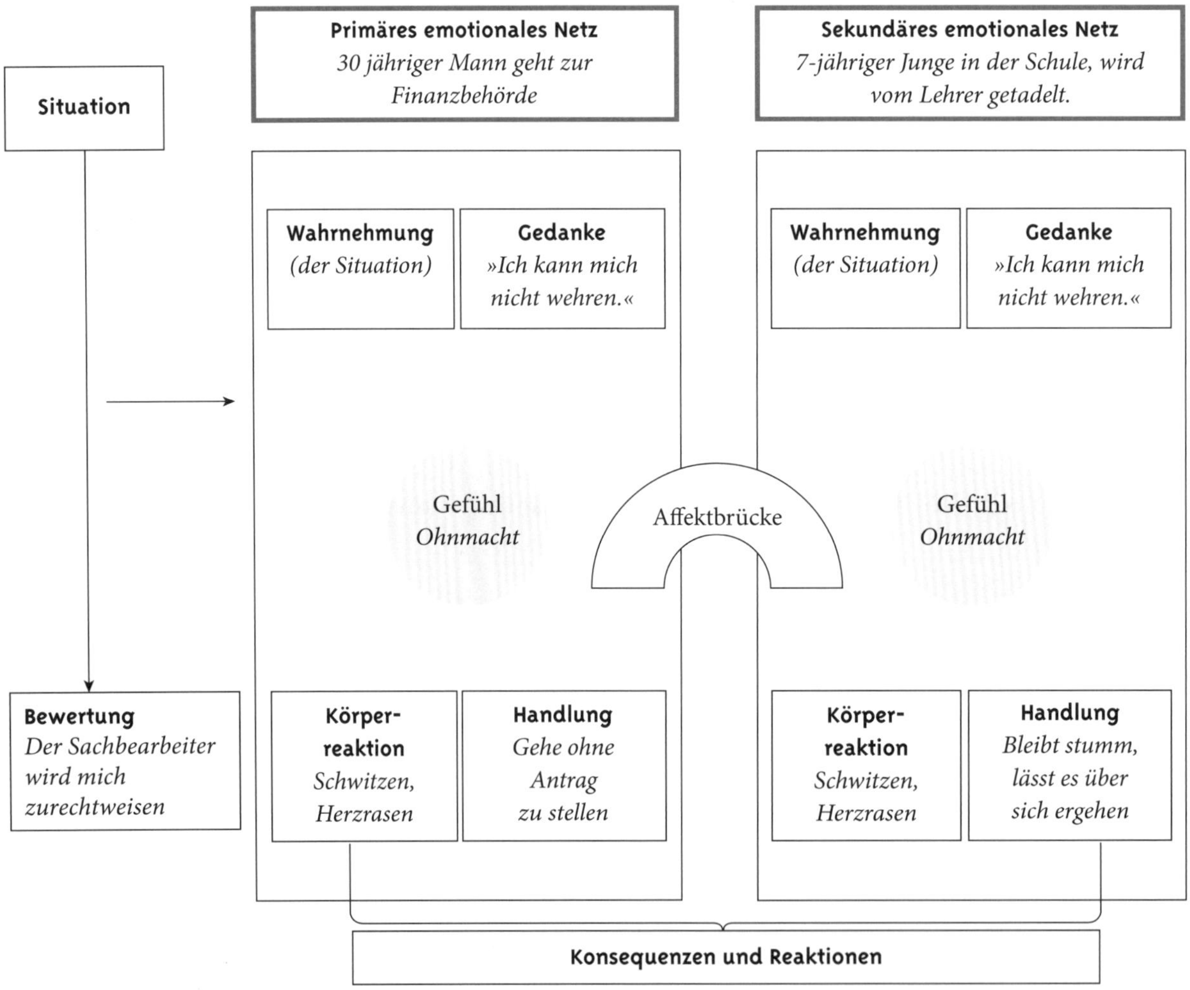

(Nach Bohus & Wolf-Arehult, 2013)

AB 58 • T P

Emotionsanalyse

In diesem Schaubild wird eine Technik dargestellt, mit der Sie Ihre Gefühle auf den Prüfstand stellen können. Sie erhalten dadurch die Möglichkeit zu überdenken, inwieweit das Gefühl, welches durch einen bestimmten Auslöser bei Ihnen aktiviert wurde, inhaltlich und/oder in seiner Intensität angemessen ist. Die Emotionsanalyse fungiert damit gewissermaßen als kleine Entscheidungshilfe für folgende Fragen:

- Ist mein Gefühl inhaltlich und in der Intensität angemessen und sollte ich dementsprechend handeln?
- Ist mein Gefühl entweder unangemessen oder zu intensiv und sollte ich es zunächst abschwächen, ohne danach zu handeln?

In beiden Fällen ist dennoch die Akzeptanz Ihres Gefühls notwendig, sonst würden Sie es verdrängen oder durch Problemverhalten unterdrücken.

Aus dem hier vorgestellten Beispiel können Sie ableiten, dass es auch Angstgefühle gibt, die in ihrer Intensität und in ihrem Inhalt situationsangemessen sind. Bei anderen stellen Sie möglicherweise fest, dass sie inhaltlich situationsangemessen, aber zu intensiv sind und wieder andere Gefühle sind weder inhaltlich noch in ihrer Stärke der Situation entsprechend.

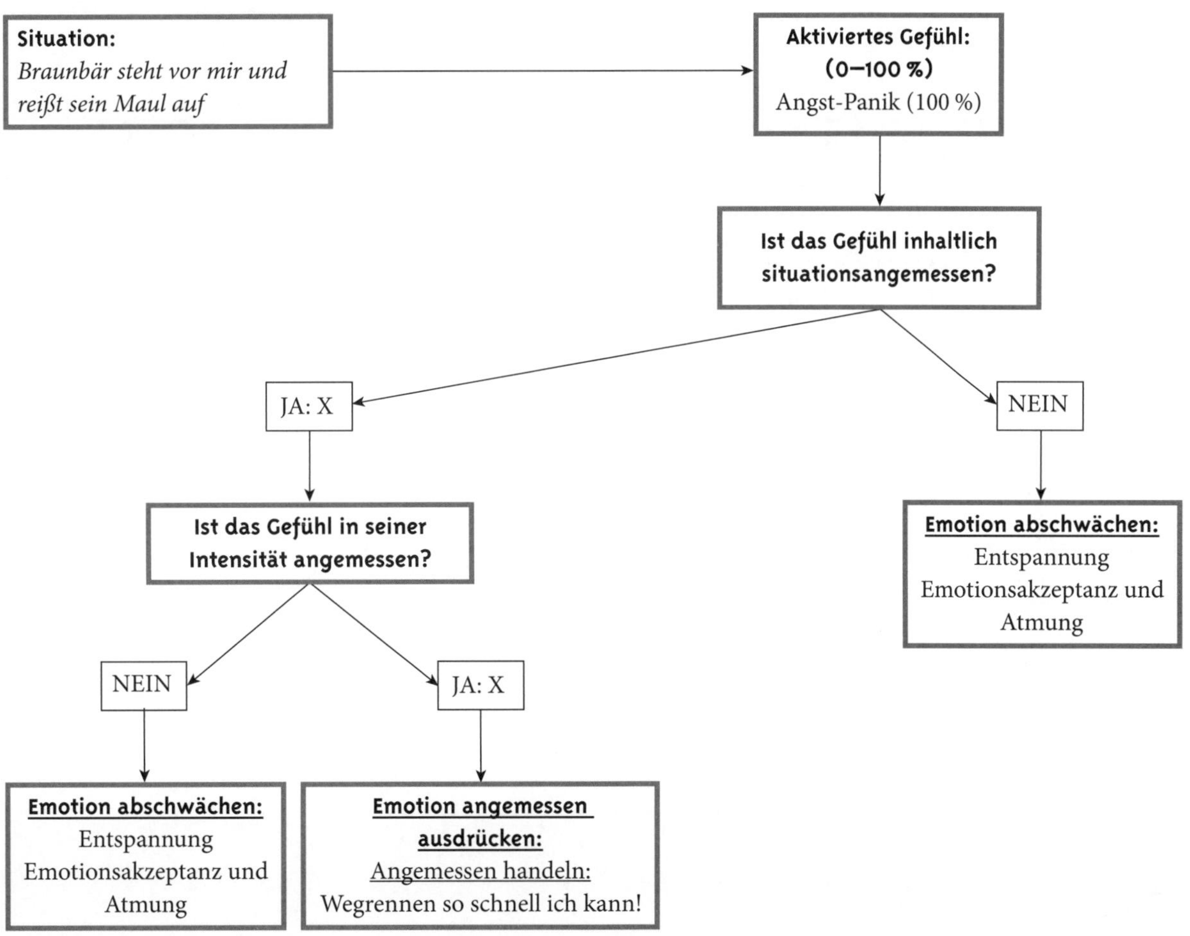

(In Anlehnung an Lammers, 2011)

Emotionsanalyse

Nutzen Sie dieses Arbeitsblatt in Situationen, in denen Sie sich von intensiven Gefühlen überrollt fühlen und dazu neigen, automatisiert einem Verhaltensimpuls zu folgen. Entscheiden Sie erst nach Beendigung der Analyse, wie Sie mit dem Gefühl umgehen möchten.

> **Wichtig**
>
> Und beachten Sie: Auch wenn ein Gefühl möglicherweise zu intensiv und nicht situationsangemessen ist, so ist es dennoch ein Gefühl, welches in diesem Moment zu Ihnen gehört.

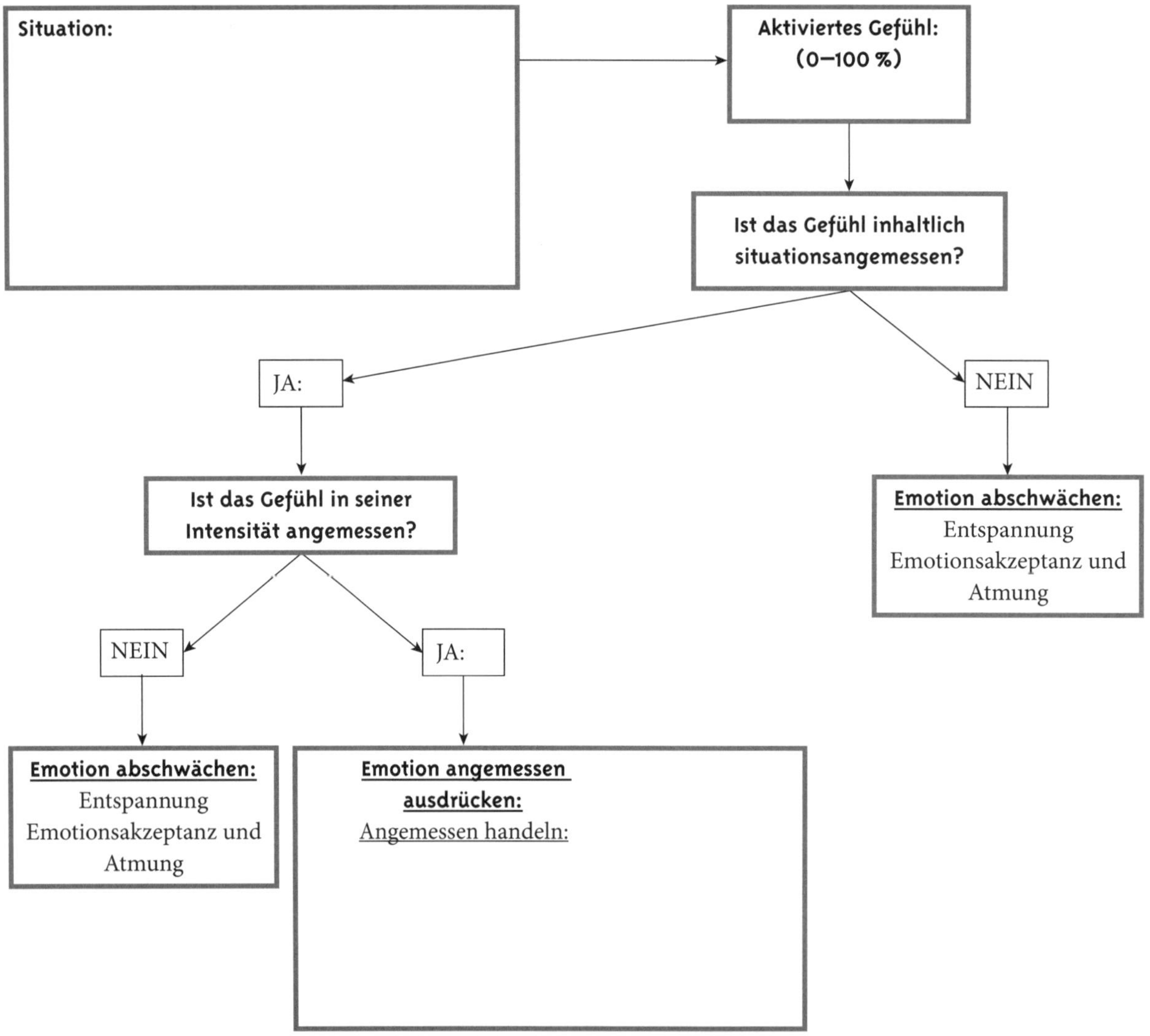

Abschwächen von Emotionen

Sie können zur Abschwächung situationsunangemessener oder zu intensiver Gefühle versuchen, möglichst viele Komponenten eines emotionalen Netzwerkes zu verändern:

- entgegengesetzt handeln
- entgegengesetzt denken
- entgegengesetzte Körperhaltung einnehmen

Diese Vorlage können Sie nutzen, um Ideen dazu zu entwickeln.

Aktiviertes Gefühl	Entgegengesetzte Körperhaltung	Entgegengesetzter Gedanke	Entgegengesetzte Handlung
Wut	Offene Körperhaltung	»Die Sonne scheint!«	Blumen pflücken

8 Aufrechterhaltung und Rückfallprophylaxe

Nach dem Stufenmodell für Veränderung von James Prochaska und Carlo DiClemente (1986) ist in der Abschlussphase einer Therapie idealerweise die Stufe der Aufrechterhaltung erklommen. Das Stufenmodell zur Veränderung (»stages of change«) basiert auf dem transtheoretischen Modell (Prochaska & DiClemente, 1986; 1994), welches – unterschiedlichen Schulen (Freud, Skinner, Rogers) entlehnt – von Prochaska in verschiedene Phasen unterteilt wurde. Es beschreibt die Bereitschaft zu einer Einstellungs- und Verhaltensänderung in Hinblick auf ein konkret definiertes Problemverhalten. In einer zeitlichen Dimension werden sechs Stufen (stages of change, SoC) unterschieden, die auf dem Weg zu einer stabilen Reduktion des Problemverhaltens vom Individuum erklommen werden. In Abhängigkeit von diesen Phasen werden Veränderungsstrategien (»processes of change«) postuliert, die Menschen in verschiedenen Stadien nutzen, um ihre Erfahrungen, ihr Handeln oder ihre Umweltbedingungen zu modifizieren. Diese sind übertragbar auf die Behandlungsstrategien von z. B. Angsterkrankungen und umfassen im Wesentlichen

- Interventionen zum Aufbau von Veränderungsmotivation und Zielklärung,
- Psychoedukation,
- ein geeignetes Setting für Abbau von Problemverhalten,
- alternative und funktionale Bewältigungstechniken,
- Übung,
- Belohnung durch korrigierende Erfahrungen und positive Verstärker,
- Selbstverpflichtung zur Aufgabe von Problemverhalten für die Zukunft.

Die Stufen der Veränderung

Neben den bekannten fünf Stufen der

(1) Absichtslosigkeit (precontemplation),
(2) Absichtsbildung (contemplation),
(3) Vorbereitung (preparation),
(4) Handlung (action) und
(5) Aufrechterhaltung (maintenance)

wird eine sechste Stufe beschrieben, die in der klinischen Praxis kaum genannt wird: Stabilität (termination). Während die vierte Stufe der Handlung die aktivste Phase darstellt, da hierin das neue Verhalten in die Alltagsroutine einfließt und die Verhaltensänderung (z. B. Aufgabe von Vermeidungsverhalten) viel Aufmerksamkeit erfordert und bindet, wird auf der Stufe der Aufrechterhaltung das neue Verhalten (z. B. U-Bahn fahren) bereits seit geraumer Zeit beibehalten und möglichen Rückfällen vorgebeugt. Die Anwendung der erlernten Fähigkeiten und Strategien wird nun endgültig zu Routine. Dieser Phase wird nach dem transtheoretischen Modell ein Zeitfenster von sechs Monaten bis zu fünf Jahren zugeordnet, bis sie durch die Phase der Stabilität (termination) abgelöst wird.

Aufrechterhaltung und Stabilität

Auf der fünften Stufe der Aufrechterhaltung durchlaufen Menschen in Veränderungsprozessen eine Phase, die als stabil wie labil gleichermaßen zu bewerten ist: Durch die routiniert angewendeten Strategien, z. B. im Umgang mit einer Angsterkrankung, fällt es Patient:innen nun wesentlich leichter, Problemverhalten zu unterlassen. Sie können gezielt und sicher neue, funktionale Angstbewältigungstechniken einsetzen; die Erwartungsängste sinken, und durch das reduzierte Vermeidungsverhalten steigen Mobilität und Lebenszufriedenheit. Allerdings sinkt mit einem Zuwachs an positiven Verstärkern die Selbstaufmerksamkeit für eigene Grenzen und Problemverhalten wieder. Übungen zur Stärkung von Achtsamkeit, Entspannungsfähigkeit und Selbstfürsorge werden vernachlässigt, und auch das Umfeld lässt in seiner Fürsorge für den Angstpatienten nach. Treten zu diesem Zeitpunkt durch exogene oder innere Belastungsfaktoren wieder verstärkt körperliche Missempfindungen, innere Unruhe oder Sorgen ins Bewusstsein, kann es zu einem Rückfall auf eine der unteren Stufen, z. B. der gelegentlichen Handlung oder der Absichtsbildung, kommen.

Stabilität ist die letzte Phase. Personen, die sich in dieser Phase befinden, haben ihr Problemverhalten entsprechend des Modells gänzlich aufgegeben. Das Problem per se existiert nicht mehr. Die Versuchung, das alte Verhalten wieder aufzunehmen, wird mit 0 Prozent Wahrscheinlichkeit, das Vertrauen, allen Versuchungen in Belastungssituationen zu widerstehen, mit 100 Prozent bewertet. Diese Phase ist entsprechend unserer klinischen Erfahrung für die Behandlung von Angsterkrankungen selten relevant, da die Angststörung – ähnlich einer Neigung zu somatischen Beschwerden – tendenziell eine Vulnerabilität im Sinne einer »Achilles-Ferse« darstellt, die eine beständige Berücksichtigung und Aufmerksamkeit beansprucht.

Rückfälle und ihr Management

Eine Regression (Rückschritt auf eine niedrigere Entwicklungsstufe) wird auch im beschriebenen Stufenmodell dargestellt. Darin wird die Erwartung eines linearen Fortschrittes von einem Stadium zum nächsten ohnehin als unrealistisch eingestuft. Im Verlauf einer Intervention kann somit kein stetiges Fortkommen von einem zum nächsten Stadium erwartet werden. Die einzelnen Phasen werden zwar in aufsteigender Reihenfolge sukzessiv durchschritten, aber auf jeder Stufe ist auch eine Regression auf eine untere möglich. Ein Rückschritt von »Action« oder »Maintenance« wird dabei als Rückfall definiert. Der Umgang mit der Regression ist ein therapeutisch relevanter Bestandteil in der Unterstützung zur Reduktion von Problemverhalten (häufig Vermeidungs-, Rückversicherungsverhalten) und kann zu »einem neuen Anlauf«, d. h. zum erneuten Übergang in die nächsthöhere Phase führen (Prochaska & DiClemente, 1986; Keller et al., 2001). In der Regel ist ein mehrmaliges Durchlaufen der Phasen notwendig, bis ein Verhalten langfristig als stabil betrachtet werden kann.

Diese Schleifen finden optimalerweise noch in der Arbeitsphase der Psychotherapie statt. Während des Ausschleichens der Behandlung oder der Abschlussphase sowie in der Zeit nach der Therapie können und werden Rückfälle auftreten. Diese erfordern erneute Anläufe, wieder funktional zu agieren. Darauf müssen unsere Patient:innen ausreichend und intensiv vorbereitet werden.

Das Ende der Therapie

Eva-Lotta Brakemeier et al. (2012) nennt in ihrer Studie über Nebenwirkungen von Psychotherapie die Beendigung einer Therapie als Phase, die für viele Patient:innen zunächst eine Destabilisierung zur Folge hat. Sie empfiehlt u. a., darüber frühzeitig aufzuklären und eine Psychotherapie inhaltlich und möglichst auch die Sitzungsfrequenz betreffend ausschleichend zu beenden.

In dieser Abschlussphase blicken Patient:in und Therapeut:in häufig auf eine intensive gemeinsame Arbeitsphase zurück. In der zurückliegenden Zeit wurden Angstbewältigungsstrategien vermittelt und trainiert, die mittlerweile sicher eingesetzt und beherrscht werden. Kognitive Interventionen im Umgang mit Erwartungsängsten, Sorgen oder Katastrophisierungen konnten erarbeitet werden und die Patient:innen haben für sich und ihr Krankheitsbild geeignete kognitive Techniken ausgewählt und intensiv eingeübt. Eine intensive Phase des Expositionstrainings liegt hinter ihnen, in der Angstpatient:innen idealerweise gelernt haben, sich ihren Ängsten zu stellen, und korrigierende Erfahrungen sammeln und integrieren konnten. Mithilfe von kognitiven und emotionsfokussierten Interventionen wurden sie unterstützt, ihre negativen Gefühlen nicht mehr auszuweichen, sondern sie zu akzeptieren und zu regulieren und damit ihr Kontrollerleben zu stärken.

Zu den Aufgaben von Therapeut:innen gehörte es in der hinter ihnen liegenden Arbeitsphase, ihre Patient:innen engagiert zu unterstützen, zu ermutigen und auch zeitweise zu fordern. Nun tritt der/die Therapeut:in jedoch gemeinsam mit ihren Patient:innen in eine Phase des »fadings« ein, die ein allmähliches Ausschleichen des Supports bedeutet. Das erfordert, sich allmählich als »Angstcoach« wieder entbehrlich zu machen und das bisherige Unterstützungsangebot ins Selbstmanagement zu transferieren. »Bei manchen Krankheitsbildern ist eine enge Beziehung zum Therapeuten sehr hilfreich, aber es gibt einen Zeitpunkt, zu dem wichtig wird, Unabhängigkeit zu fördern« (Brakemeier, 2013).

Ausschleichen der Therapie, Rückfallprophylaxe und Stärkung des Selbstmanagements
In diesem Kapitel möchten wir Anregungen und Materialien vorstellen, die sich in der Praxis bewähren und mit deren Hilfe Patient:innen dazu angeleitet werden können, einen »Angstcoach« zu internalisieren, der für verschiedene kritische Situationen das entsprechende Werkzeug parat hat.

Im Einführungsteil findet sich bereits eine konkrete Richtschnur für Dauer und Struktur, die ein Ausschleichen der Therapie und Rückfallprophylaxe beinhalten sollte. Die folgenden Arbeitsblätter sind zwar als Patientenmaterialien gekennzeichnet, sollten aber unbedingt in den Sitzungen intensiv vorbereitet werden. In einem ambulanten Setting wäre diese Phase geeignet, niederfrequente Sitzungen einzuplanen (z. B. zunächst 14-tägig, dann alle vier Wochen). So haben Patient:innen die Möglichkeit, erste Erfahrungen in der Etablierung eines »inneren Angstcoachs« zu sammeln und sich auch emotional auf die Beendigung der Therapie und die therapeutische Unterstützung vorzubereiten.

Insbesondere bei der Erarbeitung einer individuellen »Werkzeugkiste« – also der Sammlung hilfreicher Strategien im Umgang mit Angstsymptomen – hat es sich bewährt, Patient:innen zu ermutigen, diese Aufgabe kreativ umzusetzen. Einige Patient:innen haben sich z. B. ein Buch mit dem Titel: »Mein Angstcoach«, »Gesunder Erwachsener« angelegt, andere haben sich eine Werkzeugkiste gekauft oder gebastelt und ihre Strategien in Form von Symbolen hineingelegt.

Strukturplanung der Ausschleichphase. An dieser Stelle eine Orientierungshilfe für die häufig gestellte Frage: Wie lange sollte eine Fading-Phase dauern und wie viel Zeit investiert man in Rückfallprophylaxe und Therapie-Bilanz? Entsprechend der Dauer einer Therapie sollte auch die Ausschleich- und Abschlussphase geplant werden. Als Maßstab empfehlen wir ein Sechstel der Therapiesitzungen/-wochen dafür zu nutzen, Patient:innen zum »eigenen Coach« auszubilden. Bei einer zwölfwöchigen stationären Behandlung wären die letzten zwei Wochen, bei einer Langzeittherapie von 45 Therapieeinheiten die letzten sieben Sitzungen für diese Phase einzuplanen.

Inhaltlich bedeutet das, erlernte Angstbewältigungsstrategien und funktionale Verhaltensweisen zu reflektieren und möglichst zu »verewigen«. Es beinhaltet weiterhin, als Therapeut:in die Technik des geleiteten Entdeckens – durchgängig – anzuwenden und damit die Selbstreflexion zu trainieren. Kritische Situationen sollten vor der nächsten Therapiesitzung selbstständig mithilfe eines Selbstbeobachtungsprotokolls (wie in den letzten Kapiteln vorgestellt) reflektiert werden.

Und zu guter Letzt sollte ausreichend Zeit für die nachfolgend vorgestellten Interventionen einplant werden, die nur dann als sinnvolle Hausaufgabe nutzbar sind, wenn sie intensiv in den Therapiesitzungen vorbesprochen und gemeinsam reflektiert werden.

Arbeits- und Informationsmaterial

INFO 39 Stufenmodell der Veränderung
Das Informationsblatt veranschaulicht in einer Grafik nach Prochaska und DiClemente (1994) die möglichen Phasen, die man in einer Therapie durchlaufen kann. Erweitert wird dieses Schaubild nun um eine sechste Stufe, die Stufe der Stabilität. Das Informationsblatt kann dazu verwendet werden, eine Therapie- und Fortschrittbilanz zu ziehen, aber auch einen Ausblick auf weitere Schritte und Herausforderungen zu ermöglichen, die noch vor Ihren Patient:innen liegen.

AB 60 Therapiebilanz
Das Arbeitsblatt ist eine Intervention zur Reflexion bisheriger Erkenntnisse und Lernerfahrungen. Hierin werden retrospektiv Entstehungsbedingung und aufrechterhaltende Bedingungen der eigenen Erkrankung zusammengefasst, die als hilfreich erlebten Angstbewältigungsstrategien zusammengetragen, Rückfallsituationen und der Umgang mit ihnen antizipiert. Einer so ausführlichen Therapiebilanzierung sind im ambulanten Rahmen durchaus zwei Therapiesitzungen zu widmen. Im stationä-

ren Setting sind Patienten-Kleingruppen hilfreich, um die Sitzungsinhalte aus der Einzeltherapie zu vertiefen und sich gegenseitig in der Auseinandersetzung mit ihren Therapieinhalten und -fortschritten zu unterstützen.

AB 61 Therapiezielbilanz

Im Arbeitsblatt werden die Fortschritte skaliert, konkrete Veränderungen (Symptom und Verhalten betreffend) benannt und weitere Klärungs- und Übungsfelder überdacht. Diese Intervention eignet sich besonders für die Reflexion eines Therapieabschnitts und die Vorbereitung auf eine neue Phase. Die Intervention kann zum Beispiel genutzt werden, um einen Verlängerungs- oder Umwandlungsantrag im Rahmen einer ambulanten Therapie vorzubereiten. Auch kann durch eine Zielbilanz der Übergang vom vollstationären zum teilstationären oder ambulanten Setting gestaltet werden. Das Arbeitsblatt richtet sich an Patient:innen, wird aber in den Abschlusssitzungen sinnvollerweise zunächst durch eine angeleitete Bearbeitung eingeführt.

AB 62 Kritische Situationen und Lösungswege

Das Arbeitsblatt ist ein Tool zur Beleuchtung konkreter kritischer Situationen (z. B. »Meine Mutter kommt zu Besuch!«) und der handlungsbezogene funktionale Umgang mit diesen. Es bewährt sich, die beginnende Reflexion anzuleiten und es zur Vervollständigung als Hausaufgabe mitzugeben.

AB 63 Meine persönliche Werkzeugbox

Das Arbeitsblatt soll Ihre Patient:innen ermutigen, die erfolgreichen Interventionen aus der Therapie zusammenzutragen und zu notieren. Dabei handelt es sich um alle Strategien, die im Verlauf der Therapie als hilfreich erlebt wurden. Diese Werkzeugbox bezieht sich auf kognitive Techniken. Sie kann Möglichkeiten zur Spannungsregulierung, aber auch emotionale, kognitive und behaviorale Strategien umfassen und ebenso Erkenntnisse und Erfahrungen, die im Verlauf der Therapie gesammelt wurden. Diese Intervention setzt in der Regel eine Vielzahl positiver Emotionen frei (z. B. Stolz, Zufriedenheit, Zuversicht, Selbstvertrauen), da sich viele Patient:innen häufig gar nicht bewusst sind, welches große Repertoire im Umgang mit belastenden Situationen und Symptomen sie mittlerweile »in petto« haben.

INFO 40 Was hilft mir nach Beendigung der Therapie?

Das Informationsblatt ist eine Sammlung von Anregungen ehemaliger Patient:innen, die diese als hilfreich und wichtig nach Abschluss einer stationären oder ambulanten Therapie erlebt haben.

AB 64 Notfallbox im Pocket-Format

Das Arbeitsblatt ist als kleine Krisenintervention bei Rückfällen gedacht und kann bei Bedarf immer bei sich getragen werden. Diese Strategie wird von uns vorbehaltlos der Erhöhung von Kontrollerleben und Selbstwirksamkeit zugeordnet.

INFO 41 Literaturtipps

Das Informationsblatt gibt eine kleine Übersicht über Selbsthilfeliteratur zu den einzelnen Störungsbildern für Patient:innen.

INFO 39 • T P

Stufenmodell der Veränderung

Idealerweise hat ein Angstpatient in der Abschlussphase der Therapie die **Stufe der Aufrechterhaltung** erklommen. Bis das neue, funktionale Verhalten zur Routine wird, Angst in den spezifischen Situationen überhaupt nicht mehr auftritt (**Stufe der Stabilität**), bedarf es noch viel Übung und Wiederholungen neu erlernter Bewältigungsstrategien. Ein gemeinsamer Blick auf den zurückgelegten Weg bietet eine gute Möglichkeit, die vielen Anstrengungen und Bemühungen zu würdigen, die ein Angstpatient dafür in Kauf nehmen musste und ein Ausblick auf die weiteren Herausforderungen im Alltag zu nehmen.

STABILITÄT (Termination)

Vermeidungsverhalten wurde gänzlich aufgegeben.
Funktionales Verhalten ist Routine.

AUFRECHTERHALTUNG (Maintenance)

Angstbesetzte Situationen werden weiter aufgesucht.
Angstsymptomen wird nicht ausgewichen, bis die Angst nachlässt und langsam ganz abschwächt.

HANDLUNG: (Action)

Expositionstraining wird begonnen.
Tägliche Expositionsübungen nach Plan.

VORBEREITUNG: (Preparation)

Entscheidung für Aufgabe von Vermeidungsverhalten.
Hierarchie für angstbesetzte Situationen wurde erstellt.
Kognitive Vorbereitungen.
Expositionen in sensu.

ABSICHTSBILDUNG: (Contemplation)

Therapie zur Angstbewältigung begonnen.
Aktive Auseinandersetzung mit den negativen Konsequenzen des Problemverhaltens.
Reflektion der inneren Ambivalenz gegenüber Veränderung.

ABSICHTSLOSIGKEIT: (Precontemplation)

Vermeidungsverhalten wird bagatellisiert.
Akzeptanz der eingeschränkten Mobilität.
Akzeptanz der Abhängigkeit von der Umwelt (Angehörige, Gesundheitssystem, Medikamente)

Therapiebilanz

Nachdem Sie sich möglicherweise schon einige Zeit mit dem Ende Ihrer Therapie beschäftigen, kann es sinnvoll sein, sich Zeit zu nehmen und Ihren Therapieprozess zu überdenken. Folgende Fragen mögen Ihnen helfen, sich auf den Abschluss Ihrer Therapie und auf zukünftige kritische Situationen vorzubereiten.

(1) Was war genau mein Problem?

▶ Welche Angststörung:

....

▶ Welche Symptome:

....

....

....

▶ Welche Einschränkungen:

....

....

....

(2) Worin bestanden die Ursachen und wie hat sich die Angststörung entwickelt (erarbeitetes Erklärungsmodell)?

....

....

....

(3) Was hat zur Aufrechterhaltung der Angststörung beigetragen (innere und äußere Faktoren)?

....

....

....

....

Therapiebilanz

(4) Was habe ich im Laufe der Therapie im Umgang mit der Angst gelernt?

▶ Auf der Verhaltensebene im Umgang mit Angstsymptomen:

....

....

....

....

▶ Auf der gedanklichen Ebene:

....

....

....

....

▶ Auf der emotionalen Ebene:

....

....

....

....

(5) Wie kann ich das Erlernte weiter ausbauen und vertiefen?

....

....

....

....

Therapiebilanz

(6) Was kann bei mir in Zukunft einen Rückfall auslösen?

....

....

....

....

(7) Wie will ich mit Risikofaktoren und kritischen Situationen zukünftig umgehen?

....

....

....

....

(8) Was kann ich tun, wenn ich einen Rückfall habe? Wie kann ich mein:e eigene:r Therapeut:in sein?

....

....

....

....

(9) Gibt es hilfreiche Sätze, Erfahrungen, Begegnungen in der Therapie, aus denen ich etwas gelernt habe und an die ich mich erinnern möchte?

....

....

....

....

Therapiezielbilanz

Zu Beginn Ihrer Therapie haben Sie im Kern drei wesentliche Therapieziele formuliert. Nehmen Sie sich den Arbeitsbogen »Zielklärung« aus der Anfangsphase Ihrer Therapie noch einmal zur Hand. Machen Sie sich klar, wo Sie heute zum Ende Ihrer Therapie stehen und was Sie im Hinblick auf Ihre Ziele erreicht haben:

Ziele meiner Behandlung in Bezug auf meine Symptome/Probleme

Ziel 1:

Therapiefortschritt:

0 % ———————————————— 100 %

Welche Veränderungen habe ich hier konkret erreicht?

....

....

Was sind noch weitere Aufgaben/Übungsfelder in Bezug auf dieses Therapieziel?

....

....

Ziel 2:

Therapiefortschritt:

0 % ———————————————— 100 %

Welche Veränderungen habe ich hier konkret erreicht?

....

....

Was sind noch weitere Aufgaben/Übungsfelder in Bezug auf dieses Therapieziel?

....

....

Therapiezielbilanz

Ziel 3:

Therapiefortschritt:

0 % ———————————————— 100 %

Welche Veränderungen habe ich hier konkret erreicht?

....

....

Was sind noch weitere Aufgaben/Übungsfelder in Bezug auf dieses Therapieziel?

....

....

AB 62 • P

Kritische Situationen und Lösungswege

Es gibt immer mal wieder **kritische Situationen**, in die man geraten kann und die als Angstauslöser fungieren. Um zu verhindern, dass es durch diese kritischen Situationen zu einem Rückfall kommt, sollten Sie versuchen, sich zukünftig mögliche **kritische Situationen** vorzustellen und für diese **Lösungsmöglichkeiten zu finden**, die Ihnen in einer solchen Situation helfen können.

Kritische Situationen	Lösungsmöglichkeiten
U-Bahn bleibt auf freier Stecke stehen	Hilfreicher Gedanke: »Wenn ich umkippe, stehe ich langsam wieder auf, wenn ich zu mir komme!«
Mein Sohn verspätet sich	Gedanken ziehen lassen

AB 63 • P

Meine persönliche Werkzeugbox

Sie haben während Ihrer Behandlung eine Vielzahl an Werkzeugen im Umgang mit Ihrer Angst erworben und trainiert. Vielleicht sind Ihnen schon einige dieser Techniken »in Fleisch und Blut übergegangen« und Sie wenden diese automatisch an. Andere wiederum fallen Ihnen möglicherweise immer noch schwer in der sicheren Anwendung. Neue Bewältigungsstrategien benötigen viel Übung, werden aber auch als hilfreich erlebt.

Die Werkzeugbox steht im Schrank, um in zukünftig schwierigen Situationen rausgeholt und genutzt zu werden. Von Zeit zu Zeit ist es allerdings sinnvoll, die Box zu untersuchen: Was ist alles drin? Kann ich noch alles gebrauchen oder gibt es darin Techniken, die nicht mehr benutzt werden? Braucht meine Werkzeugbox vielleicht auch einige neue Werkzeuge, um andere Probleme zu lösen?

In diese Werkzeugkiste können Sie alle Strategien packen, die Ihnen im Umgang mit Ihrer Angst geholfen haben oder immer noch helfen:

- **körperbezogene Werkzeuge**: Atemübung, Entspannungsübung, Body-Scan …,
- **gedankliche Werkzeuge**: Kosten-Nutzen-Analyse, Pro-Contra-Liste, Sorgenstuhl, Gedanken labeln …,
- **emotionale Werkzeuge**: Emotionsakzeptanz und Atmung, Emotionsanalyse, Emotions- und Bedürfnisanalyse … und
- **verhaltensbezogene Werkzeuge**: Wahrnehmungslenkung, Expositionsübungen ….

Bitte überlegen Sie nun, was Ihnen bislang geholfen hat und Sie in Ihre Werkzeugkiste packen möchten, und schreiben dies auf.

Meine persönliche Werkzeugbox

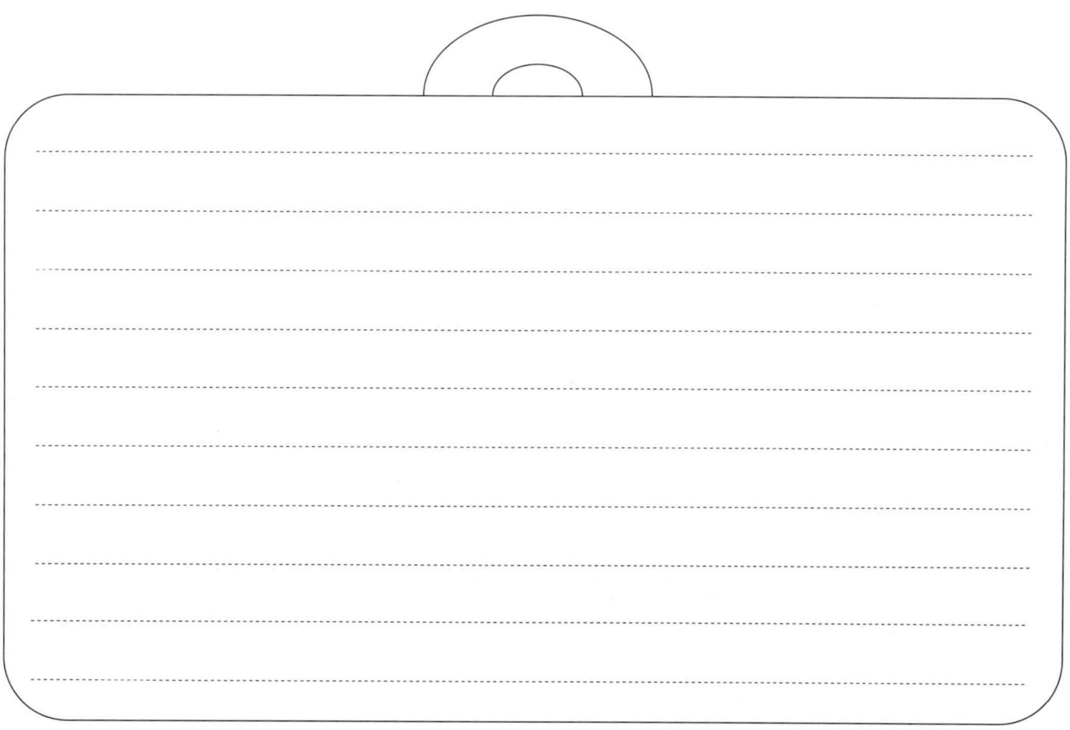

Was hilft mir nach Beendigung der Therapie?

Das Ende einer stationären oder ambulanten Therapie stellt immer eine Schwellensituation dar. Stellen Sie sich darauf ein, dass sich zunächst eventuell wieder verstärkt Angstsymptome, negative Gedanken und Gefühle einstellen, Sie sich unsicher fühlen und möglicherweise den Eindruck haben, es habe sich nichts verändert. Das ist eine typische Nebenwirkung von Psychotherapie am Ende der Behandlung und wird nach einigen Tagen langsam abklingen, sofern Sie Erlerntes weiter üben und notwendige und mögliche Veränderungen in Ihrem Umfeld vorgenommen haben.

Nachfolgend finden Sie eine Sammlung von Hilfestellungen und Ideen, die von Patient:innen und Therapeut:innen in einem gemeinsamen Projekt zusammengestellt wurden:

- Netzwerke nutzen / Notfallplan einhalten
- nicht denken: »Jetzt ist alles in Butter.«
- nicht denken: »Angstsymptome tauchen niemals mehr auf«, sondern sich erinnern, was Sie dann tun können
- »Ich bin es wert, mir etwas Gutes zu tun.«
- sich an Freund:innen wenden, um Hilfe bitten
- einen Schritt nach dem nächsten – »den Berg Stück für Stück abtragen«
- Abstand und Gelassenheit zu den täglichen Problemen gewinnen
- Selbstbeobachtung und Übungen, die mir helfen, weiterführen
- auch Positives bemerken und merken
- Freundschaften pflegen
- sich sclbst pflegen
- die Maske / die Rolle ablegen – zeigen, wie es mir wirklich geht (wenn es gerade passt)
- nicht nur funktionieren, (Leistungs-) Grenzen aufzeigen – »Ich kann nicht mehr!«
- sich ablenken
- feste Termine / Wochenplan einhalten
- Familie auf Veränderungen vorbereiten
  - über Krankheit informieren
  - gemeinsame Gespräche mit Therapeut:innen
  - REDEN

Was hilft mir nach Beendigung der Therapie?

- sich auf ein Loch nach der Klinik/Therapieende vorbereiten – sich auf mögliche Probleme vorbereiten (welche Probleme bestanden vor dem Klinikaufenthalt/Therapie?)
- bei Diskussionen, die sich im Kreis drehen: **STOPP** sagen und sie vertagen
- nachfragen: »Habe ich dich richtig verstanden?«, nichts vorwerfen!
- nicht zu viel von Freund:innen, Familie etc. erwarten
- Gefühle äußern
- Es ist möglich, dass mein Umfeld verärgert und/oder verunsichert ist durch meine Veränderung.
- Krisen können eine Chance sein
- Aufgaben neu verteilen und auch welche abgeben
- auch der/die Partner:in hat ein Recht auf seine/ihre Gefühle und Grenzen
- sich Aufgaben suchen
- Betreuer:innen und Sozialdienst – existenzielle Sorgen bearbeiten
- »Ich darf ängstlich sein« – Akzeptanz der Angst
- »Ich darf meine Ziele verfolgen, mich abgrenzen, auch wenn es mir gut geht«
- Der Angst die Aufgabe wegnehmen!
- Normalität

AB 64 • P

Notfallbox im Pocket-Format

Hier finden Sie einen Notfallplan in einem Format, das Ihnen ermöglicht, ihn immer bei sich zu tragen, laminiert für die Hosentasche oder zusammengefaltet für die Geldbörse. Er ist gedacht für Situationen, in denen Sie verstärkte Ängste entwickeln und/oder Vermeidungsverhalten erneut auftritt.

1. Schritt: Stopp! Empfindungen und Verhalten beobachten und beschreiben.

2. Schritt: Stufenmodell nutzen und sich die Frage stellen: »Wo stehe ich gerade?«

3. Schritt: Freund:innen, Selbsthilfegruppe oder Therapeut:in anrufen und Problem offen ansprechen.

4. Schritt: Von äußeren Belastungen fernhalten, keine weiteren Krisen!

5. Schritt: Selbstbeobachtungsprotokolle wieder regelmäßig führen, genau auswerten.

6. Schritt: Werkzeugbox öffnen und geeignete Strategien auswählen.

7. Schritt: Wieder täglich üben: Atem, Wahrnehmung, Achtsamkeit, gedankliche Strategien

INFO 41 • P

Literaturtipps

Die untenstehende Liste ist eine kleine Anregung für Selbsthilfebücher und Literatur zum Thema Angststörungen – sie erhebt keinen Anspruch auf Vollständigkeit.

Angststörungen allgemein

- Alsleben, H., Rufer, M. & Weiss, A. (2023). Stärker als die Angst: Ein Ratgeber für Menschen mit Angst- und Panikstörungen und deren Angehörige. Göttingen: Hogrefe.
- Wolf, D. (2001). Ängste verstehen und überwinden. Wie Sie sich von Angst, Panik und Phobien befreien. München: PAL.
- Peurifoy, R. Z. (2019). Angst, Panik und Phobien: Ein Selbsthilfe-Programm. Mannheim: Huber.

Agoraphobie und Panikstörung

- Bassett, L. (2012). Angstfrei leben: Das erfolgreiche Selbsthilfeprogramm gegen Stress und Panik. Weinheim: Beltz.
- Heinrichs, N. (2007). Ratgeber Panikstörung und Agoraphobie: Informationen für Betroffene und Angehörige. Göttingen: Hogrefe.
- Schmidt-Traub, S. (2020). Angst bewältigen: Selbsthilfe bei Panik und Agoraphobie. Berlin: Springer.
- Schneider, S. & Margraf, J. (2017). Agoraphobie und Panikstörung. Göttingen: Hogrefe.

Spezifische Phobien

- Fehm, L. & Fydrich, T. (2013). Ratgeber Prüfungsangst: Informationen für Betroffene und Angehörige. Göttingen: Hogrefe.
- Wolf, D. & Merkle, R. (2017). So überwinden Sie Prüfungsängste: psychologische Strategien zur optimalen Vorbereitung und Bewältigung von Prüfungen. München: PAL.

Soziale Phobie

- Von Consbruch, K. & Stangier, U. (2021). Ratgeber Soziale Phobie: Informationen für Betroffene und Angehörige. Göttingen: Hogrefe.
- Fehm, L. & Wittchen, H. (2009). Wenn Schüchternheit krank macht: ein Selbsthilfeprogramm zur Bewältigung sozialer Phobie. Göttingen: Hogrefe.
- Wolf, D. (2019). Keine Angst vor dem Erröten: psychologische Strategien zur Selbsthilfe. München: PAL.

Generalisierte Angststörung

- Hoyer, J., Beesdo-Baum, K. & Becker, E. (2015). Ratgeber Generalisierte Angststörung: Informationen für Betroffene und Angehörige. Göttingen: Hogrefe.
- Schmidt-Traub, S. (2008). Generalisierte Angststörung: ein Ratgeber für übermäßig besorgte und ängstliche Menschen. Göttingen: Hogrefe.

Hypochondrie

- Rauh, E. & Rief, W. (2006). Ratgeber somatoforme Beschwerden und Krankheitsängste: Informationen für Betroffene und Angehörige. Göttingen: Hogrefe.
- Morschitzky, H. & Hartl, T. (2012). Die Angst vor Krankheit verstehen und überwinden. Ostfildern: Patmos.

Literatur

Bandura, A. (1976). Lernen am Modell. Ansätze zu einer sozial-kognitiven Lerntheorie. Stuttgart: Klett.

Bandura, A. (1969). Principles of behavior modification. New York: Holt.

Bandura, A. (1977). Self-efficacy: Toward a unifying theory of behavioral change. Psychological Review, 84, 191–215.

Beck, A. T. (1967). Depression: Clinical, experimental and theoretical aspects. New York: Harper & Row.

Beck, A. T. (1976). Cognitive Therapy and the Emotional Disorders. Oxford, England: International University Press.

Becker, E. S. & Margraf, J. (2002). Generalisierte Angststörung. Ein Therapieprogramm. Weinheim: Beltz.

Becker, E. S. & Hoyer, J. (2005). Generalisierte Angststörung. Fortschritte der Psychotherapie. Band 25. Göttingen: Hogrefe.

Bem, D. J. (1972). Self-perception theory. In L. Berkowitz (Ed.), Advances in Experimental Social Psychology, Vol. 6, pp. 1–62. New York: Academic Press.

Berggren, U. & Linde, A. (1984). Dental fear and avoidance: A comparison of two modes of treatment. Journal of Dental Research, 63, 1223–1227.

Berking, M. (2008). Training emotionaler Kompetenzen. Heidelberg: Springer.

Berking, M., Wupperman, P., Reichardt, A., Pejic, T., Dippel, A., & Znoj, H. (2008). General emotion-regulation skills as a treatment target in psychotherapy. Behaviour Research and Therapy, 46(11), 1230–1237.

Birbaumer, N. & Schmidt, R. F. (2006). Biologische Psychologie (6. Aufl.). Berlin: Springer.

Bishop, S. R., Lau, M., Shapiro, S., Carlson, L., Anderson, N. D., Carmody, J. et al. (2004). Mindfulness: A proposed operational definition. Clinical Psychology: Science and Practice, 11, 230–241.

Bleichhardt, G. & Weck, F. (2010). Kognitive Verhaltenstherapie bei Hypochondrie und Krankheitsangst (2. Aufl.). Berlin: Springer.

Bleichhardt, G. & Weck, F. (2007). Kognitive Verhaltenstherapie bei Hypochondrie und Krankheitsangst. Berlin: Springer.

Bohus, M. & Wolf-Arehult, M. (2013). Interaktives Skillstraining für Borderline-Patienten. Stuttgart: Schattauer.

Borkovec, T. D., Robinson, E., Pruzinsky, T. & DePree, J. A. (1983).Preliminary exploration of worry: Some characteristics and processes. Behaviour Research and Therapy, 21(1), 9–16.

Brakemeier, E.-L., Breger, V. & Spitzer, C. (2012). Nebenwirkungen von ambulanter und stationärer Psychotherapie. Verhaltenstherapie & psychosoziale Praxis, 41(3), 569–578.

Brakemeier, E.-L. (2013). Interview Lippische Landeszeitung. URL: http://www.lz.de/home/nachrichten_aus_lippe/detmold/detmold/7618178_Professorin_erforscht_Nebenwirkungen_von_psychischen_ Behandlungen.html

Clark, D. M., & Wells, A. (1995). A cognitive model of social phobia. In R. G. Heimberg, M. Liebowitz, D. Hope & F. Scheier (Eds.), Social phobia: Diagnosis, assessment, and treatment (pp. 69–93). New York: Guilford.

DiClemente, C. C. (2006). Addiction and Change. How Addictions Develop and Addicted People Recover. New York: Guilford.

Dilling, H., Mombour, W. & Schmidt, M. H. (Hrsg.) (2006). Weltgesundheitsorganisation: Internationale Klassifikation psychischer Störungen. ICD-10 Kapitel V (F). Diagnostische Kriterien für Forschung und Praxis (4. Aufl.). Bern: Huber.

Eifert, G. H., Forsyth, J. P. & Baldermann, T. (2009). Akzeptanz- und Commitment-Therapie für Angststörungen. Ein praktischer Leitfaden zur Anwendung von Achtsamkeit, Akzeptanz und wertgeleiteten Verhaltensänderungsstrategien. Mit Handouts für Patienten auf CD-ROM. Tübingen: dgvt.

Ehlers, A., Margraf, J. & Chambless, D. (1993). Fragebogen zu angstbezogenen Kognitionen (ACQ). In Fragebogen zu körperbezogenen Ängsten, Kognitionen und Vermeidung, AKV. Weinheim: Beltz Test.

Ellis, A. (1962). Reason and emotion in psychotherapy. New York: Lyle Stuart.

Ellis, A. & Grieger, R. (Hrsg.). (1977). Praxis der rational-emotiven Therapie. München: Urban & Schwarzenberg.

Festinger, L. (1957). A Theory of Cognitive Dissonance. Stanford, CA: Stanford University Press.

Festinger, L. & Möntmann, V. (2012). Theorie der Kognitiven Dissonanz (2. Aufl.). Bern: Huber.

Foa, E. B. & Kozak, M. J. (1986). Emotional processing of fear: Exposure to corrective information. Psychological Bulletin, 99(1), 20–35.

Grawe, K., Donati, R. & Bernauer, F. (1994). Psychotherapie im Wandel. Von der Konfession zur Profession. Göttingen: Hogrefe.

Greenberg, L. S. & Kloosterziel, R. (2011). Emotionsfokussierte Therapie. München: Ernst Reinhardt.

Greenberg, L. S. (2007) Emotion-focused therapy: Coaching clients to work through feelings. American Psychological Association, Washington, D. C.

Greenberg, L. S., Elliot, R., Watson, J. C. & Goldman, R. N. (2007). Learning Emotion-Focused Therapy.

American Psychological Association, Washington, D.C.
Hamm, A. (2006). Spezifische Phobien. Göttingen: Hogrefe.
Hand, I. (1993). Expositions-Reaktions-Management (ERM). Strategisch-systemische Verhaltenstherapie. Verhaltenstherapie, 3, 61–65.
Hayes, S. C., Strosahl, K. D. & Wilson, K. G. (1999). Acceptance and commitment therapy. An experiential approach to behavior change. New York: Guilford.
Hayes, S. C. (2004). Acceptance and commitment therapy and the new behavior therapies: Mindfulness, acceptance and relationship. In S. C. Hayes, V. M. Follette & M. M. Linehan (Eds.), Mindfulness and acceptance. Expanding the cognitive-behavioral tradition (pp. 1–29). New York: Guilford.
Hayes, S. & Smith, S. (2005). Get Out of Your Mind and Into Your Life. The new acceptance and commitment therapy. Oakland: New Harbinger.
Hayes, S. C. , Smith, S. & Kugler, G. (2007). In Abstand zur inneren Wortmaschine. Ein Selbsthilfe- und Therapiebegleitbuch auf der Grundlage der Akzeptanz- und Commitment-Therapie (ACT). Tübingen: dgvt.
Izard, C. E. (1981). Die Emotionen des Menschen. Weinheim: Beltz.
Jelinek, L., Hottenrott, B. & Moritz, S. (2009). Assoziationsspaltung – eine neue Intervention zur Behandlung von Zwangsgedanken. Notfall & Hausarztmedizin, 24–28.
Kabat-Zinn, J. (1990). Full catastrophe living. New York: Delta.
Kabat-Zinn, J. (2003). Mindfulness-based interventions in context: Past, present, and future. Clinical Psychology: Science and Practice, 10, 144–156.
Kanfer, F. H. & Saslow, G. (1969). Behavioral analysis: An alternative to diagnostic classification. Archives of General Psychiatry, 12, 529–538.
Kanfer, F. H. & Saslow, G. (1974). Verhaltenstheoretische Diagnostik. In D. Schulte (Hrsg.), Diagnostik in der Verhaltenstherapie. (S. 24–59). Urban & Schwarzenberg: München.
Keller, S., Kaluza, G. & Basler, H. D. (2001). Motivierung zur Verhaltensänderung. Prozessorientierte Patientenedukation nach dem Transtheoretischen Modell der Verhaltensänderung. Psychomed, 13, 101–111.
Lambert, M. J. (Hrsg.). (2004). Bergin and Garfield's Handbook of Psychotherapy and Behavior Change (5th ed.). New York: Wiley.
Lambert, M. J. & Ogles, B. M. (2004). The efficacy and effectiveness of psychotherapy. In M. J. Lambert (Ed.), Bergin and Garfield's handbook of psychotherapy and behavior change (5th ed., pp. 139–193). New York: Wiley.
Lammers, C.-H. (2011). Emotionsbezogene Psychotherapie. Grundlagen, Strategien und Techniken (2. Aufl.). Stuttgart: Schattauer.
Lammers, C.-H. (2007). Emotionsbezogene Psychotherapie. Grundlagen, Strategien und Techniken. Stuttgart: Schattauer.
Linehan, M. M. (1996). Dialektisch-Behaviorale Therapie der Borderline-Persönlichkeitsstörung. München: CIP-Medien.
Margraf, J. & Schneider, S. (Hrsg.). (2009a). Lehrbuch der Verhaltenstherapie. Band 1: Grundlagen, Diagnostik, Verfahren, Rahmenbedingungen (3. Aufl.). Heidelberg: Springer.
Margraf, J. & Schneider, S. (Hrsg.). (2009b). Lehrbuch der Verhaltenstherapie. Band 2: Störungen im Erwachsenenalter – Spezielle Indikation – Glossar (3. Aufl.). Heidelberg: Springer.
Margraf, J. & Schneider, S. (1990). Panik. Angstanfälle und ihre Behandlung. Berlin: Springer.
McCullough, J. P. (2000). Treatment for Chronic Depression. Cognitive Behavioral Analysis System of Psychotherapy. New York: Guilford Press.
McKay, M., Davis, M. & Fanning, P. (2009). Gedanken und Gefühle – ein Arbeitsbuch. Paderborn: Junfermann.
Meichenbaum, D. (1975). Self-instructional methods. In F. H. Kanfer & A. P. Goldstein (Eds.), Helping people change: A textbook of methods. New York: Pergamon.
Miller, W. R. & Rollnick, S. (1991). Motivational interviewing: Preparing people to change addictive behavior. New York: Guilford Press.
Miller, W. R. & Rollnick, S. (2004). Motivierende Gesprächsführung. Ein Konzept zur Beratung von Menschen mit Suchtproblemen (2. Aufl.). Freiburg im Breisgau: Lambertus.
Möbius, J. & Hoyer, J. (2003). Anxious Thoughts Inventory. In J. Hoyer & J. Margraf (Hrsg.), Angstdiagnostik: Grundlagen und Testverfahren (S. 220–223). Berlin: Springer.
Moritz, S., Jelinek, L., Klinge, R. & Naber, D. (2007). Fight fire with fireflies! Association splitting: a novel cognitive technique to reduce obsessive thoughts. Behavioural and Cognitive Psychotherapy, 35, 631–635.
Moritz, S. & Woodward, T. S. (2007) Metakognitives Training für schizophrene Patienten (MKT) (2. Aufl.). Hamburg: VanHam Campus Verlag.
Moritz, S. (2010). Erfolgreich Gegen Zwangsstörungen. Metakognitives Training. Denkfallen erkennen und entschärfen. Berlin: Springer.
Morschitzky, H. (2009). Angststörungen. Diagnostik, Konzepte, Therapie, Selbsthilfe. Wien: Springer.
Morschitzky, H.: www.panikattacken.at
Öst, L.-G. & Sterner, U. (1987). Applied tension: a specific behavioral method for treatment of blood phobia. Behaviour Research and Therapy, 25, 25–29.
Öst, L.-G. (2009). Spezifische Phobien. In Margraf, J. & Schneider, S. (Hrsg.), Lehrbuch der Verhaltenstherapie. Band 2: Störungen im Erwachsenenalter – Spezielle Indikation – Glossar (3. Aufl.). Heidelberg: Springer.

Parrish, C. L., Radomsky, A. S. & Dugas, M. J. (2008). Anxiety-control strategies: Is there room for neutralizing behavior in successful exposure treatment? Clinical Psychology Review, 28(8), 1400–1412.

Prochaska, J. O. & DiClemente, C. C. (1994). The transtheoretical approach. Crossing traditional boundaries of therapy. Malabar, FL: Krieger Publishing.

Prochaska, J. O. & DiClemente, C. C. (1986). The transtheoretical approach. In J. C. Norcross (Ed.), Handbook of eclectic psychotherapy. New York: Brunner/Mazel.

Rachman, S., Craske, M. G., Tallman, K. & Solyom, C. (1986). Does escape behaviour strengthen agoraphobic avoidance? A replication. Behavior Therapy, 17, 366–384.

Rogers, C. R. (1972). Die nicht-direktive Beratung. München: Kindler. (Original: 1942)

Rufer, M., Alsleben, H., Weiss, A., Karwen, B. & Hand, I. (2004). Stärker als die Angst. Ratgeber für Menschen mit Angst- und Panikstörungen und deren Angehörige. München: Urban & Fischer.

Saß, H., Wittchen, H.-U. & Zaudig, M. (Hrsg.) (2003). Diagnostisches und Statistisches Manual Psychischer Störungen – Textrevision – DSM-IV-TR. Göttingen: Hogrefe.

Schienle, A. & Leutgeb, V. (2012). Blut-Spritzen-Verletzungsphobie. Fortschritte der Psychotherapie. Band 50. Göttingen: Hogrefe.

Schneider, S. & Margraf, J. (2008). Panik: Angstanfälle und ihre Behandlung. Berlin: Springer.

Segal, Z. V., Williams, J. M.G. & Teasdale, J. D. (2008). Die Achtsamkeitsbasierte Kognitive Therapie der Depression: Ein neuer Ansatz zur Rückfallprävention. Tübingen: dgvt.

Stangier, U., Clark, D. M. & Ehlers, A. (2006). Soziale Phobie. Fortschritte der Psychotherapie. Band 28. Göttingen: Hogrefe.

Stangier, U., Heidenreich, T. & Peitz, M. (2009). Soziale Phobien. Ein kognitiv-verhaltenstherapeutisches Behandlungsmanual. Weinheim: Beltz.

Stampfl, T. G. & Levis, D. J. (1967). Essentials of implosive therapy: A learning theory-based psychodynamic behavioral therapy. Journal of Abnormal Psychology, *72*, S. 496–503.

Stavemann, H. H. (2014). Integrative KVT. Die Therapie emotionaler Kompetenzen (5. Aufl.) Weinheim: Beltz.

Stöber, J. (1995). Besorgnis: Ein Vergleich dreier Inventare zur Erfassung allgemeiner Sorgen. Zeitschrift für Differentielle und Diagnostische Psychologie, 16 (1), S. 50–63.

Strohsal, K. D., Hayes, S. C., Wilson, K. G. & Gifford, E. (2004). An ACT primer. Core Therapy process, interventions strategies, and therapist competencies. In S. C. Hayes & K. D. Strosahl (Eds.), A Practical Guide to Acceptance and Commitment Therapy (pp. 31–58). New York: Springer.

Watkins, J. G. & Watkins, H. H. (1997). Ego States. Theory and Therapy (1st Ed.). New York: W. W. Norton & Company.

Watkins, J. G. & Watkins, H. H. (2003). Ego-States. Theorie und Therapie. Ein Handbuch (1. Aufl., dt. Übersetzung). Heidelberg: Carl Auer.

Wells, A. (1995). Meta-cognition and worry: A cognitive model of generalized anxiety disorder. Behavioural and Cognitive Psychotherapy, 23(3), 301–320.

Wells, A. (1997). Cognitive therapy of anxiety disorders. A practice manual and conceptual guide. Chichester: Wiley.

Wells, A. (2000). Emotional disorders and metacognition. Innovative cognitive therapy. Chichester: Wiley.

Wengenroth, M. (2012). Therapie-Tools Akzeptanz- und Commitmenttherapie (ACT). Weinheim: Beltz.

Wolpe, J. (1958). Psychotherapy by reciprocal inhibition. Stanford: Stanford University Press.

Young, J. E. (1990). Cognitive therapy for personality disorders: A schema-focused approach. Sarasota: Practitioner's Resource Series. (3rd Ed. 1999).

Young, J. E. (2002). Schema-focused therapy for personality disorders. In G. Simos (Ed.), Cognitive behaviour therapy. Hove: Brunner-Routledge.

Young, J. E., Klosko, J. S. & Weishaar, M. E. (2008). Schematherapie. Ein praxisorientiertes Handbuch. Paderborn: Junfermann.

Zarbock, G., Ammann, A. & Ringer, S. (2012). Achtsamkeit für Psychotherapeuten und Berater. Weinheim: Beltz.

Zubin, J. & Spring, B. (1977). Vulnerability: A new view of schizophrenia. Journal of Abnormal Psychology, 86(2), 103–126.